大医千金方

主　编　毛德西

副主编　索红亮　张文宗

编　委　（以姓氏笔画为序）

牛琳琳　毛峥嵘　孙巧玲　张文宗

张海杰　金　杰　索红亮　理　萍

曾垂义　禄保平

北京科学技术出版社

图书在版编目（CIP）数据

大医千金方 / 毛德西主编 . —北京 : 北京科学技术出版社 , 2020.5
ISBN 978-7-5714-0550-2

Ⅰ . ①大… Ⅱ . ①毛… Ⅲ . ①中医临床—经验—中国—现代 Ⅳ . ① R249.7

中国版本图书馆 CIP 数据核字（2019）第 246628 号

大医千金方

主　　编：毛德西
策划编辑：刘　立
责任编辑：张　洁　周　珊
责任印制：李　茗
封面设计：源画设计
出 版 人：曾庆宇
出版发行：北京科学技术出版社
社　　址：北京西直门南大街 16 号
邮政编码：100035
电话传真：0086-10-66135495（总编室）　0086-10-66113227（发行部）
　　　　　0086-10-66161952（发行部传真）
电子信箱：bjkj@bjkjpress.com
网　　址：www.bkydw.cn
经　　销：新华书店
印　　刷：三河市国新印装有限公司
开　　本：710mm×1000mm　1/16
字　　数：260 千字
印　　张：15.50
版　　次：2020 年 5 月第 1 版
印　　次：2020 年 5 月第 1 次印刷
ISBN 978-7-5714-0550-2/R·2693

定　　价：69.00 元

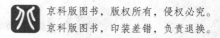

前　言

何谓大医？唐代孙思邈在《备急千金要方》中专列"大医精诚"篇，云："凡大医治病，必当安神定志，无欲无求，先发大慈恻隐之心，誓愿普救含灵之苦，若有疾厄来求救者，不得问其贵贱贫富，长幼妍媸，怨亲善友，华夷愚智，普同一等，皆如至亲之想，亦不得瞻前顾后，自虑吉凶，护惜身命。见彼苦恼，若己有之，深心凄怆，勿避崄巇、昼夜、寒暑、饥渴、疲劳，一心赴救，无作功夫形迹之心，如此可谓苍生大医。"

你看，大医心灵深处是萦怀百姓，无欲无求，淳朴无瑕，服务众生，"多用生命以济危急"，用现代的语言讲就是"一心一意为人民服务"。

在医术上，大医像张仲景、王叔和等那样，"省病诊疾，至意深心，详查形候，纤毫勿失，处判针药，无得参差"；熟谙经典，明确脏腑，遣方用药，至精至微。

大医的功德不在锦旗上，不在影视中，而是在百姓心里。循着他们的足迹，我们可以看到他们的治学印记，可以听到他们的谆谆教诲，更能学习到他们的治病奥义。

本书收集了八位大医的治病开方经验，这八位大医是施今墨、孔伯华、蒲辅周、岳美中、赵锡武、程门雪、章次公、董建华。虽然这些大医早已作古，但他们的学术思想与临床经验是中医发展的阶段性标志。这些大医开方具有贴近临床、方证合拍、组合简练、疗效确切等特点。他们的治病用方，可以说是广开思路的"佳肴"，若能编撰成一册，放在案头，随手查阅，对证选用，必然会给病人带来福音。基于这种想法，我们编写了这本《大医千金方》，希望能给同仁提供帮助，这也是我们继承先辈经验的应运之举。

毛德西

2020 年 2 月于郑州

编写说明

1. 本书内容源于八位大医生前的著作及其后人的整理资料（见于报刊或书籍）。

2. 所收集的临床案例，基本保持原貌；个别复杂医案，文字较多，则做适当精简，但所用方药不做改动。

3. 原病例后的"按"或"评语"，如非本人所述基本不做保留；"赏析"模块为毛德西教授对原病例诊疗思路的阐析与解读。

4. 药物的剂量，均以克表示。

5. 原病例中有方名者，均予保留；无方名者，本书均冠以方名，方名后加"*"以示区分。

6. "组成"中的方药与病例中所用方药一致者，仅在"组成"内显示，在病例中不再显示，有加减者予以保留。

本书编委会

2020 年 2 月

目　录

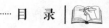

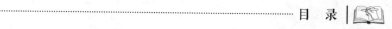

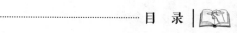

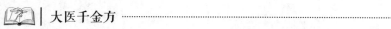
第七章　五官科常见病·······222

大医简介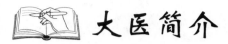

施今墨

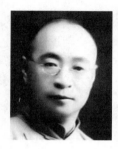

施今墨（1881—1969），浙江萧山人，原名毓黔，字奖生，为我国近代著名中医临床家、教育家、革新家、"京城四大名医"之一。施今墨13岁时，从舅父河南安阳名医李可亭先生学医，后进入京师法政学堂，接受革命思想。他早期曾追随黄兴先生，并参加了辛亥革命，后对革命失望，便弃政从医。他用中医中药治病，但并不排斥西医，始终坚持辨证论治，坚持临床实践，经验丰富，疗效卓著。1932年，他在京城创办华北国医学院。期间，他主张中西医结合，培养了许多人才。在长期临床实践中，施老治愈了许多疑难重症，创制了许多新的中成药，特别是其临床所用的"对药"，既总结了前人用药的经验，又赋予新的治疗体会，对后辈临床用药有颇多启迪与引导作用。施老为中医药事业做出了突出贡献，在国内外医学界享有很高的声望。

孔伯华

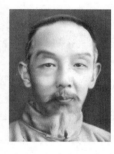

孔伯华（1884—1955），山东曲阜人，名繁棣，字以行，与施今墨、萧龙友、汪逢春并称"京城四大名医"，是我国近代一位杰出的、有功于中医事业、具有民族气节的医学家。孔老自幼立志攻读医学，济世活人，30岁时，就名噪京城。1917年，晋绥一带鼠疫流行，户户恐慌，人人自危，孔老与同仁深入乡村，不辞劳苦，一心扑救，不数日，全活甚多，深受百姓欢迎。孔老还与萧龙友、张菊人等创办北平国医学院，先后培养出七百余人，其中多数成长为中医骨干人才。孔老崇尚仲景之学，精通金元医学与温病流派之学；提倡学医必须精，不精则误人害人；治病切理精细，用药随证化裁。孔老治验甚多，诊治不落俗套，敢于创新，多有独到见解。孔老多次受到毛泽东主席的接见，周恩来总理对孔老非常器重，曾说："孔老不高谈空论，务求实干。"本书所选择的病例，多为孔老即时所写，弥足珍贵。

蒲辅周

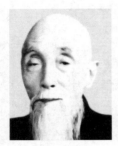

蒲辅周（1888—1975），四川梓潼人，原名启宇，后改名辅周。蒲老长期从事中医临床、教学与科研工作，精于内、妇、儿科，为现代著名的中医学家、临床大家。蒲老出身于中医世家，自幼随祖父侍诊，攻读医书，18岁便悬壶乡里。他牢记前人"医乃仁术"之教诲，将名字改为辅周，取"辅助贫弱、周济病人"之意。1917年，蒲老在成都开诊，并成立慈善机构，济世活人，受到劳苦大众的欢迎。1955年，蒲老已67岁，奉命调至北京，任中医研究院（现为中国中医科学院）内科主任。他治疗温热病危症（如麻疹、乙型脑炎、腺病毒肺炎等），重视天人合一观，常在临危之时立奇功。蒲老治病必求其本，坚持辨证论治系统观，注重保护胃气，区别体质。蒲老用药严谨，讲究轻灵纯正，贵精不在多，通常一方六七味，少则二三味，至多不过十一二味；每临一人，先议病，后议药，一丝不苟，以关怀为上。蒲老曾给周恩来总理及其他中央领导治病，药简效显。他的医案显示出他经验丰富，思路清晰，处方简练，功底深厚；由其门人所整理的医案，至今仍然是中医临床必读之物。要提高诊疗水平，蒲老的医案可谓一门可以信赖的捷径。

岳美中

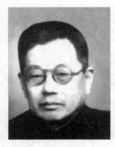

岳美中（1900—1982），河北滦南人，原名中秀，号锄云，为当代著名中医学家、临床家、教育家，也是研究和应用经方的大家。岳老有深厚的文化底蕴，熟谙经典，博览百家，经验丰富，疗效突显；对疑难杂病的诊治，思路清晰，方药平和，急症急功，慢病守方，对后学颇多启迪。岳老曾创办中医研究生班，提携后学，培养新人，为推动中医药事业的传承与发展起到了举足轻重的作用。我曾在中国中医科学院西苑医院进修学习，就中医理论与临床的疑难问题请教岳老，他每次都给予热忱且细致的指点，让我至今难以忘怀。岳老的指点直到现在还在影响着我的临床思路。岳老治疗重病大症，善用经方；治疗脾胃病，认为李东垣方药较好；治疗温热病及时病，取叶天士方较多。

本书所载病例，大都保留原貌，从病例中可以看出，岳老辨证细腻，治疗有法有方。我每次阅读，都会有新的启迪。我从20世纪80年代开始阅读岳老的学术著作，他的理论与经验是我的临床指针，但近40年过去了，我仍感到未学到"真经"。岳老有一副对联刻在河南南阳"医圣祠"，云："法崇仲景思常沛，医学长沙自有真。"对照此联，我还是觉得学得不够。虽为夕阳晚霞，仍有余光发热，此余愿矣！

赵锡武

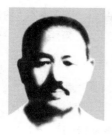

赵锡武（1902—1980），河南夏邑人，原名钟录，是当代著名的中医学家、中医临床家。赵老自幼学习中医，对仲景之学尤为精通，对《伤寒论》《金匮要略》的研究有独到见解。他早年曾执教于华北国医学院，悬壶于北京一带，1956年调至中国中医研究院（现为中国中医科学院）西苑医院。他在治疗上强调辨病与辨证相结合，强调整体观念，主张中西医互补；对冠心病、糖尿病、肾病、小儿中风等疑难杂症，经验丰富，疗效独特。赵老留下来的医案不多，唯《赵锡武医疗经验》一书有些许记载。但在医学杂志上，我们还可以看到赵老的治疗案例。他的医案实事求是，有胆有识，每例治验都有特点，贴近临床，可信可用。特别是他治疗心脏病所用的真武汤治水三法，思路清晰，辨证明确，立法合拍，预期可佳。至今读来，犹如眼前实例，难以忘怀！

程门雪

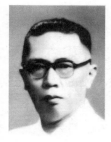

程门雪（1902—1972），江西婺源人，名振辉，号九如、壶公，为当代著名中医教育家、医学家。程老性喜金石、书画、诗词，精于书法和古体诗，自幼就打下了深厚的文化根底。他的中医启蒙老师为上海名医汪莲石，他后又拜于汪莲石的同仁孟河丁甘仁门下，成为丁甘仁创办的上海中医专门学校首届学生。1921年，他以优异成绩毕业，留校执教。在此期间，他理论与实践并重，夯实了学术思想基础。程老一生都非常重视经典著作的学习。他精研《黄帝内经》《难经》，深入《伤寒论》《金匮要略》之奥堂，对明清时期的温病学说涉猎遍遍，特别是对叶天士学说执力犹深。他处方精而简，用药以轻灵见长；善于将经方与时方熔于一炉，兼蓄并收，深得病家与同仁的赞许。程老的著作甚丰，代表作如《伤寒论歌诀》《金匮篇解》《程门雪医案》等。他的高足何时希辑有《程门雪诗书画集》等。

章次公

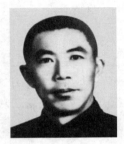

章次公（1903—1959），江苏镇江丹徒人，名成之，曾任中央卫生部中医顾问，经常为中央首长担负保健任务，是一位学验精深、富有创新精神的中医学家。他早年攻读于上海中医专门学校，亲炙于丁甘仁、曹颖甫先生。1928年章次公与他人创办中国医学院，并担任药物学教授，后又与王一任、陆渊雷、徐衡之三位先生创办上海国医学院，培养了一批中医人才。1937年他正式开业行医。章老医德高尚，医术精湛，夙有"平民医生"之称。章老临床重在辨证，遣方用药，不拘门户之见，不论经方、时方、验方等，凡与病情有益者，皆出笔下。他早年曾提出"发皇古义，融会新知"，主张中西医结合，互相学习，共同提高。章老的医案多由门人收集整理，其案语言精练，突出脉证，用药不杂，讲究实效。

董建华

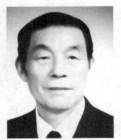

董建华（1918—2001），上海青浦人，全国著名中医学家、教育家，中国工程院院士。董老1935年至1942年从学于上海名医严二陵，后回乡开业。1955年董老到江苏省中医师资进修学校深造一年，1957年调入北京中医学院（现为北京中医药大学）任教，先后任温病教研室、内科教研室主任。他曾任第六、七、八届全国人民代表大会常务委员会委员及全国人民代表大会教育科学文化卫生委员会委员等职。董老师古而不泥古，学先贤而力争超越，继承而有发展。他专于内科，尤其擅治脾胃病、温热病，对妇科、儿科、肿瘤、精神或神经疾病的治疗亦有很深造诣。董老一生为中医教学、临床、科研等工作做出了巨大贡献。他建议年轻人"多临床，早临床"，主张并积极参与到基层为百姓服务，他还手把手地教学生诊脉、望舌、观色、察颜。他胸怀大业，脚踏实地，关爱病人，虚怀若谷，是当之无愧的苍生大医。

第一章　内科常见病

一、感冒

1. 外感汤 * （湿热袭表证）

组成：生石膏30克，薄荷叶4.5克，知母10克，地骨皮10克，鲜芦根30克，鲜茅根30克，连翘10克，酒黄芩10克，嫩桑枝24克，冬桑叶10克，忍冬藤15克，莲子心6克，龙胆草6克，大青叶10克，荷叶1张。用法：水煎服，早晚各一次。功效：辛凉疏解，清热解毒。主治：感冒（湿热袭表证）。

病例：高某，男，八月初九日（为农历日期，下同）诊。湿热在中，为湿邪所袭，寒热头痛，周身酸痛，口渴，舌苔厚腻，脉滑数而大，亟宜清解芳通。取用外感汤治之。

赏析　本例所说感冒湿热袭表证，除感冒症状外，还有"舌苔厚腻，脉滑数而大"的表现，且后者为其特殊指征。孔老所用治法为"清解芳通"，其中"清解"自然是清热解毒，而"芳通"即芳香宣通之义。外感汤集清热、利湿、疏解经络于一方，内含白虎汤清解阳明经炽热之生石膏、知母；又有鲜芦根、鲜茅根、嫩桑枝三味鲜药，清热利湿而不伤阴，且鲜药多有宣通作用；其他药味如薄荷叶、冬桑叶、大青叶可清表热，地骨皮、连翘、忍冬藤、龙胆草可清里热，酒黄芩又清半表半里之热；莲子心、荷叶可清热除烦，对于热势较盛之湿热，比较合拍。

方源　北京中医学会《孔伯华医集》整理小组.孔伯华医集［M］.北京：北京出版社，1988.

2. 加味香苏散 * （风寒外袭证）

组成：苏叶3克，陈皮2.5克，香附3克，甘草0.9克，防风3克，葛根2.5克，羌活1.5克，荆芥1.5克，僵蚕3克，桔梗1.5克，枳壳1.5克，豆豉6克，葱白3寸。用法：水煎服，早晚各一次。功效：疏风解表。主治：风寒感冒（风寒外袭证）。

病例：王某，男，54岁，1960年5月3日就诊。素有大便不爽、腹痛肠鸣、睡眠不佳等症，近日又感头晕，微热，身倦，脊背酸痛，咳嗽有痰，左胸胁发紧，大便稀溏，腹胀尤甚，舌质正常，后根苔黄腻少津，脉寸浮数，尺沉迟，左关弦细数，右关沉细数。蒲老认为，此人脾胃虚弱，复受新感，中气不支，脾气下陷，法宜和胃祛风，标本兼治。取用加味香苏散治之。后随证加入清头目的菊花、荆芥穗、蔓荆子，和胃的茯苓、山楂、石斛，肃肺的枇杷叶、桔梗等，三诊后病愈。

赏析　香苏散出自《太平惠民和剂局方》（以下简称《局方》），原方由4味药组成，即陈皮、香附、苏叶、甘草，主治四时瘟疫、伤寒。四时瘟疫与伤寒，由多种因素所致，但香苏散仅用于风寒夹郁证。蒲老又加入了葱豉汤，以协助香苏散除风寒之邪；还加入了祛风胜湿的荆芥、防风、葛根、羌活、僵蚕，理气升清的桔梗、枳壳。这样一个简单的香苏散就变成了既能祛风散寒，又能解气滞的复合方子。蒲老以本方治疗感冒属于风寒夹气滞者，具体应用时，若见头痛甚者加川芎、白芷、蔓荆子；身痛者加羌活、防风；项背痛加葛根；呕加半夏、生姜；咽痛甚者加射干；冬天感寒重者，可合三拗汤应用。但本方还是偏于燥性，故风热感冒者不宜使用。

方源　中医研究院.蒲辅周医疗经验［M］.北京：人民卫生出版社，1976.

3. 七清三解方 *（表里同病）

组成：杭白芍10克，川桂枝5克（同炒），酒条芩6克，炒栀子6克，淡豆豉10克，全瓜蒌24克，薤白头10克（同捣），苦桔梗5克，炒枳壳5克，杏仁泥10克，芦根、白茅根各15克，炙甘草梢3克，鲜生姜3片，大枣3枚。用法：水煎服，早晚各一次。功效：表里同治，七清三解。主治：感冒（表里同病）。

病例：张某，男，50岁。1周前，晚间外出沐浴，出浴室返家途中即感寒风透骨，汗闭不出，当夜即发高热，鼻塞声重，周身酸楚。服中成药，汗出而感冒未解，寒热日轻暮重，口干，便结，胸闷不欲食。舌苔黄厚，脉洪数有力。取用七清三解方治之而愈。

赏析　七清三解方表里同治，其中以清里热为主，解表为辅。方中以栀子豉汤加黄芩清里，以桂枝汤解表，合瓜蒌、薤白宽胸宣痹。本例病人浴后汗出，毛孔开张，骤遇寒风侵袭，汗闭不出而发高热，虽服成药发汗，然外感并未能透解，入里化热。发热，口干，大便干，舌苔黄厚，脉洪数有力，一派里热之象；恶寒为表证，有一分恶寒，就有一分表证。现里热重于表寒，故以七清三解为治。施今墨老先生治外感病，以"清"和"解"为要法。清是清热，解为解表，即一边清里，一边解表。根据病人的临床表现，参以脉象、舌苔，辨清寒热的比重，分别给予三分清七分解，或五分清五分解，或七分清三分解，可收到事半功倍之效。对于胸闷不食、便结气滞者，施老常以苦桔梗、炒枳壳、杏仁泥、薤白头调理气机，其弟子祝谌予又将这四味药称为"调气方"。

方源 祝谌予，翟济生，施如瑜，等.施今墨临床经验集［M］.北京：人民卫生出版社，1982.

4. 芳香清透方*（夏月伤风证）

组成：鲜藿香、鲜佩兰各10克，鲜薄荷6克（后下），鲜白茅根、芦根各15克，厚朴花、玫瑰花各6克，嫩桑枝18克，鲜桑叶6克，川郁金6克，酒黄连3克，酒黄芩6克，半夏曲、建神曲各6克，益元散15克（鲜荷叶1张包煎）。用法：武火煮开，文火轻煎，频服，日3~4次。功效：清暑祛风，芳香化浊。主治：暑风（夏月伤风证）。

病例：张某，女，62岁。昨日急急出城探视女病，烈日当空，途中亦未稍休，当晚又赶回城内，劳苦乏倦，在院中乘凉时竟然入睡，夜间即感周身酸楚无力，今晨已觉发热、头晕、自汗、口干不思饮、恶心不欲食，大便2日未解。舌苔薄白，六脉濡数。亟宜清暑热、祛风邪。取用芳香清透方治之而愈。

赏析 芳香清透方集清透、化浊、解暑为一体，内含藿朴夏苓汤、益元散等名方。本方特点是选用鲜品，藿香、佩兰、芦根、白茅根、薄荷、荷叶等均选用鲜者，取其清新透发之气，清暑生津力强；暑多夹湿，故取芳香之味，藿香、佩兰、厚朴花、玫瑰花均为芳香之品，透达化浊，避免单纯寒凉冰伏暑热。方中体现了施今墨先生对药的用药特色：鲜藿香、鲜佩兰，白茅根、芦根，厚朴花、玫瑰花，嫩桑枝、鲜桑叶，酒黄芩、酒黄连，半夏曲、建神曲，益元散、鲜荷叶等。药味虽轻，药效则强。病人服药2剂即愈。

方源 祝谌予，翟济生，施如瑜，等.施今墨临床经验集［M］.北京：人民卫生出版社，1982.

5. 清气化湿汤 *（肺胃湿热证）

组成：栀子 6 克，黄连 0.9 克，竹沥半夏 6 克，橘红 4.5 克，杏仁 9 克，白蔻壳 2.4 克，枳实 1.5 克，炒竹茹 4.5 克，生薏苡仁 12 克，干芦根 24 克（去节），益元散 12 克（包煎）。用法：水煎服，早晚各一次。功效：清热化痰，理气降逆。主治：感冒（肺胃湿热证）。

病例：朱某，男，52 岁，1958 年 12 月 15 日就诊。受寒发热后，舌苔黄腻不化，口干苦，胸闷不舒，脉濡滑。湿热未清，拟宣化法。取清气化湿汤治之。

赏析　本例的湿热特点为：舌苔黄腻不化、口干苦等。诊断湿热的主要指征不完全是脉象，更重要的是舌象，尤其是舌苔，腻是湿热的基本舌苔，否则就不是湿热证了。本方为治肺胃湿热蕴结之良方，上清肺金湿热，中清阳明湿热。方中多用理气之药，取行气化湿之义，湿除热易清，故方有清热、宣肺、理气、化湿之功，亦可用于本有湿热复有外感者。

方源　上海中医学院.程门雪医案［M］.上海：上海科学技术出版社，1982.

6. 寒湿感冒方 *（胃肠寒湿证）

组成：荆芥穗、紫苏叶各 5 克，川桂枝 5 克（后下），藁本、川羌活各 9 克，香白芷 5 克，姜半夏 9 克，广陈皮 5 克，六神曲 6 克，生姜 2 片。用法：水煎服，早晚各一次。功效：辛温解表，芳香化浊。主治：感冒（胃肠寒湿证）。

病例：徐某，女。三日来恶寒发热，头痛骨楚，而温温欲吐，舌苔白腻。用此方辛温解表以退热，芳香化浊以镇呕。

二诊：胃肠型感冒与肠伤寒，在难于肯定之际，用发汗剂可以得其梗概。今药后热已退净，两日未再升，非肠伤寒也。胃呆，大便难，食后有泛恶现象，以此法调其肠胃。佩兰梗 5 克，薤白、姜半夏各 9 克，广陈皮 5 克，云苓、生枳实各 9 克，白豆蔻 5 克，六神曲、谷芽、麦芽各 9 克，佛手 5 克。

赏析　章次公先生一贯主张"发皇古义，融会新知"，各取所长，以补其短，故其医案中之疾病往往应用西医学病名。此案即以其实践经验来鉴别胃肠型感冒与肠伤寒，值得珍视。初诊解表化浊，得汗而热即退净，可知并非肠伤寒，而是外寒夹湿之感冒；若是肠伤寒（归中医湿温病），用解表化浊方药是不会起效的。

胃肠型感冒并不少见，它多是感受风寒或风湿之邪而得，用药原则是辛温解表药与健脾和胃药合用。本例所用半夏、陈皮、神曲是健脾和胃药，其他大都为辛温祛风药。二诊乃用二陈汤加芳香化浊、通利气机之品，以调整肠胃功能，可谓培土以生金，金气（肺气）利则风寒除。

方源　朱良春.章次公医案［M］.南京：江苏科学技术出版社，1980.

7. 桂枝加附汤 *（风寒表虚证）

组成：桂枝10克，芍药10克，甘草10克，大枣10枚，生姜10克，炮附子5克。用法：水煎服，早晚各一次。功效：解肌发表，调和营卫。主治：外感病（风寒表虚证）。

病例：李某，男。老年人各部功能皆衰减，稍有感冒，遂困惫异常，冷汗如沈。予桂枝汤加附子，咳加紫菀，苔腻加草果。桂枝5克（后下），炮附子5克，白芥子5克，杭白芍12克，炙紫菀9克，煨草果6克，粉甘草3克，羌活6克，桑寄生12克，香白芷9克，生姜3片，大枣7枚。

赏析　此案冷汗如沈，乃心阳衰微之征，虽有感冒，不可攻表。章老认为"桂枝汤并非表药，强壮剂也"。机体功能增强，何患外感不愈？方中加附子，力挽衰微之心阳。这里说桂枝是强壮药，并非排除它的解表作用。所加桑寄生也是强壮药，草果、白芷是健胃除湿药。章老用药剂量不大，但取效如期。

方源　朱良春.章次公医案［M］.南京：江苏科学技术出版社，1980.

二、温病

1. 牛翘汤 *（血分热毒证）

组成：牛蒡子9克，连翘9克，赤茯苓9克，紫草茸9克，白茅根1扎，浮萍6克，蝉蜕3克，西河柳9克，胡荽子9克（包煎），草决明9克。用法：水煎服，早晚各一次。功效：清热凉血解毒。主治：登革热（血分热毒证）。

病例：丁某，男。身热第四日，胸前、两臂散布红点。七日热也。取用牛翘汤治之。

二诊：一周后，脉静身凉，诸恙消失而倦怠，默默不欲食。此最为流行症习见者。白芷9克，枳实9克，酒炒桑枝12克，佛手9克，薤白头12克，木瓜9克，仙鹤草12克，豨莶草9克，左金丸2.4克（吞）。

赏析 登革热由登革热病毒引起，是由黑斑蚊所传染的急性病毒性传染病，全过程约七天，故有"七日热"的名称。临床特征为起病急骤，高热，全身肌肉、骨髓及关节痛，极度疲乏，部分病人可有皮疹、出血倾向和淋巴结肿大。

此病属于瘟疫，治疗以清热、解毒、凉血为主。若有湿证者，可加芳香化湿类药物，如本例之白茅根、赤茯苓、胡荽子等。二诊时，病情基本已愈，但有不欲食，故改用芳香化湿之白芷、佛手、薤白头，以及清热燥湿之左金丸等，以期健胃进食，巩固疗效。

方源 朱良春．章次公医案［M］．南京：江苏科学技术出版社，1980.

2. 白虎汤加味 *（热犯气分证）

组成：知母12克，石膏60克，炙甘草9克，粳米12克，鲜芦根30克，连翘12克。用法：共煮，米熟汤成，去渣，温服，一日3次。功效：清热透肌。主治：温病之高热（热犯气分证）。

病例：汪某，男，54岁。患感冒发热，于1971年6月12日入某医院。在治疗中身热逐步上升，14日达到38℃以上。曾屡进西药退热剂，旋退旋起，8天后仍持续高热达38.8℃，6月22日改由中医治疗。症状为：口渴，汗出，咽微痛；脉象浮大，舌苔薄黄。温热已入阳明经，病在气分，当清气分之热以治之，取用白虎汤加味。一周后又按原方续进2剂，体温下降到37.4℃；翌日，原方石膏量减至45克，进1剂；又日又进1剂，体温已正常，口不渴，舌苔退，唯汗出不止，以王孟英驾轻汤加减予之。随后进补气健脾剂，兼饮食调理，月余而愈。

赏析 白虎汤是经方中的一个著名古方，两千年来不知治愈了多少高热证，挽救了多少危重病人，是值得我们珍视和继承的。

吴瑭说："太阴温病，脉浮洪，舌黄，渴甚，大汗，面赤，恶热者，辛凉重剂白虎汤主之。"又说："白虎本为达热出表，若其人脉浮弦而细者，不可与也；脉沉者，不可与也；不渴者不可与也；汗不出者，不可与也。常须识此，勿令误也。"这是吴瑭罗列的白虎汤四禁。石膏合知母，方名"白虎"，专清阳明胃热。今有人言，白虎汤独以石膏入剂而不合知母，这是不正确的。白虎汤方中石膏之量，远比麻杏石甘汤、越婢汤等方中石膏之量重。这是仲景《伤寒论》方剂配伍中至关重要的部分，不容等闲视之。

笔者认为，本方君药为石膏，石膏对温热病的功效是不可磨灭的。其一般用量应在30克以上，小剂量是没有功效的。

方源 中医研究院.岳美中医案集［M］.北京：人民卫生出版社，1978.

3.三仁汤（暑温夹湿证）

组成：杏仁12克，飞滑石18克，白通草6克，白蔻仁6克，竹叶6克，厚朴6克，生薏苡仁18克，半夏10克。用法：水煎服，早晚各一次。功效：宣畅气机，清利湿热。主治：湿温初起（暑温夹湿证）。

病例：王某，男，9岁，1960年9月7日会诊。患儿于9月2日出现高热，初诊为上呼吸道感染，服解热药没效，体温持续在39~40℃，精神淡漠，食欲不佳，即住某医院。查体：营养较差，急性病容，半昏迷状态，谵语，剑突下皮肤散在充血性红疹。血培养示伤寒杆菌阳性，肥达反应阳性，西医诊断：肠伤寒。用氯霉素、补液治疗无效。9月7日应邀会诊。诊见：高热六天，无汗，微有咳嗽，大便溏薄，日三四次，食欲不振，意识朦胧。舌苔薄黄腻，脉象濡缓。董老辨病为湿温，辨证为湿热弥漫三焦，热邪侵犯心包，治以辛宣清利、芳化开窍，用三仁汤加减。藿香10克，佩兰10克，清豆卷10克，连翘10克，竹叶3克，杏仁10克，薏苡仁10克，通草3克，甘草3克，滑石12克，赤茯苓6克，菖蒲6克，朱灯心2寸。2剂。

二诊：服药后大便次数减少，日一次，他症无变化，苔薄黄，脉数，以原法出入。淡豆豉10克，薄荷3克，竹叶3克，葛根5克，连翘6克，杏仁6克，白蔻仁3克，通草3克，甘草3克，薏苡仁10克，滑石10克，赤茯苓10克。3剂。

三诊（9月12日）：身热已退至37.6℃，精神好转，仍便稀纳呆，舌苔薄白，脉细无力。湿热已退，胃气未复，脾运不健，继以健脾养胃、化湿和中治之。藿香6克，陈皮5克，扁豆10克，生薏苡仁10克，白蔻仁3克，滑石10克，通草2克，谷芽12克，麦芽12克，晚蚕沙6克（包）。服上药3剂，诸症基本消除，临床治愈出院。

赏析 董老认为本病因湿热弥漫三焦，邪侵心包，故症见发热，无汗，微咳，便溏，纳差，意识朦胧，苔腻，脉缓。治以辛宣清利，芳化开窍，使上中焦气分湿结稍开，熏蒸之热势得以转缓，大便由溏转稠，湿邪亦能从小便而去，这就是"气化则湿化"的治法。但在具体应用时，未用三仁汤中之半夏、厚朴，恐其燥化伤阳，而加豆豉、薄荷、葛根芳化透表，连翘、赤茯苓以清热化湿。药后热退，他症亦随之减轻，三诊时健脾化湿以善其后。

另外，对于湿热蕴结的湿温证，必须首先重视化湿，使湿去热孤，热无所附则湿易清。湿为有形之邪，温热夹湿之证，需于凉解之中加淡渗之品，使湿从小便而去。这就是古人所云："治湿不利小便，非其治也。"

方源　董建华.临证治验［M］.北京：中国友谊出版公司，1986.

4. 蒿芩清胆汤加减 *（温热夹湿证）

组成：青蒿 10 克，黄芩 10 克，姜半夏 6 克，藿梗 6 克，炒枳实 10 克，陈皮 6 克，茯苓 10 克，竹茹 10 克，桑叶 10 克，菊花 10 克，碧玉散 12 克（包）。用法：水煎服，早晚各一次。功效：清胆利湿，和胃化痰。主治：春温夹湿（温热夹湿证）。

病例：陈某，男，17 岁，1960 年 3 月 14 日就诊。寒热往来一周有余，头晕目眩，胸胁痞满，恶心，不思饮食，小便短赤。舌苔黄腻，脉象弦数。董老辨本病为温病（春温），证属伏温夹湿，阻遏膜原。伏温夹湿，阻于少阳膜原气分，春令阳气开泄，伏邪欲出，与正气相争，故起病即见往来寒热，胸胁痞满，恶心，不思饮食，溲黄，苔黄腻，脉数等。治疗当和解少阳，清利湿热。取用蒿芩清胆汤加减方治之。

复诊：上药连服 4 剂，寒热即除，诸症痊愈。

赏析　董老认为本证治疗不同于伤寒柴胡汤证，以青蒿、黄芩二药为主清泻少阳膜原伏热；陈皮、半夏、竹茹、枳实、藿梗理气和胃化湿；茯苓、碧玉散导湿热以下行；桑叶、菊花以清泻热邪。春温夹湿，因湿热留恋，气化郁阻，故治疗上既不能过于寒凉清热，亦不能苦燥化湿，为此，常配用碧玉散，其既有清化湿热之效，又有泻胆凉肝之力。

方源　董建华.临证治验［M］.北京：中国友谊出版公司，1986.

5. 青蒿银翘白虎汤 *（暑湿伤及气阴证）

组成：青蒿 10 克，白薇 10 克，芦根 10 克，桂枝 5 克，块滑石 10 克，生石膏 15 克，知母 10 克，桑叶 5 克，金银花 10 克，连翘 10 克，杏仁 10 克，桑枝

15克。用法：水煎服。功效：清暑利湿。主治：暑湿（暑湿伤及气阴证）。

病例：郭某，男，52岁。1980年7月3日初诊。反复发热半年有余，体温常在37.5~38.5℃，且伴心悸，气短，周身乏力，干咳少痰，不易咳出，发热时恶寒，微有汗出，舌质暗红，苔黄腻，脉细数少力。治以清暑利湿。取用青蒿银翘白虎汤治之。7剂。

二诊：药后热退，仍觉心悸气短，周身乏力，干咳少痰，不易咳出，舌红苔黄，脉无力，再以益气清热化湿为法治之。黄芪10克，党参10克，青蒿10克，黄芩10克，茯苓10克，通草5克，芦根15克，滑石10克，薏苡仁15克，荷叶10克。6剂。

三诊：心悸、气短好转，仍感乏力，睡眠较差，晨起口苦，苔薄黄腻，脉稍有力，再以益气利湿清热治之。仙鹤草10克，功劳叶10克，党参10克，黄芪10克，炙甘草5克，大枣5枚，茯苓10克，芦根20克，滑石10克，薏苡仁15克，荷叶10克。6剂。

四诊：昨日发热复起，午后体温38.4℃，头痛咽痛，恶寒微汗出，舌质暗红，苔薄黄腻，脉细数。再治以清化。清豆卷12克，山栀子10克，薄荷5克（后下），杏仁10克，广郁金10克，茯苓10克，通草5克，块滑石10克，黄芩10克，藿香10克，佩兰10克，桑枝20克。3剂。

五诊：热已退清，纳呆眠差，舌质暗红，苔中黄，脉细小数，余热未净，再治以清利。竹叶5克，生石膏15克，太子参10克，茯苓10克，麦冬10克，黄芩10克，杏仁10克，枇杷叶10克，青蒿10克，荷叶10克，全瓜蒌15克。6剂。

赏析　本例为气阴两虚之体，湿邪中阻，阴虚内热与湿浊交炽，每因外感风寒之邪或暑令之际，湿热为病，体虚难胜，故发热反复不解。发热时，时值暑令，故取清暑利湿法，用青蒿解暑清热；白薇清热凉血、益阴；金银花、连翘清热解毒，凉血散风热；石膏、知母清热泻火；又以滑石清暑渗湿，利尿；以桑叶解毒，清肝肺风热；桑枝祛风湿，利关节；桂枝解肌发表；杏仁止咳祛痰，宣肺平喘；再入芦根清热生津。诸药为伍，平淡轻清而不伤正，很快就使热退湿减。邪退后，气阴两虚证显露出来，故予益气养阴生津法，如用黄芪、党参、芦根、荷叶等；后用竹叶石膏汤清热，时时不忘益气养阴。服药28剂，步步为法，前后呼应，缠绵之疾得以痊愈。

方源　董建华．临证治验［M］．北京：中国友谊出版公司，1986.

6.清营汤加味 *（湿温伤血证）

组成：鲜生地 30 克，玄参 9 克，麦冬 9 克，金银花 15 克，带心连翘 12 克，小蓟 12 克，赤茯苓 12 克，冬青子 9 克，旱莲草 9 克，郁金 4.5 克，九节菖蒲 4.5 克。另：至宝丹 0.9 克（分 3 次服）。用法：水煎服；至宝丹冲服。功效：清营醒神。主治：湿温（湿温伤血证）。

病例：施某，女。凡湿温证牙龈易于出血者，如见便溏，须防肠出血。今热势过高，而面色苍然，神气肃索，非病之常规也。取用清营汤加味治之。

二诊：湿温十七日，正在紧要关头，出血虽止，依然面黄神萎，两脉糊数。用全真一气汤合紫雪丹，一面育阴扶正，一面慧神祛邪，此变法也。炮附子 4.5 克，潞党参 9 克，麦冬 9 克，熟地黄 12 克，白术 9 克，五味子 4.5 克，怀牛膝 9 克，淡竹叶 9 克，紫雪丹 0.9 克（分 3 次服）。

三诊：热渐退，再以养阴温阳并进。炮附块 4.5 克，生地黄、熟地黄各 12 克，生白术 9 克，炮姜炭 3 克，白芍 12 克，冬青子 9 克，怀牛膝 9 克，清炙草 3 克。

四诊：心脏已无问题，当侧重清热；病在三期之外，尤当注意营养。银柴胡 4.5 克，青蒿 9 克，白薇 12 克，干地黄 12 克，白芍 12 克，冬青子 9 克，怀山药 9 克，生麦芽 9 克。

五诊：已入恢复阶段，腹胀下利，亦不可忽。秦皮 9 克，川黄连 2.4 克，苦参 9 克，金银花炭 9 克，枳实炭 9 克，山楂炭 15 克，白槿花 9 克，滑石 9 克，荠菜花炭 9 克。

赏析 此案初诊，未见神昏，即用至宝丹，盖热势过高，神情萎顿，心力衰竭之端倪已露，芳香开窍之品不必神昏之后始用之。二诊因病势重，两脉糊数，直用党参、附子、熟地黄辈。这是全真一气汤与紫雪丹并用，粗看寒温颇不一致，其实古人亦有附子与石膏同用者，正为此等证候而设。第一诊以止血为主，第二、三诊以强心为主，第四诊以清热为主，第五诊以治利为主。临床当随证变通，知所侧重。

全真一气汤出自清代冯梦瞻《冯氏锦囊秘录》，由熟地黄、麦冬、五味子、白术、人参、熟附子、牛膝组成。主治上实下虚，上热下寒，阴竭于内，阳越于外之大病大症者。章老善于用此方治疗疑难杂病，在医案中屡有实例佐证。此方非老练者不敢轻易使用。

方源 朱良春.章次公医案［M］.南京：江苏科学技术出版社，1980.

7. 三仁半夏温胆汤 * （胆胃湿热证）

组成：黑山栀6克，川雅连1克，竹沥半夏6克，薄橘红5克，白杏仁10克，白蔻壳2.5克，枳实1.5克，炒竹茹5克，生薏苡仁12克，干芦根24克（去节），益元散12克（包煎）。用法：水煎服，每日2次。功效：苦辛化合，清利湿热。主治：湿热（胆胃湿热证）。

病例：朱某，男，52岁。1958年12月15日就诊。受寒发热后，舌苔黄腻不化，口干苦，胸闷不舒，脉濡滑。湿热未清，拟用宣化法。取用三仁半夏温胆汤治之。3剂。

赏析 《黄帝内经》说："始为寒中，终为热中。"湿为阴邪，郁蒸可以化热，正是此意。本例舌苔黄腻，口干且苦，此苔上之黄色与口中之苦味，即系湿热交蒸之见症。治湿热，与治寒湿不同，着重在辛香以化湿、苦寒以清热。

橘红、半夏与枳实、竹茹同用，是温胆汤法；半夏与黄连同用是泻心汤法；杏仁、蔻仁、薏苡仁与半夏、滑石同用，是三仁汤法。程老对湿热证独有经验，他喜用苦辛开泄配伍法，如黄连配半夏，山栀配橘红，黄连配生姜或干姜，黄连配苏叶，黄芩配半夏，生姜配山栀等，以治湿热交蒸。

以上配伍有几种含义：一是"寒因寒用，热因热用"的"从治"即"反佐"法，因为苦从燥化，燥与热同气相从，所以苦寒能清化湿中之热；二是不致因单用燥药燥湿而助热，单用凉药清热而助湿；三是辛能开湿于热上，苦能渗热于湿下，湿能开，热能泻，则不致湿热交混，如油入面而胶固难化；四是三焦湿热交蒸，并非脾湿兼胃热，故不用苍术燥太阴脾湿，也不用石膏、知母清阳明胃热（湿热分治），而用苦辛合化法。

湿热的重要指征是舌苔腻而不化，对此，笔者感到湿热不是那么容易化解的。单纯的燥湿，或单纯的清热，或两者结合应用，都不容易化解。除程老所说的苦辛合化外，芳香醒脾方药是不可缺少的，如藿香、佩兰、代代花、厚朴花、佛手花等，不可泥于一法而求功。

方源 上海中医学院.程门雪医案［M］.上海：上海科学技术出版社，1982.

三、咳嗽

1. 射干麻黄汤加味 *（风寒袭肺证）

组成：射干3克，麻黄2克，紫菀4.5克，款冬花3克，前胡4.5克，桔梗3克，桑白皮4.5克，杏仁4.5克，瓜蒌壳4.5克，浙贝母4.5克，苏叶3克，橘红3克。用法：水煎服，蜂蜜为引，早晚各一次。功效：宣肺止咳化痰。主治：咳嗽（风寒袭肺证）。

病例：孙某，女，42岁，1964年12月25日就诊。症见咳嗽三周，痰多，鼻塞声重，鼻流清涕，汗出恶寒，咽痒微红，头痛，胸背疼痛，身倦乏力，食纳、二便尚可，舌淡，苔薄黄腻，脉浮弦滑。证属伏寒已久，寒邪化热，治宜标本合治，辛开苦降。取射干麻黄汤加味宣肺化痰止咳。

赏析 本方实为射干麻黄汤化裁，意在宣肺祛痰，下气止咳。《金匮要略·肺痿肺痈咳嗽上气病脉证治》篇云："咳而上气，喉中水鸡声，射干麻黄汤主之。"书中所云为肺系症状，集中在上呼吸道，其发生原因为水气凌肺。蒲老仅取原方之主药射干、麻黄、紫菀、款冬花四味，未用生姜、细辛、五味子三味，所加桑白皮、浙贝母、瓜蒌壳等，多属凉润止咳之品，有润肺化痰、清热之功，可防郁热灼伤肺络，体现了已病防变的思想。

方源 中医研究院.蒲辅周医疗经验［M］.北京：人民卫生出版社，1976.

2. 利肺汤 *（肺气阴两伤证）

组成：沙参9克，马兜铃6克，山药9克，牛蒡子6克，桔梗6克，枳壳6克，化橘红4.5克，杏仁9克，贝母9克，白薇6克，甘草3克。用法：水煎服，早晚各一次。功效：宣肺利气，止咳化痰。主治：咳嗽（肺气阴两伤证）。

病例：刘某，男。曾因感冒引起咳嗽，感冒愈后，咳仍不止，咳痰不爽，喉痒即咳，早起尤甚，力咳而痰始消，总有痰涎黏着于喉间之感，胸部苦闷，鼻塞不通，舌红，脉数。证属久咳不止，肺气受伤。取用利肺汤数剂而愈。

赏析 岳老善治咳嗽，除用本方外，对咳嗽痰在脾者，用六君子汤加枳壳、苏叶；对咳嗽病因在肾者，则长期用河车大造丸；对虚劳咳嗽者，治用参蛤三七散（人参、三七各30克，蛤蚧4对，共研细末，每次1克，每日2次）；对经年不愈的慢性支气管炎者，治用固本丸（黄芪、党参、白术、云茯苓、炙甘草、陈皮、半夏、补骨脂、紫河车）。

本例所用利肺汤是岳老的经验方。方中沙参补益肺气，马兜铃开豁结痰，是一阖一辟；山药补虚羸，牛蒡子散结气，是一补一泻；桔梗引经排痰，枳壳下气止逆，是一升一降。此六味相反相成，有相互制约又相互促进的作用。其他如橘红化痰止痒，白薇通鼻窍，杏仁、贝母止咳化痰，甘草既祛痰又扶正。所以此方对咳痰不爽，久而不愈之咳嗽，有疏通壅塞、利肺止咳之效。

方源　陈可冀 . 岳美中医学文集［M］. 北京：中国中医药出版社，2000.

3. 四叶汤 *（肺经伤风证）

组成：桑叶 9 克，苏叶 24 克，薄荷叶 3.6 克，鲜枇杷叶 12 克，瓜蒌 12 克，知母 9 克，鲜芦根 18 克，鲜竹茹 9 克，栀子炭 9 克，杏仁 9 克，黄芩 6 克，川贝母 6 克，荷梗尺许。用法：水煎服，早晚各一次。功效：辛凉宣肺，清热化痰。主治：咳嗽（肺经伤风证）。

病例：章某，男，九月二十七日诊。脾胃湿热，肺为邪袭，遂致伤风咳嗽，痰涎上犯，清肃之令不能下行，右关脉较大，治以清疏凉化之。取四叶汤治之。

赏析　本例因中焦湿热，邪犯肺经，使肺气失肃，不能下行，遂致咳嗽。其右关脉大为中焦湿热之特征。方用“四叶”（苏叶、桑叶、薄荷叶、枇杷叶）清肃肺气，更有芦根、竹茹、黄芩、瓜蒌清泻中焦湿热之胶痰，川贝母、杏仁化痰止咳，荷梗利肺气，知母、栀子炭清阳明胃经之热。中焦无湿热之邪，肺气无犯，自无咳嗽恙疾。

这里要谈一谈中药“象”理论。所谓“象”理论，就是取类比象，依自然界的象形物来比拟人体的相应部位，以此来说明某些中药的功效。如凡枝者走肢体，凡藤者走经络，凡中空者透窍，凡花者祛浊，凡叶者升清，凡子者沉降，凡根者补益肝肾，等等。孔老所用的“四叶”，有升清降浊的功效，以利于解除盘踞中焦的湿热之邪。

方源　北京中医学会《孔伯华医集》整理小组 . 孔伯华医集［M］. 北京：北京出版社，1988.

4. 凉润止咳汤 *（肺燥证）

组成：南沙参9克，霜桑叶9克，甜杏仁9克，竹沥半夏4.5克，橘红4.5克，桔梗3克，冬瓜子12克，蝉蜕2.4克，玉蝴蝶6对，浙贝母9克，生甘草2.4克。用法：水煎服，早晚各一次。功效：润肺清燥，宣肺化痰。主治：咳嗽（肺燥证）。

病例：季某，男，56岁，1958年9月28日就诊。伤风不醒，咳嗽不清，苔白腻，舌尖红，脉浮滑。秋燥之邪未解，拟祛风宣肺，而助肃化。取用凉润止咳汤治之。4剂。

赏析 针对肺燥，程老曾说："肺燥宜润，关于燥气的性质，费伯雄说得很好，'燥者干也，对湿言之。立秋之后，湿气去而燥气来，初秋尚热，则燥而热；深秋既凉，则燥而凉'。"依此，程老在临床上治疗燥咳有温润、凉润二法。寒燥在表用香苏散，燥热伤肺用清燥救肺汤。

本方以润肺化痰为主。方中多为辛凉之剂，如南沙参、霜桑叶、甜杏仁等，润肺生津不伤阴；半夏配杏仁可以肃降肺气；桔梗、蝉蜕、玉蝴蝶宣散风邪；浙贝母偏于祛风化痰；而冬瓜子清肃气管痰浊的力大；橘红与蝉蜕有抗过敏的作用，且对咽喉部瘙痒而咳者，颇为对证；甘草调和诸药。

方源 上海中医学院.程门雪医案［M］.上海：上海科学技术出版社，1982.

5. 金水六君煎加味 *（脾肾气虚痰湿证）

组成：大熟地24克，当归身9克，云茯苓12克，仙半夏9克，广陈皮4.5克，炙甘草4.5克，怀牛膝9克，川续断9克，海浮石12克，生薏苡仁15克。用法：水煎服，早晚各一次。功效：滋肾运脾，燥湿化痰。主治：痰咸者（脾肾气虚痰湿证）。

病例：陆某，男，28岁，1969年12月25日就诊。痰有咸味而黏厚，苔白腻。治以金水六君子为主，补肾健脾而化痰。取金水六君煎加味治之。5剂。药后痰中咸味已瘥，再予前法。原方5剂。痰中咸味瘥后，因停药久而又稍发，苔薄脉软。仍用前法治之。大熟地24克，当归身9克，云茯苓12克，仙半夏9克，广陈皮6克，炙甘草4.5克，怀山药12克，旱莲草9克，女贞子9克，枸杞子9

克。5 剂。

赏析 本方由金水六君煎加怀牛膝、川续断、海浮石、生薏苡仁组成。金水六君煎为明代张景岳所创，原方治"肺肾虚寒，水泛为痰，或年迈阴虚，血气不足，外受风寒，咳嗽呕恶，多痰喘急，神效"。"肺肾虚寒，水泛为痰"是关键词，前者为本，后者为标。金水六君煎由二陈汤（陈皮、茯苓、半夏、炙甘草）加熟地黄、当归而成，应用的前提必须是肺肾阴血不足，不然是不能用的。

本例痰味咸，咸味为肾气虚馁的指征，但痰生于脾，动于肺，所以在拟定治法的时候，不可专注于肾，还要注重肺与脾。脾肾虚寒，气化失司，水液代谢失调，停于中焦为痰，上贮于肺。"降痰"即祛痰，以调理脾肾为主自可断绝生痰之源。方以金水六君煎补肾健脾化湿，加怀牛膝、川续继断温肾；海浮石、生薏苡仁化痰利湿，仍从脾肾论治之义。

方源 上海中医学院. 程门雪医案［M］. 上海：上海科学技术出版社，1982.

6. 补肺健脾汤 *（肺脾两虚证）

组成：野党参 10 克，云茯苓、茯神各 10 克，小于术 10 克，炙化橘红 6 克，半夏曲 10 克，炙百部 5 克，炙紫菀 6 克，炙白前 5 克，枇杷叶 6 克，炒杏仁 6 克，川贝母 6 克，炒远志 10 克，南沙参、北沙参各 6 克，炙甘草 3 克。用法：水煎服，日一剂。功效：培土生金，补肺健脾。主治：咳嗽（肺脾两虚证）。

病例：张某，男，45 岁。十数年来咳嗽痰多，早晚较重，每届秋冬为甚。近时眠食欠佳，大便不实。屡经治疗，效果不大，经西医透视、化验检查均未发现结核病变，诊断为慢性支气管炎、阻塞性肺气肿。今就出差之便，来京就诊。舌苔薄白，脉缓弱。宜培土生金，治以补肺健脾，肃肺止咳。取用补肺健脾汤治之。

二诊：服药 6 剂，咳嗽大减，食眠亦均转佳，二便正常，前方加玉竹 10 克，冬虫夏草 10 克。

三诊：服 5 剂后，咳嗽基本停止，返里在即。嘱将前方剂量加五倍研细面，炼蜜为丸，每丸重 10 克，每日早晚各服 1 丸，白开水送服。并嘱加强锻炼，防止外感。

赏析 中医有"脾为生痰之源，肺为贮痰之器"说。陈修园在《医学三字经》中云:"气上呛,咳嗽生,肺最重,胃非轻。"以上都在说明,咳嗽并非肺脏的独有病症,还与胃(包括脾)有着密切联系。所以对于慢性咳嗽,不止要治肺,还要治脾胃。本方为六君子汤合延年紫菀散加味,适用病机之要点为肺脾两虚,症状为久咳多痰。病久多虚,夹杂痰浊,治疗当以培土生金为法,兼顾肺脾,健脾土可制水,以化痰湿;土生金,则肺气来复,宣肃有节,咳喘自平。

方源 祝谌予,翟济生,施如瑜,等.施今墨临床经验集[M].北京:人民卫生出版社,1982.

7. 锄云止咳汤(风邪伤肺,痰湿内蕴证)

组成:荆芥6克,前胡9克,白前6克,杏仁9克,浙贝母9克,化橘红6克,连翘9克,百部草9克,紫菀9克,桔梗6克,甘草3克,芦根24克。用法:水煎服。功效:清肺利肺,止咳化痰。主治:咳嗽(风邪伤肺,痰湿内蕴证)。

病例:高某,男,58岁。患气管炎,咳嗽夜甚,喉痒,胸闷,多痰,日久不愈。为疏一方,即止咳汤,嘱服4剂。

复诊:症状大减,夜间已不咳,剩余微喘,仍多痰,加海浮石9克祛痰,紫苏子9克定喘。服4剂,追访已愈。

赏析 气管炎多由感冒引起,若治不得法,往往形成慢性,久咳不愈。此方之义,以荆芥疏散积久之风寒;前胡下气祛痰;白前祛陈旧之痰;浙贝母治外感咳嗽,合杏仁利肺气,二者有互相促进作用;橘红,咳而喉痒者必用;连翘、甘草解毒;百部草镇咳;桔梗利胸膈排痰;芦根清肺热;紫菀治伤风痰咳。诸药合力共奏止咳之功,题曰"锄云止咳汤"。

此方偏于辛温,适宜于风寒入肺、痰湿郁结,致使肺气失宣,开阖不利而发作的咳嗽。方中虽有连翘、芦根等甘寒或苦寒性药物,但大队药物还是偏于辛温的。既然是辛温,那么其作用应当是开泄肺气,这样就有利于肺气的宣散与肃降,宣散则风寒可除,肃降则痰湿不存。所云"锄云",岳美中先生之号也。

方源 中医研究院.岳美中医案集[M].北京:人民卫生出版社,1978.

8. 止嗽散加减 *(风邪犯肺证)

组成:桔梗10克,荆芥10克,紫菀10克,百部10克,白前10克,甘草4克,陈皮5克。用法:水煎服,早晚各一次。功效:止咳化痰,疏表宣肺。主治：咳嗽（风邪犯肺证）。

病例：叶某，女。听其呛，乃急性气管炎。痰白而黏，白是寒，黏是湿。生麻黄1.2克，白苏子、白芥子各9克，白前6克，炙紫菀9克，生苍术3克，橘皮6克，炙款冬花9克，射干3克，粉甘草2.4克，桔梗6克，山慈菇片9克（研末分2次调入）。

赏析　凡痰白属寒者，章次公先生常用麻黄、白芥子、白苏子等以散寒豁痰；伴有湿邪，则加苍术、半夏、茯苓等燥湿渗湿之药。

关于治咳的方剂，章次公先生非常推崇《医学心悟》的止嗽散。此方用药平稳，既可用于寒咳，又可用于热咳。程国彭自称该方经加减可治诸般咳嗽，且服者多效。章次公先生治咳嗽，常选用紫菀、白前、百部、桔梗等药，即取止嗽散之意。

方源　朱良春.章次公医案［M］.南京：江苏科学技术出版社，1980.

9. 清补支扩方 *（肺虚热伤血络证）

组成：百部30克，白前30克，血琥珀30克，磁朱丸30克，紫菀30克，杏仁30克，西洋参30克，云苓块30克，贝母30克，知母30克，款冬花30克，苦桔梗30克，阿胶30克，条芩30克，清半夏30克，化橘红30克，百合30克，远志30克，酸枣仁60克，炒枳壳30克，石斛30克，炙甘草30克。用法：共研细末，枣肉300克，合为小丸，每日早晚各服6克，白开水送服。功效：清补兼施，肃肺化痰，养血安神。主治：支气管扩张（肺虚热伤血络证）。

病例：马某，女，47岁。自十余岁即患咳嗽，三十多年以来，屡经治疗，迄未根除。最畏热，热即咳，咳即带血，痰多而气促。西医诊断为右肺中叶支气管扩张。最近数月，病情依旧，又增睡眠不佳，痰中有血，饮食正常，大便溏。舌苔黄而腻，脉滑数。急则清肺祛痰治标，继而补虚保肺治本。方药：炙百部5克，化橘红5克，炙白前5克，炙紫菀5克，旋覆花6克（代赭石15克同布包），杏仁6克，云苓块10克，枯芩6克，炙款冬花5克，苦桔梗5克，远志6克，白茅根20克，赤芍、白芍各6克，甘草3克。

二诊：服药5剂，咳嗽减，血痰已无，吐痰甚爽，胸间畅快，睡眠尚不甚安。拟用丸方图治。百部30克，白前30克，血琥珀30克，磁朱丸30克，紫菀30克，杏仁30克，西洋参30克，云苓块30克，贝母30克，知母30克，款冬花 30 克，苦桔梗 30 克，阿胶 30 克，条芩 30 克，清半夏 30 克，化橘红 30 克，百合 30 克，远志 30 克，酸枣仁 60 克，炒枳壳 30 克，石斛 30 克，炙甘草 30 克。共研细末，枣肉 300 克，合为小丸，每日早晚各服 6 克，白开水送服。

三诊：丸药已服八十日，现将服完，服药至今未曾吐血，痰少，咳嗽大减。病人自云三十年来从未感觉如此舒畅，现已能上堂授课。尚觉口干，希再配丸药。前方去桔梗、杏仁、枳壳、白前，加北沙参 30 克，于白术 30 克，紫草 30 克，麦冬 30 克。

赏析 本方为施老治疗支气管扩张的一张丸方，治案为三十余年支气管扩张的病人，疗效显著，服药后数月未咯血。处方用药虽平淡，深入分析则步骤分明，辨证周详，用药配伍深见功力，一派清补之品，不燥不腻。用血琥珀配磁朱丸则安眠，合阿胶则止血，伍百合则补肺，以枣肉为丸，止血、补虚、养心、安神效增。西医学至今对支气管哮喘的治疗仍无良方。施老这张方子可谓"济世良方"，大家可备记于心田，以备不时之需。

方源 祝谌予，翟济生，施如瑜，等.施今墨临床经验集 [M].北京：人民卫生出版社，1982.

四、哮喘

1. 延年半夏汤（痰浊阻肺证）

组成：清半夏 9 克，炙鳖甲 12 克，前胡 6 克，桔梗 4.5 克，东北人参 6 克，炒枳实 3 克，吴茱萸 9 克，槟榔 4.5 克，生姜片 9 克。用法：水煎服，早晚各一次。功效：止咳，化痰，平喘。主治：支气管喘息（痰浊阻肺证）。

病例：肃某，女，42 岁，唐山人。凤有支气管哮喘病，就诊时旧疾复发，持续二十余日，昼夜迭进内服药与注射剂，罔效，其夫已准备后事。症见突发性阵咳，咳则喘，咳喘作时须十余分钟，咳黏液样白沫痰，至痰咳出喘息渐平，每隔半小时或 1 小时咳喘又作，不能平卧，面目浮肿，精神困惫，不欲睁眼，舌苔白腻，脉虚弱无力、左关浮细而弦。自云痛苦万分，不欲求生。投以延年半夏汤，不意服药后即能平卧，续进 1 剂，竟霍然而愈。

赏析 本方系唐以前古方，今用此治支气管哮喘。其适应证为突发性阵咳作喘，咳黏液样白沫痰，舌苔白腻，面目微浮肿（此证不必悉具），脉左关浮细而弦者，投之辄效。其中吴茱萸一味药，治咽喉至胃部之黏液样白沫壅盛有特效。桔梗与枳实配伍，具有升降肺气的作用，前胡降气化痰，生姜主治水毒，诸药合力共济，故能治疗支气管哮喘。

方源　陈可冀.岳美中医学文集［M］.北京：中国中医药出版社，2000.

2. 清肺汤 *（痰热内蕴，风邪外袭证）

组成：鲜芦根30克，生石膏18克（先煎），麻黄0.5克，焦栀子10克，苏子霜3克，薄荷叶1.5克，酒黄芩6克，金银花12克，知母10克，杏仁10克，连翘10克，冬桑叶12克，滑石12克，瓜蒌12克。用法：水煎服，早晚各一次。功效：疏风散邪，清热化痰。主治：咳喘（痰热内蕴，风邪外袭证）。

病例：柯某，女，七月二十七日诊。脾湿久困，痰郁肺气不和，挟外邪袭之，咳喘交作，气促痰盛，夜不能卧，形冷胸闷，脉弦滑而数，先宜解表化痰清肺。取用清肺汤治之。服药2剂，外邪渐解，湿痰仍盛，呼吸疾而粗，喘息仍作，入夜形冷未除。随证加入黛蛤粉、苦桔梗、九节菖蒲、法半夏；后因大便秘，肺气实，加入郁李仁、延胡索粉，前后继服6剂，告愈。

赏析　本方适用于湿热内蓄，风邪外束之咳喘。脉滑而数，是湿热内困之指征，孔老内清湿热，外散风邪。内清药如芦根、生石膏、知母、栀子、滑石、黄芩、瓜蒌等，外散药如麻黄、薄荷、金银花、连翘、桑叶等，还有肃降肺气之品，如杏仁、苏子等，后又加入润肠通腑之郁李仁等。用药层次清晰，每中其的，故效如期。

方源　北京中医学会《孔伯华医集》整理小组.孔伯华医集［M］.北京：北京出版社，1988.

3. 二苏汤 *（痰湿逆肺证）

组成：杏仁9克，黛蛤粉18克（包煎），茯苓皮9克，苏叶3克，苏子4.5克，旋覆花6克，代赭石6克，鲜芦根30克，清半夏9克，知母9克，生橘核9克，薄荷1.5克（后下）。用法：水煎服，早晚各一次。功效：宣肺降气，燥湿化痰。主治：咳喘（痰湿逆肺证）。

病例：姚某，女，八月二十日就诊。产后脾湿血燥，肝热上犯，肺失清肃，遂作喘嗽，稀涎极盛，肺络湿热所郁，是以易致外邪侵袭，脉滑数而浮，当清疏凉化之。取用二苏汤治之而愈。

赏析 产后致咳，用药宜清疏凉化，不可过于偏颇，以免化燥伤血。本例为产后脾湿、肝热、肺壅所致，故治疗当除湿、清肝、肃肺。药如茯苓、半夏、芦根健脾除湿；薄荷、知母清肝；杏仁、苏叶、苏子、旋覆花等肃肺；黛蛤粉由青黛、蛤壳组成，有清肝利肺、降逆除烦之功效，是治疗痰热咳嗽之名方。他如代赭石（小剂量）之降逆，橘核之通络，虽为佐药，亦可看出孔老用药之妙。

方源 北京中医学会《孔伯华医集》整理小组.孔伯华医集［M］.北京：北京出版社，1988.

4. 加味止嗽散 *（痰热郁肺证）

组成：炙前胡5克，炙紫菀5克，炙百部5克，炙苏子5克，葶苈子3克，代赭石6克（旋覆花6克同布包），陈橘红5克，陈橘络5克，瓜蒌根6克，瓜蒌皮6克，嫩射干5克，云茯苓6克，云茯神6克，白杏仁6克，苦桔梗5克，清半夏6克，酒条芩6克。用法：水煎服，日一剂，分温再服。功效：清肺化痰，降气平喘。主治：咳喘（痰热郁肺证）。

病例：邱某，男，11岁。自八岁起，因感冒咳嗽未能适当治疗，此后每届秋冬即犯喘嗽。发作时喉间痰鸣，不能平卧，口渴，不欲饮食，不发作时亦不如一般儿童活跃。时逾三年，影响发育，今已十一岁，状如七八岁儿童，精神呆滞，面色青白。舌苔白腻，脉象滑数。拟清肺化痰、降气平喘为治。取用加味止嗽散治之。

二诊：药服4剂，喘嗽均减，痰涎易咳出，原方再服3剂，后改常方。

三诊：前方又服3剂，喘平咳减，此次发作，治愈甚速，再拟丸方巩固。服三十日。每日早服：气管炎丸20粒。晚临睡卧服：指迷茯苓丸6克。

赏析 本方为止嗽散加清肺化痰平喘之味，药味较小，从中可以看出施老对药应用经验。

止嗽散出自程钟龄《医学心悟》，原文谓："经云：形寒饮冷则伤肺是也。肺主皮毛，寒邪侵于皮毛，连及于肺，故令人咳。宜止嗽散，加荆芥、防风、紫苏子主之。"方药组成为桔梗、甘草、白前、橘红、百部、紫菀。方后又云："风寒初起，加防风、荆芥、紫苏子。"由此可知，止嗽散主要是治疗风寒咳嗽之方。

施老在止嗽散的基础上，设定对药于方内，如化痰通络之橘红与橘络，肃肺降逆之旋覆花与代赭石，润燥止咳之瓜蒌根与瓜蒌皮，清肺止咳之百部与黄芩，健脾宁心之茯苓与茯神等。

方源 祝谌予，翟济生，施如瑜，等.施今墨临床经验集［M］.北京：人民卫生出版社，1982.

5.麻杏石甘汤加味 *（风热犯肺证）

组成：麻黄10克，细辛2.5克，干姜6克，清半夏10克，五味子5克，杏仁10克，地龙10克，生石膏30克。用法：以水七升，煮麻黄，减二升，去上沫，内诸药，煮取二升，去滓。温服一升。功效：辛凉宣泄，清肺平喘。主治：咳喘（风热犯肺证）。

病例：黄某，女，17岁，1977年8月31日就诊。初诊：六年来经常咳嗽哮喘，受寒即发。昨天又发热恶寒，咳喘兼作，痰多清稀，喉中痰鸣，不能平卧，头痛纳差。舌质红，苔薄，脉象细滑而数。辨病为哮喘，证属痰热内伏，风寒外袭，引动伏痰，阻滞气机，咳喘交作；治疗宜散寒化饮，清肺定喘。取麻杏石甘汤加味治之。6剂。

二诊（9月6日）：服药后表寒已解，咳喘渐平，仍咳白痰量多，当利肺化痰，以善其后。陈皮15克，清半夏10克，全瓜蒌12克，苏子10克，黄芩10克，枳壳10克，莱菔子10克，杏仁10克。6剂。

三诊（9月16日）：药后咳喘止，随诊月余未发。

赏析 肺为娇脏，不耐邪侵。若肺为寒侵，失于表散，聚液生痰，每当风寒侵袭，留痰饮发，阻滞气机，而痰气相搏，发为哮鸣。本例病人反复咳喘多年，遇寒必发，是寒饮为患，然而痰郁日久，必化为热，故见舌质红、脉滑数等。方用麻黄散寒，配以杏仁、地龙宣肺平喘；干姜、细辛、半夏温中蠲饮；配五味子收敛肺气，以防肺气耗散太过；加石膏清肺中蕴热。全方散中有收，寒温并用，使宿痰得化，寒邪能解。复诊时，症状缓解，后以利肺化痰之味而收功。

方源 董建华.临证治验［M］.北京：中国友谊出版公司，1986.

6.三拗汤合三子养亲汤 *（风痰壅肺证）

组成：蜜炙麻黄2.4克，光杏仁12克，粉甘草3克，莱菔子9克，苏子9克，白芥子4.5克。用法：水煎服，早晚各一次。功效：宣肺散寒，化痰平喘。主治：哮喘（风痰壅肺证）。

病例：陶某，男，咳逆倚息不能平卧，平卧则喘促，不能须臾耐，此当鉴别其为痰饮，抑为肾不纳气。夫咳喘一证，在肺为实，在肾为虚。今病者苔白腻，脉浮，当从肺治。取三拗汤合三子养亲汤治之。蜜炙麻黄2.4克，光杏仁12克，粉甘草3克，白苏子9克，桑白皮9克，广陈皮4.5克，白芥子4.5克，莱菔子9克。

赏析　对于喘证，前人有"实喘邪气实，虚喘正气虚"之说。对喘证，叶天士曾有"在肺为实，在肾为虚"之说，可谓一语而扼其要。今病人咳逆倚息不得平卧，苔白腻，脉浮，为内蕴痰湿，外感风寒，使肺气失宣所致，乃实喘而非虚喘，故用三拗汤宣肺散寒，三子养亲汤化痰平喘。内外两解，无痰浊之壅塞，无风寒之外扰，其喘自平。

方源　朱良春.章次公医案［M］.南京：江苏科学技术出版社，1980.

五、痰饮

1. 三皮汤 *（饮停中焦证）

组成：茯苓皮15克，炒白芥子3克，炒甜葶苈子12克，川芎3克，陈皮3克，川楝子12克，石决明30克（先煎），旋覆花9克，代赭石12克，盐橘核12克，厚朴花6克，桑寄生18克，大腹皮6克，郁金12克，法半夏9克，紫苏叶1.5克，炙甘草1.5克，苏合香丸1粒（分2次化服）。用法：水煎服，早晚各一次。功效：平肝降逆，宽中利膈。主治：水饮（饮停中焦证）。

病例：何某，女，八月二十四日诊。停饮于中，脾肺失和，遂致心下及两胁均冷，纳食后则感懊侬欲呕，俟吐出大量稀涎后始安，脘及腹部作胀，间有水声鸣响。脉弦而滑，左关大，宜平肝降逆，宽中利膈。取用三皮汤治之，2剂。

赏析　本方适用于停饮于中，脾失健运，肺失宣降之水饮证。"吐出大量稀涎后始安，脘及腹部作胀，间有水声鸣响"，显系痰饮作祟。《金匮要略》言痰饮有四，其中"饮后水流在胁下，咳唾引痛，谓之悬饮"。孔老所治之何女，有心下及两胁均冷以及吐出大量稀涎等症状，显系悬饮。治疗痰饮以"温药和之"

为准绳。孔老用多味温性除湿化饮药，如陈皮、茯苓皮、白芥子、葶苈子、半夏等；又用不少降逆药，如代赭石、旋覆花、厚朴花、大腹皮、石决明等。后面这些药物有利于肺气之肃降，胃气之达下。孔老喜用橘核化痰饮，郁金清化热痰，苏叶开肺气；他如川芎化瘀、桑寄生补肾、川楝子清肝等，乃孔老经验用药，可供临床借鉴。

苏合香丸在孔老病例中常常见到。此方以性温芳香类药物为主，如苏合香、安息香、沉香、麝香、檀香、木香、丁香等，具有通窍顺风、祛风化痰、温开心窍的作用，是醒神开窍之要药，对痰饮所致之病，有醒脾化痰开窍之用。

方源 北京中医学会《孔伯华医集》整理小组．孔伯华医集［M］．北京：北京出版社，1988．

2. 加味千金苇茎汤 *（饮停胸肺证）

组成：冬瓜子30克（打），陈橘红6克，甜瓜子30克，旋覆花10克（代赭石12克同布包），橘络6克，赤茯苓10克，鲜芦根10克，紫丹参15克，赤芍10克，鲜茅根10克，粉丹皮10克，青橘叶10克，白杏仁6克，北柴胡5克，炒枳壳5克，桔梗5克。用法：水煎服，早晚各一次。功效：和表里，调气机，清热逐饮。主治：悬饮（饮停胸肺证）。

病例：王某，男，39岁。数日以来，寒热，咳嗽，气促，胸痛咳时尤剧，食欲不振，周身倦怠，经某医院检查诊断为胸膜炎，胸腔有少量积液。舌苔薄白，脉浮数。宜和表里，调气机，清热逐饮。取用加味千金苇茎汤治之。

二诊：服药2剂，寒热稍退，诸症减轻，原法加力。鲜芦根10克，鲜茅根10克，冬瓜子30克（打），冬瓜皮30克，车前子10克（布包），车前草10克，赤茯苓10克，赤芍药10克，紫丹参15克，全瓜蒌24克，粉丹皮10克，旋覆花10克（代赭石12克同布包），干薤白10克，白杏仁6克，青橘叶10克，焦内金10克，苦桔梗5克，炒枳壳5克，青皮、陈皮各5克。

三诊：服药3剂，寒热全除，小便增多，日十余次，胁间已不甚痛，咳嗽亦轻，经医院透视积液消失。脉现濡软，正气未复，拟用六君子汤加味，嘱多服以愈为度。南沙参10克，北沙参10克，于白术10克，云苓块12克，陈橘红5克，陈橘络5克，清半夏10克，旋覆花6克（代赭石12克同布包），青橘叶10克，白杏仁6克，焦内金10克，冬瓜子30克（打），炙甘草3克。

赏析 本方以加味苇茎汤为基础，加用理气通络、活血止痛之品。西医学子渗出性胸膜炎、胸腔积液等可在辨证基础上选用该方。方中用药轻灵，配伍得当，如鲜芦根与鲜茅根之清热肃肺，冬瓜子与甜瓜子之利水消胀、排脓散结，车前子与车前草之清热利湿止咳，北柴胡与炒枳壳之疏通肝胆气机，白杏仁与苦桔梗之宣肃肺气，陈橘红与橘络之理气宽胸、下气化痰，旋覆花与代赭石之消痰下气等，突显施老用药特点。恢复期以六君子汤加味，扶助正气，清其余邪。

方源 祝谌予，翟济生，施如瑜，等.施今墨临床经验集［M］.北京：人民卫生出版社，1982.

六、肺痈

1. 五虎汤加味 *（肺热蕴结证）

组成：生麻黄4.5克，桔梗6克，生石膏12克（研末另吞），黄芩6克，葶苈子6克，杏仁12克，杭白芍9克，桑白皮9克，粉甘草4.5克，鲜芦根30克。用法：水煎服，早晚各一次。功效：清热泻肺，平喘止咳。主治：大叶性肺炎（肺热蕴结证）。

病例：伊某，男。平卧则喘，痰有铁锈色，左肋痛，此皆肺炎之证候。初起曾有战栗，壮热而神蒙者，属大叶性肺炎。此为肺热蕴结所致。取用五虎汤加味治之。

二诊：痰中仍有铁锈色，肺循环瘀血故也。两脉细数不整，平卧则气逆，此二者皆循环系病。病虽因咳而起，治咳尚是次要。麻黄之所以为此症要药，即因其能亢进血压，消失瘀血故也。生麻黄4.5克，升麻4.5克，车前子12克（包），五味子4.5克，桔梗9克，海蛤壳24克（先煎），葶苈子9克，杏仁15克，杭白芍12克，桑白皮9克，紫菀9克，粉甘草4.5克。

赏析 章老认为，大叶性肺炎辨证多属痰热壅肺。方用麻杏石甘汤，一则宣肺达邪，一则清热化痰。方中生石膏研末吞服的清热之功较煎服为优。近世张锡纯先生常用此法以治温热病壮热之证。后人有用五虎汤治肺热之咳喘者，五虎汤即麻杏石甘汤加桑白皮，或加葶苈子。章老所用方，即五虎汤加味。方中所加黄芩、芦根，为清热透窍之味；桔梗、甘草，乃清咽之剂；白芍与甘草，取养阴解痉之用。他味均为随证治之。

方源 朱良春.章次公医案［M］.南京：江苏科学技术出版社，1980.

2. 桔梗汤加味 *（痰热壅肺证）

组成：生石膏24克，蒲公英12克，全瓜蒌24克，桔梗3克，炒甜葶苈9克，金银花15克，旋覆花6克，代赭石6克，酒大黄炭4.5克，杏仁9克，知母9克，赤小豆30克，牡丹皮4.5克，郁李仁4.5克，石决明24克，藕30克，首乌藤30克，鲜茅根30克，玄参9克，大生地15克，青竹茹30克，犀黄丸4.5克（分吞）。用法：水煎服，早晚各一次。功效：清热化痰，排脓止咳。主治：肺痈（痰热壅肺证）。

病例：刘某，男，十一月初二日诊。湿痰热郁，肺络痈肿，咳吐脓血，味极腥腐，脉滑弦数大，宜辛凉内消之。取用桔梗汤加味治之。十二剂后，症象渐转，脓血已减。上方改为大生地24克，郁李仁10克，玄参15克，忍冬藤24克，炒丹皮8克，血余炭10克，生甘草3克，黛蛤粉30克（布包先煎）。

赏析 《金匮要略·肺痿肺痈咳嗽上气病脉证治》篇云："咳而胸满，振寒脉数，咽干不渴，时出浊唾腥臭，久久吐脓如米粥者，为肺痈，桔梗汤主之。"咳吐脓血、气味腥腐，显系痰热壅塞肺腑所致。孔老善用辛凉内消之法，集清热、化瘀、降气、排脓于一体。《金匮要略》之桔梗汤仅桔梗、甘草二味，孔老在此基础上加用大量清肺解毒之药，如生石膏、蒲公英、金银花、酒大黄炭、牡丹皮、白茅根、竹茹以及犀黄丸等，以冀一举获胜，这对于肺痈之重证，是不可或缺的治法。但在取效之后，孔老改为清热养阴法，这种大胆的改进，一是依据临床症状的改善，如"症象渐转，脓血已减"；二是医者的有胆有识，这种胆识是靠长期临床积累而形成的。

方源 北京中医学会《孔伯华医集》整理小组.孔伯华医集［M］.北京：北京出版社，1988.

3. 千金苇茎汤加味 *（痰热壅肺证）

组成：鲜苇茎30克，瓜瓣（甜瓜子）15克，薏苡仁30克，桃仁10克。用法：水煎服，日一剂，分两次服用。功效：清肺化瘀，排脓祛痰。主治：肺痈（痰热壅肺证）。

病例：张某，男，40余岁，患肺痈，于1954年就诊。自诉吐脓血三个月，后入某医院，住院两个月无效果而出院，来找中医治疗。症见口燥咽干，胸胁隐痛、有鳞甲，咳腥味脓血痰，二便赤涩，痰置水中则沉，以双箸挑之，断为两段，脉右寸虚数，诊为肺痈无疑。取用千金苇茎汤治之。鲜苇茎（取在土中直上之茎，去软皮及节）30克，瓜瓣（即甜瓜子）15克，桃仁（去皮带尖）9克，薏苡仁24克。水5盅，先煮苇茎，去渣，取3盅，再入诸药，煮成2盅，分服。先服10剂。

二诊：药后口燥咽干见轻，二便稍清畅，但吐臭脓血如故。嘱再照原方服10剂。

三诊：脉数稍减，胸隐痛、吐臭痰如故。病人要求加强药力，我也觉药效迟缓。因改用：川贝母12克，金银花9克，桔梗3克，薏苡仁15克，白及3克，陈皮3克，甘草3克，甜葶苈子3克，生姜1片，以祛毒、排痰、补肺。嘱服7剂，观效果如何。

四诊：前方服5剂后，病人即来云，药后不仅无效，且急剧转重，胸部烦憋，臭痰加多，脉亦增数。药不对症，故有这种现象，仍改用苇茎汤，服10剂。

五诊：诸症又随药转轻，吐痰臭味几无。因嘱长期服苇茎汤，若逐步见好，则无须频诊。

六诊：1个月后，胸部畅适，痰基本无臭味。嘱再服5~10剂，以巩固疗效。半年后追访，情况良好。

赏析 鲜苇茎甘寒无毒，主肺痈烦热；瓜瓣（今多用冬瓜仁）主腹内结聚，破溃脓血，是为内痈要药；桃仁主瘀血内结；薏苡仁主补肺清湿热。综观之，苇茎汤有化瘀血、清痰热之功。

本例在治疗过程中，有一段曲折，病人要求加强药力，医者遂而应之，结果适得其反。对于长期不愈而少变化的慢性病，其疗效要看医生掌握和运用有效方药的精确度如何。这里边有个"慢性病有方有守"的法度。如果能够比较正确而熟练地运用方药，做到情况明，决心大，方法对，坚持使用，则可由渐变达到突变，收到预期的效果。反之，对有效方药信心不大，或嫌取效不速，擅改屡改，师心自用，不但无效，甚至会走错了路，给病人造成危害。

方源 中医研究院.岳美中医案集［M］.北京：人民卫生出版社，1978.

4. 加味麻杏石甘汤 *（痰热壅肺证）

组成：炙麻黄3克，生石膏12克（打碎，先煎），炒杏仁6克，桑白皮6克，酒条芩 10 克，葶苈子 5 克（大红枣 5 枚去核同布包），炙苏子 5 克，前胡 5 克，陈橘红 5 克，陈橘络 5 克，炒枳壳 5 克，苦桔梗 5 克，北沙参 10 克，鲜芦根 15克，炙甘草 3 克。用法：水煎服，日一剂，分温再服。功效：宣肺平喘，清热化痰。主治：大叶性肺炎（痰热壅肺证）。

病例：李某，男，15 岁。发热持续十日不退，体温常在 39℃左右，咳嗽喘促，呼吸困难，鼻翼扇动，吐痰稠黏而带血色，烦渴思饮，便干溲赤，北京协和医院诊断为大叶性肺炎，经用青霉素、链霉素，效果不显，特来就诊。舌质红绛，苔白，脉数而软。治以清热宣肺定喘。取用加味麻杏石甘汤治之。

二诊：服 3 剂，热退喘咳减轻。前方去芦根，加半夏曲 10 克，天竺黄 6 克。

三诊：服 3 剂，喘已止，微有咳，唯食欲尚未恢复。北沙参 10 克，天花粉10 克，炒杏仁 6 克，炙苏子 5 克，陈橘红 5 克，陈橘络 5 克，葶苈子 5 克（大红枣 5 枚同布包），炙桑皮 5 克，炙前胡 5 克，佩兰叶 10 克，炒枳壳 5 克，苦桔梗 5 克，谷芽、麦芽各 10 克，炙甘草 3 克，半夏曲 10 克（天竺黄 6 克同布包）。

赏析 本方以麻杏石甘汤加味，配合化痰止咳、泻肺平喘的桑白皮汤、葶苈大枣泻肺汤、三子养亲汤等；方药特点在于用药轻清，剂量较小，且包含施老常用的对药，相辅相成，使轻剂取良效，故往往两三剂后，热退神清，痰消气降。基层医疗单位每每滥用抗生素，致使很多耐药菌产生，中医药治疗耐药菌肺炎大有可挖掘之处。

施老用药，善于用小方组合，或对药组合。如本例所用之方，以麻杏石甘汤为主方，内含甘桔汤，橘红、橘络对药，谷芽、麦芽对药，前胡、枳壳对药等，这类对药对慢性疾病的调养颇有边扶正边祛邪之功。

方源 祝谌予，翟济生，施如瑜，等.施今墨临床经验集［M］.北京：人民卫生出版社，1982.

七、心悸

1. 加味大补阴丸 *（阴阳两虚，痰湿阻络证）

组成：生黄芪 15 克，大生地 24 克，炙龟甲 18 克（先煎），淫羊藿 12 克，肉桂心 2.4 克，肥知母 9 克，川黄柏 4.5 克，炒瓜蒌 9 克，紫丹参 9 克，煅牡蛎

15克（先煎），福泽泻9克，指迷茯苓丸15克（包煎）。用法：水煎服，早晚各一次。功效：滋阴补阳，化痰通络。主治：心悸（阴阳两虚，痰湿阻络证）。

病例：李某，男，成年，1971年11月8日就诊。病人有高血压、动脉硬化、冠状动脉供血不足、肾功能不全等病史，近症：胸闷心悸，肢肿臂麻，小溲不多，苔白腻，脉细软。拟益气温肾，阴阳并补，佐化络痰。取用加味大补阴丸治之。用后症状缓解。

赏析 本方从滋补肝肾之阴入手，兼顾化痰通络等法。方药由朱丹溪的大补阴丸化裁而成。大补阴丸出自《丹溪心法》，由知母、黄柏、熟地黄、龟甲、猪脊髓组成，炼蜜为丸；功能滋阴降火，为治疗肝肾阴虚、虚火上炎之著名方剂；善治骨蒸痨热，盗汗遗精，眩晕耳鸣等。程氏化裁而用，增入补气温阳的黄芪、淫羊藿、肉桂心等，化痰的瓜蒌、泽泻以及指迷茯苓丸，因高血压、动脉硬化等而加丹参活血、牡蛎软坚；不用原方之熟地黄，是因其过于滋腻、易生痰湿。此可谓活用时方之范例。

方源 上海中医学院.程门雪医案［M］.上海：上海科学技术出版社，1982.

2. 炙甘草汤（气阴两虚证）

组成：炙甘草12克，桂枝9克，生姜9克，麦冬18克，酸枣仁9克，人参6克，阿胶6克，生地黄48克，大枣10枚（擘）。用法：以水4盅，酒3盅，先煮8味，取2盅，去渣，纳阿胶化开，分2次温服。功效：益气滋阴，调整心脉。主治：脉结代证（气阴两虚证）。

病例：王某，男。患心动悸症，脉小弱无力，两腿酸软，予以炙甘草汤。4剂而两腿觉有力，再4剂而心悸基本消失。忆及在1945年时，曾治疗一心动悸脉结代之病人。当时同学王继述在侧，曾讨论过用此方治此病之究竟，他有整理笔记，现节录在下面。

刘某，男，患脉结代心动悸证。初就诊于某医，服药3剂未效，来师处求治。师索观某医之方，则是仲景炙甘草汤。诊其脉，结代；问其自觉症状，心动悸，的确是炙甘草汤证，因何不效？见师凝视细审前方，递于我说："你来看，此方证既对，因何不效？"我看了许久，不知所对，请示于师，师曰："此所用方虽完全取于仲景，但还有一间未达，关键在于用量上。仲景方药不传之秘在于用量，随处可以体会得到，而此方尤显。"

赏析　对于炙甘草汤方证的理解，岳美中先生有一段论述，非常切题，现择录如后。

炙甘草汤在仲景《伤寒论》中主治"伤寒，脉结代，心动悸"。脉何以结代？血气衰微，血液不能充盈脉管，更有病邪续行阻滞，同时心脏又无力激动血脉，则其搏动不能依次而前，所以现结代脉。心何以动悸？悸则心动，即虚里部位跳动不安，营血既亏，心无所养，真气以馁，则心惊，脏神不宁，所以现心动悸之证。结代为炙甘草汤之脉候，心动悸为炙甘草汤之腹候。

兹再论炙甘草汤之方义及用量。仲景炙甘草汤以炙甘草为名，显然是以甘草为君，乃后世各注家都不深究仲景制方之旨，竟退甘草于附庸地位，即明如柯韵伯，清如尤在泾，也只认甘草留中不使速下，或囫囵言之，漫不经意。不知甘草具"通经脉，利血气"之功能，载在陶弘景《名医别录》，而各注家只依从甘草和中之说法，抛弃古说不讲。若方中大枣，无论中外医家，则多忽而不谈。不知此方大枣用至30枚之多，绝非偶然，在《伤寒论》《金匮要略》诸方中，大枣用量居多者，唯此方为最。而本方中药味用量之中堪与比肩者，唯生地黄，为500克。考大枣，《神农本草经》载其主"补少气，少津液"；可互证此义者，仲景在十枣汤中用10枚大枣煎送甘遂等峻药，皂荚散、葶苈大枣泻肺汤也用枣膏，大枣量很重，都是恐怕峻药伤津，为保摄津液而设。生地黄，《神农本草经》主"伤中、逐血痹"；《名医别录》主"通血脉，利气力"。则大枣、地黄为辅助甘草"通经脉，利血气"之辅药无疑。乃柯氏只认大枣与生姜相配，佐甘草以和营，直看作如卒徒之侣，不知仲景在大枣、生姜相配之方，从未有如此方为30枚者。此方生姜是合人参、桂枝，酒以益卫气，各有专职，非寻常姜枣配伍之例。前医把炙甘草汤各味药量平列起来，而欲取复脉之效，何怪其无验。

问曰："此方以胶、麦、麻、地、草、枣为补益营血，以参、姜、桂、酒为补益卫气，使阳行阴中，脉得以复，则已有领会。唯用阴药则大其量，而阳药用量反不及其半，还不能理解？"所问正是关键处。阴药非重量则仓卒间无能生血补血，但阴本主静，无力自动，必凭借阳药主动者以推之挽之而激促之，才能上入于心，催动血行，使结代之脉去、动悸之证止。假令阴阳之药平衡，则濡润不足而燥烈有余，如久旱之禾苗，仅得点滴之雨露，立见晞干，又怎能润枯泽槁呢？此方煮服法中以水酒浓煎，取汁多气少，其用意也是可以理解到的。

岳老的论述，精辟中肯，可以作为多年来关于炙甘草汤争论的公允而切合临床的回答。笔者在临床中按照岳老的处方用量，多能收获良效。由此体会到，多多借鉴老一辈专家的经验，可收事半功倍之效。

方源 中医研究院.岳美中医案集［M］.北京：人民卫生出版社，1978.

3. 益气温肾汤 *（气阴两虚夹瘀证）

组成：生黄芪 15 克，大生地 24 克，炙龟甲 18 克（先煎），淫羊藿 12 克，肉桂心 2.5 克，肥知母 10 克，川黄柏 5 克，炒瓜蒌 10 克，紫丹参 10 克，煅牡蛎 15 克（先煎），福泽泻 10 克。用法：水煎服，早晚各一次。功效：益气温肾，阴阳并补。主治：心悸（气阴两虚夹瘀证）。

病例：李某，男，成年。1971 年 11 月 8 日就诊。病人有高血压、动脉硬化、冠状动脉供血不足、肾功能不全等病史。近症：胸闷心悸，肢肿臂麻，小溲不多，苔腻白，脉细软。拟益气温肾，阴阳并补，佐化络痰。取用益气温肾汤治之，并加用指迷茯苓丸 15 克（包煎）。

赏析 本例脉细软而非弦数，苔腻白而不见红绛的舌质，是肾阴肾阳两虚、水浊停留之征，故可用黄芪、肉桂而无忌。黄芪、肉桂、淫羊藿益气温肾，以助膀胱之气化；配合知母、黄柏、泽泻以利膀胱之机括；淫羊藿、龟甲、大生地阴阳并补。三法同用，系大补阴丸、滋肾通关丸、二仙汤、牡蛎泽泻散等方法的配合。

本例既有虚证，又有实证，虚者肝肾气阴也，实者脾湿肾水也。故用大量生地黄与肉桂配合，有复脉汤之意；并配合瓜蒌、丹参以展痹活血；又用牡蛎、泽泻滋肾通关。综观本例之治法，对心肾两脏而言，有阴阳、虚实、标本兼顾的作用。

指迷茯苓丸出自《备急千金要方》，又名指迷丸，由半夏、茯苓、枳壳、风化硝组成，治疗湿痰气郁，凝结成核者。本例有痰湿证，如肢肿臂麻，舌苔白腻等，故取用之。

方源 上海中医学院.程门雪医案［M］.上海：上海科学技术出版社，1982.

4. 参蛤散丸 *（心气阴两虚证）

组成：高丽参 15 克，熟地黄 30 克，山萸肉 15 克，上安桂 3 克，蛤蚧尾 1

对，白术 15 克，五味子 6 克，仙鹤草 30 克，煅牡蛎 30 克，大寸冬 15 克，杭白芍 15 克。用法：共研细末，炼蜜为丸如梧子大，早晚各服 9 克。功效：滋阴固肾，补气营阴。主治：心脏扩大（心气阴两虚证）。

病例：方某，男，自患伤寒重病后，时心动悸，短气难以平卧，舌红，脉细数。曾经西医检查诊为心脏扩大。取用参蛤散丸治之。

赏析　重病之后，一方面气血受损，血不营心，以致心悸怔忡；一方面肾阴亏耗，以致虚火上炎而舌红，脉细数；肾不纳气而短气难以平卧。人参、蛤蚧同用名参蛤散，对于肾不纳气之气喘有显著疗效；配合熟地黄、山萸肉、牡蛎、五味子等大滋肾阴，摄纳肾气；人参、麦冬、五味子三药为生脉散，可以益心营，补气阴；稍用肉桂以引火归原，并可温中使诸药滋而不腻。

心脏扩大为难治之疾，非一朝一夕可以见效。章老取丸剂以缓缓图之，为良策也。若用大剂温补或滋腻之品，非但无益，反而有害。这是许多大家之实践经验，不可小觑。

方源　朱良春.章次公医案［M］.南京：江苏科学技术出版社，1980.

八、胸痹心痛

1. 降气化痰宣痹汤＊（痰阻心络证）

组成：全瓜蒌 20 克，薤白头 10 克，代赭石 10 克（旋覆花 10 克同布包），白杏仁 6 克，北沙参 12 克，炙苏子 5 克，炙化红 5 克，炙白前 6 克，炙紫菀 6 克，莱菔子、莱菔缨各 6 克，炒远志 10 克，茯苓、茯神各 10 克，龙眼肉 12 克，酸枣仁 12 克，柏子仁 10 克，节菖蒲 10 克，丹参 20 克。用法：水煎服，日一剂，分温再服。功效：理气宽胸，降气化痰，养心安神。主治：胸痹（痰阻心络证）。

病例：张某，男，39 岁。患病 2 个月，据协和医院及某医院检查，均诊为心内膜炎，现症左胸胁胀闷疼痛，心悸气短，咳嗽痰多，腹满不适，大便不畅。舌苔薄白，六脉滑数。取用降气化痰宣痹汤治之。

二诊：服药 8 剂，胸闷胁痛见好，心跳气短亦轻，仍咳嗽有痰，大便已见，尚不通畅。又觉全身窜痛，前方加油松节 25 克，再服 4 剂。

三诊：又服 4 剂，各症减轻，唯咳嗽依然，喉间痰鸣，夜卧不安。炙白前

5 克，茯苓、茯神各 10 克，嫩射干 5 克，炙百部 5 克，米丹参 20 克，炙紫菀 5 克，代赭石 12 克（旋覆花 6 克同布包），苦桔梗 5 克，炙化红 5 克，白杏仁 6 克，冬瓜子 25 克，枇杷叶 6 克，酸枣仁 12 克，炒半夏曲 10 克（北秫米 12 克同布包），炒远志 10 克，壳砂仁 3 克，肉豆蔻 3 克。

四诊：服药 6 剂，咳嗽已见好转，痰鸣亦减，胸闷胁痛症状基本消失，周身窜痛减轻。炒桑枝 15 克，炙白前 6 克，冬桑叶 5 克，桑寄生 15 克，炙紫菀 6 克，桑白皮 5 克，炙化红 6 克，炙苏子 6 克，半夏曲 10 克，枇杷叶 6 克，全瓜蒌 20 克，旋覆花 10 克（新绛 5 克同布包），薤白头 10 克，白芝麻 30 克（研），炒远志 6 克，厚朴花 5 克，玫瑰花 5 克，杏仁泥 6 克，油松节 30 克。

五诊：服药甚好，遂服至 10 剂，诸症均大减轻，应服丸药巩固。每日早服补心丹 10 克，午服柏子养心丸 10 克，晚服人参归脾丸 1 丸。服一个月。

赏析 本方内含瓜蒌薤白剂、旋覆代赭汤、补心丸及三子养亲汤主药，可宽胸理气，降气化痰，养心安神。本例将降气化痰宣痹汤应用于心内膜炎。心内膜炎往往合并发热、咳嗽等感染征象，不同阶段用药不同，需辨证为主。施老治疗本例心内膜炎痰阻心络证，先宽胸理气，继而清肺化痰，次及行气通络，最后仍以补心丹、归脾丸补益心脾，巩固疗效。

施老常以小方合用，如本例瓜蒌薤白剂、旋覆代赭汤、三子养亲汤等。这些小方具有结构严谨、主次分明、主治明确、易于记忆等特点。小方组合，就是大方。方剂就是从单味药、药对，到小方而发展起来的。没有小方就没有大方，如果把大方拆开去看，多是小方的组合，所以不要忽视小方。

方源 祝谌予，翟济生，施如瑜，等．施今墨临床经验集［M］．北京：人民卫生出版社，1982.

2. 行气活血宣痹汤 *（气滞血瘀证）

组成：紫丹参 25 克，白檀香 5 克，绵黄芪 12 克，川桂枝 5 克，杭白芍 10 克，代赭石 15 克（旋覆花 6 克同布包），当归尾 6 克，北柴胡 5 克，川郁金 10 克，炒枳壳 5 克，薤白头 10 克，苦桔梗 5 克，紫苏梗 5 克，娑罗子 10 克，陈香橼 10 克，炙甘草 6 克。用法：水煎服，日一剂，分温再服。功效：行气活血，宣痹止痛。主治：胸痹（气滞血瘀证）。

病例：康某，男，45 岁。1960 年 6 月，康某在北戴河疗养，平日常感心区发闷而痛、气短心悸，行动即气促而喘，食欲欠佳，大便不畅，3个月前曾大发作2次。舌淡暗、苔白，舌根部稍腻，脉乍大乍小，时有间歇。治宜行气活血镇痛。取用行气活血宣痹汤治之。

二诊：服药2剂，仍觉心区疼痛不适，每于下午2时及夜间即发，似有规律，并有左手指麻木。夜间发作，影响睡眠，服安眠药始能入睡。又服2剂后，药效渐显，疼痛有所减轻，心跳、气短亦见改善，饮食渐增，精神较前为好。全瓜蒌25克，薤白头6克，紫丹参25克，白檀香5克，代赭石15克（旋覆花10克同布包），川芎5克，香附米10克，北柴胡5克，紫苏梗5克，川桂枝5克，杭白芍12克，苦桔梗5克，青橘叶10克，西党参12克，炒枳壳6克，柏子仁10克，炙甘草6克。

三诊：病人服前方，症状逐渐减轻，连服数剂，因客居招待所，服汤剂诸多不便，又以症状既见好转，身体日臻恢复，海滨散步，游览风景而气促心痛并未发作，改为丸方常服。紫丹参120克，柏子仁60克，红人参30克，云茯神60克，干石斛60克，龙眼肉60克，仙鹤草60克，地锦草60克，寸冬30克，当归身30克，五味子30克，山萸肉60克，陈阿胶60克，大生地60克，熟枣仁60克，田三七60克，炙甘草30克。共研细末，蜜丸重6克，每日早、午、晚各1丸，白开水送下。此方服百日，避暑归京，仍继续服用，直至国庆节时，药始用完。百日间心绞痛从未发作，胸闷、心悸亦渐消失，但诊脉仍有间歇，遂将前方加用炒远志30克、川芎30克、杭白芍60克、鹿角胶60克配丸药，又服百日左右，症状全除，体力健旺。

赏析 本方集理气、活血、通络、镇痛于一方，内含丹参饮、旋覆代赭汤、黄芪桂枝五物汤、柴胡疏肝散等方。病人所用汤剂重在行气活血，丸方偏于强心养阴。不管是汤剂还是丸剂，目的皆是使心脏气血流畅，功能恢复，心绞痛遂不发作。可喜的是1961年施老再次遇到此病人，其不但病情已愈，还将此方传至家乡父老乡亲，又治愈多例心绞痛病人。可喜可庆，故记于此，供医家参考。

方源 祝谌予，翟济生，施如瑜，等.施今墨临床经验集［M］.北京：人民卫生出版社，1982.

3. 附桂汤 *（胸阳不振证）

组成：炮附块15克，上安桂1.2克，生白术9克，茯苓12克，怀山药9克，补骨脂9克，肉豆蔻6克，姜半夏9克，五味子4.5克，炙甘草2.4克。用法：水煎服，早晚各一次。功效：温阳宽胸，健脾化痰。主治：胸痹（胸阳不振证）。

病例1：陈某，女，胸闷不舒，饮食后干呕哕不得通彻，将及一年。其下肢之肿，亦历久不消。胃之不健，实基于心力之微弱。此用健胃药无效。取用温阳健脾强心汤治之。

病例2：柴某，女，心脏病病人时苦心中闷，每多与胃病混淆，用健胃药不能缓其所苦，就寝胸脘窒塞，必欲起立乃舒。两日来更见周身浮肿。取用温阳健脾强心汤化裁治之。炮附块4.5克，上安桂1.2克（分2次冲），炮姜炭2克，五味子4.5克，黄芪皮9克，补骨脂9克，带皮苓15克，仙鹤草12克。

赏析 胸闷为冠心病之常见症状，中医认为，胸闷多由气滞血瘀、痰浊内阻或胸阳痹阻，经脉不通而致。上列两案症状及用药基本相似，皆由心气不足而导致心阳虚，加之饮邪踞胸，阻遏胸阳，以致气不宣畅，故以附子、肉桂、补骨脂、炮姜等温阳，茯苓、白术、姜半夏、山药以健脾化痰。

冠心病之胸脘窒闷，或伴见干呕不舒，常被误认为胃病。章老在1940年前后即指出："每多与胃病混淆，用健胃药不能缓其所苦"，并提出冠心病与胃病的鉴别点在"就寝胸脘窒闷，必欲起立乃舒"，且有"下肢浮肿"。这种鉴别诊断，法简易行，在临床上很有价值。

方源 朱良春.章次公医案［M］.南京：江苏科学技术出版社，1980.

4. 加味冠通汤*（气滞血瘀证）

组成：党参12克，当归12克，薤白18克，红花9克，延胡索12克，广郁金9克，丹参12克，瓜蒌24克，鸡血藤24克。用法：水煎温服，早晚各一次。功效：通阳宜痹，行气活血。主治：胸痹（气滞血瘀证）。

病例：刘某，女，32岁，于1971年12月18日就诊。为风湿性心脏病病人（二尖瓣狭窄），半月前又患脑梗死，清晨起床后，发现右半身麻木瘫软，不会说话。经针刺治疗2小时后，右半身活动与说话恢复。此次就诊，见胸闷气短，天阴更觉胸膺发憋，性情急躁，左部脉滑。取用加味冠通汤治之。

二诊：服用数剂，胸闷气短见轻，继续服之，原方共服100余剂。停药休息3个月零3天，就能坚持上班了。

三诊（1972年9月28日）：右手指麻木，右手腕发软。为疏三痹汤，嘱其多服几剂以善后。

赏析　岳老的加味冠通汤，是师《金匮要略》瓜蒌薤白剂与王肯堂《证治准绳》化死血方义，加对证用药而拟定的。瓜蒌性润，用以涤垢腻之痰；薤白通秽浊之气；合以党参补气，当归和血，使胸痹得开，气血得养；更入活血化瘀之药，以理宿疾，如丹参走心经，为理血之专品，红花散瘀活血；郁金、延胡索，均为血中之气药，郁金祛除心窍中之恶血，延胡索行血中之气滞；鸡血藤既养血又活血，为调理血脉之平剂。

三痹汤见《妇人大全良方》，由独活、秦艽、川芎、熟地黄、白芍、肉桂、茯苓、防风、细辛、当归、杜仲、牛膝、甘草、人参、黄芪、续断组成。功能补益肝肾，祛风湿，止痹痛。治疗肝肾气血不足之风寒湿痹，手足挛急等。

方源　陈可冀.岳美中医学文集［M］.北京：中国中医药出版社，2000.

5. 酸枣仁汤加味 *（阴虚络阻证）

组成：酸枣仁15克，茯神9克，川芎4.5克，知母4.5克，炙甘草3克，天麻9克，桑寄生9克，菊花3克。用法：水煎服，早晚各一次。功效：养心安神，调补肝肾。主治：心绞痛（阴虚络阻证）。

病例：林某，男，52岁，1958年11月就诊。心前区绞痛频发，西医诊断为冠心病。心悸，气短，睡眠欠佳，心烦梦多，醒后疲劳，头痛，不能久视，稍劳则胸闷隐痛，舌边缘燥、中有裂纹，脉沉迟。证属劳伤过度，肝肾亏损，血不养心，治宜调理心肝。取用酸枣仁汤加味治之。5剂。

二诊：服药后睡眠好转，头痛减。脉右胜于左，舌同前。原方加淡苁蓉12克，枸杞子10克。

三诊：病情明显好转，后开方如下。并制丸剂，滋养肝肾，强心补脑，以资巩固。人参10克，白术10克，菊花10克，枸杞子15克，山药15克，茯苓10克，茯神10克，麦冬10克，川芎6克，山萸肉15克，肉苁蓉15克，生地黄30克，黄精30克，酸枣仁15克，远志6克，陈皮10克。共研细末，炼蜜为丸，每丸10克，早晚各服1丸，温开水送下。

赏析　酸枣仁汤滋养肝血，荣养心脉，心肝之血滋养有源，阴升阳潜，阴虚阳浮之证可治；加补肝养肾之药，木得水涵，肝阳自平。方中多用养阴之药，阴盛伤阳，气血易凝，故加肉苁蓉温补肾阳，有"阳中求阴"之义。

蒲老认为本病例若不辨证，简单认为是气滞血瘀，而用活血化瘀之剂，则犯虚虚之弊。

方源 中医研究院.蒲辅周医疗经验［M］.北京：人民卫生出版社，1976.

6.人参养营汤 *（气血虚损证）

组成：人参9克，黄芪12克，茯苓12克，白术9克，白芍9克，当归9克，陈皮6克，桂心3克，甘草5克，熟地黄9克，五味子6克，远志6克，生姜2片，大枣3枚。用法：水煎服，早晚各一次。功效：益气补血，养血安神。主治：心肌梗死（气血虚损证）。

病例：董某，男，56岁，1981年3月5日就诊。半年前突然胸膺疼痛，易出冷汗，诊断为心肌梗死。现自觉胸闷、气短、纳差，二便正常。舌质淡紫，苔薄黄，脉象沉细而数。辨为胸痹心痛病，证属心气不足，瘀血内停；治宜补益心气，活血化瘀；以人参养营汤加减治之。黄芪10克，党参10克，炙甘草6克，广郁金10克，薤白5克，瓜蒌10克，丹参10克，川芎30克，赤芍10克，红花5克，三七粉3克（冲服）。36剂。

二诊：胸闷气短明显减轻，偶感心慌。再以宽胸理气、通阳活血之法治之。旋覆花10克（包），广郁金10克，川芎10克，瓜蒌20克，薤白10克，党参10克，炙甘草5克，赤芍5克，丹参15克，红花5克，降香10克。6剂。

三诊：活动后偶感胸闷气短，再以益气宽胸、活血定悸之法治之。旋覆花10克（包），广郁金10克，香附10克，党参10克，川芎10克，瓜蒌15克，薤白10克，炙甘草5克，降香10克，生龙骨、生牡蛎各20克，丹参15克。

赏析 本例病人自觉胸闷、气短，且有舌质淡紫，脉象沉细而数等表现，结合年龄考察，乃是心气不足，瘀血内停所致，故以补益心气、活血化瘀为治。方选人参养荣汤加味。人参养荣汤出自《局方》，由人参、白术、茯苓、炙甘草、熟地黄、当归、白芍、五味子、黄芪、肉桂、远志、陈皮十二味组成，加生姜、大枣，水煎服，主治虚劳病。董老在应用时，去掉了滋腻的熟地黄、五味子等药，加入了活血化瘀的丹参、三七、红花，以及宽胸理气的瓜蒌、薤白等。气血足了，又有推动气血流动的药物，胸闷、气短自解，所以终获良效。

方源 董建华.临证治验［M］.北京：中国友谊出版公司，1986.

九、心衰

1. 真武汤（阳衰水泛证）

组成：茯苓9克，芍药9克，生姜（切）9克，附子（炮）9克，白术6克。用法：水煎服，早晚各一次。功效：温阳利水。主治：心衰（阳衰水泛证）。

病例：游某，男，24岁，未婚，河北人，会计。三年来心悸气短，近七个月来症状尤甚，于1964年4月29日入院。1960年患风湿性心脏病，未治疗。1962年经治疗病情仍有反复发作，近因病情加重而来本院治疗。查体：自动体位，唇显发绀，巩膜黄染，结膜充血，咽红，扁桃体不肿大，颈静脉怒张，颈动脉搏动明显，两肺底可闻及干湿啰音，心界向左右明显扩大，心尖搏动弥散，可触及震颤，心尖区闻及Ⅲ级吹风样收缩期杂音及Ⅳ级隆隆样舒张期杂音，心律失常，有期前收缩，心率69次/分，肝右肋下8厘米，压痛（+），脾触诊不满意，腹水征（+），下肢浮肿（Ⅱ度）。心电图：心房颤动，偶发性室性期前收缩，不完全性右束支传导阻滞。X线片：二尖瓣型心脏，肺瘀血。诊断：风湿性心脏病，二尖瓣狭窄关闭不全，心房颤动，心源性肝硬化，心力衰竭Ⅱ度。

据脉证所见，系心肾阳虚。心阳虚，则见心悸，脉结代；因挟血瘀，可见舌唇紫暗；因胸阳不宣，肺失肃降，故胸闷，气短，胸痛；心脾阳虚，肾阳不足而现尿短，下肢浮肿。曾选用炙甘草汤、五苓散、真武汤、连珠饮、消水圣愈汤等配伍应用，病情未见好转。考虑本病实为心肾阳衰，兼有瘀血，故选用真武汤合去菀陈莝法施治，收到较好效果。

处方：附子9克，杭白芍30克，云苓18克，白术15克，生姜9克，肉桂6克（后下），沉香6克（后下），当归12克，红花12克，白茅根30克，藕节10枚。

服5剂后，症状改善，尿量由300~500毫升/日，增到1300~1700毫升/日，体重下降8千克，肝已缩小，硬度变软，偶有心动过速。后因附子缺药，病情出现波动，经继用原方，病情又日趋好转。病人出院时情况尚佳，活动后亦未见明显心悸，无咳喘，能平卧，腹水征（－），浮肿消失，肝由原肋下8厘米缩小为3厘米，说明心衰得到控制，心电图仍提示心房纤颤，出院后继续就诊。

赏析　充血性心力衰竭的病机多为心肾两虚，兼有血瘀，故以强心温肾利水之真武汤为主方治之。水、气、血三者关系密切，血可病水，水可病血。真武汤是治疗阳虚水泛证的主要方药。方以附子温阳气、化阴水，为君药；白术、茯苓健脾利水，帮助君药祛除水邪，为臣药；白芍为佐药，不使君臣药耗散真阴；生姜辛温，走而不守，可以温卫阳，散肌表之水邪，为使药。赵老在主方中加入肉桂、沉香之芳香温阳药，可使气得温而化，血得温而活，水得温而利，且可醒脾化湿；当归、红花活血化瘀，去菀陈莝；白茅根行水利尿，洁净府之法，使水行消肿；藕节收敛止血、化瘀。赵老善用真武汤治疗心力衰竭，他的"真武汤治水三法"，值得后人效法，其用药法则请看《赵锡武医疗经验》。

方源　中医研究院西苑医院.赵锡武医疗经验［M］.北京：人民卫生出版社，1980.

2.金匮肾气丸（肾虚水肿证）

组成：熟地黄18克，山药9克，肉桂0.9克（研分2次吞），炮附块6克，山萸肉9克，牡丹皮9克，茯苓9克，泽泻9克。用法：水煎服，早晚各一次。功效：温补肾阳，化气行水。主治：心衰（肾虚水肿证）。

病例：王某，男。因心脏衰弱而脚肿，因肿而心脏更衰。往年白昼肿，入夜则消，今则浸寻益肿不消。如不积极治疗，将来肿势弥漫于腹部即难治矣。取用金匮肾气丸加味治之。熟地黄18克，山药9克，肉桂0.9克（研分2次吞），炮附块6克，山萸肉9克，牡丹皮9克，茯苓9克，泽泻9克，补骨脂9克，葫芦瓢18克。

赏析　心衰脚肿，由右心功能不全所致。按中医辨证，此为肾阳不振，阴水泛滥。金匮肾气丸是温补肾阳的主要方剂，故先生采用之。其中附子、肉桂按现代药理研究，小剂量具有强心、增强血液循环的作用，实是中医治疗心衰水肿的常用之药。章老常将金匮肾气丸用于治疗肾阳虚所致的病症，如糖尿病醛固酮增多症、慢性肾炎、肾性水肿、肾上腺皮质功能减退症、甲状腺功能低下、慢性支气管哮喘、更年期综合征等，临床指征为：腰痛腿软、身体怕冷、小腹拘急、小便清长、舌淡体胖、脉细无力等。

方源　朱良春.章次公医案［M］.南京：江苏科学技术出版社，1980.

3. 旋覆桂枝通痹汤 *（风湿犯营，心脉不通证）

组成：旋覆花10克（新绛5克同布包），川桂枝3克，赤芍、白芍各10克，金狗脊15克，炒远志10克，桑寄生、桑枝各18克，川断、杜仲各10克，片姜黄10克，豨莶草12克，冬瓜子、冬葵子各12克，车前草、旱莲草各10克，炙甘草节、炙甘草梢各3克。用法：水煎服，日一剂，早晚分温服。功效：活血通络，祛风除湿。主治：风湿性心脏病（风湿犯营，心脉不通证）。

病例：朱某，男，52岁。病人从事商业工作，平日站立较多，两年前发现两足水肿，下午较甚，逐渐四肢酸楚，骨节疼痛，全身乏力，气短心悸，经两个医院检查诊断为风湿性心脏病，近4个月来全身疼痛，手臂不能高举，两足水肿，心悸，小便少。舌苔白滑，脉沉涩。风湿为患，伤及经络，瘀阻不通，"不通则痛"。拟以活血通络、利水祛风法为治。取用旋覆桂枝通痹汤治之。

二诊：服药5剂，周身疼痛减轻，腿肿亦见消，小便量增多仍色黄。调方如下。炙黄芪15克，川桂枝3克，杭白芍10克，汉防己10克，旋覆花6克（新绛5克同布包），冬瓜子、冬葵子各12克，片姜黄6克，豨莶草12克，桑寄生、桑枝各20克，墨旱莲10克，车前草6克，炒远志10克，酒地龙10克，炙甘草节、炙甘草梢各5克，沙苑子12克，功劳叶15克，鲜生姜3片，大枣3枚。

三诊：前方连服8剂，效果良好，自觉全身已有力气，心悸、气短均见减轻，手臂已能高举过头。炙黄芪15克，川桂枝5克，杭白芍10克，汉防己6克，米党参5克，川附片6克，桑寄生、桑枝各15克，左秦艽5克，炙甘草节5克，野于术6克，片姜黄6克，酒地龙10克，炒远志10克。

四诊：服药情况良好，连服10剂，诸症均减，配丸方常服。绵黄芪30克，川桂枝30克，川附片30克，米党参30克，野于术30克，云苓块30克，泽泻30克，汉防己30克，淡猪苓30克，车前子30克，金狗脊30克，地龙肉30克，酸枣仁30克，功劳叶30克，豨莶草30克，薏苡仁60克，墨旱莲30克，片姜黄30克，炙甘草梢30克。共研细末，蜜丸，每丸重10克，早、晚各1丸。

赏析　风湿性心脏病是比较难以治疗的，因为它是一种器质性病变。在施老所处的年代，置换心脏瓣膜是不可能的，只有中西药的维持治疗。中医药治疗有缓解症状，延缓恶化的优势。本例病人有两足水肿、心悸、小便不利及心衰表现。本方由旋覆花汤合黄芪桂枝五物汤加减，酌加通络止痛、利水消肿之品而成。旋覆花汤出自《金匮要略·五脏风寒积聚病脉证治》篇，原治疗"肝着"，这种病有一个症状是"其人常欲蹈其胸上"，显然这是心脏病病人的一种痛苦状态。心脉不通，肺气失肃，所以病人才有拍打胸部的动作，欲求缓解。这张方子只有三味药，为旋覆花、新绛、葱白。新绛是用茜草根汁染制的布，用于活血化瘀，但后人有用茜草代替新绛者，此处用旋覆花与新绛同布包，很可能是用茜草代替新绛。本例是器质性疾患，以血脉不通为主，而葱白通阳偏于肌表，未及于里，故施老未用。在此基础上，次用黄芪桂枝五物汤、防己黄芪汤、五苓散、四君子汤等方益气、温阳、化气利水；还用桑枝、桂枝、地龙、豨莶草、秦艽、功劳叶、片姜黄等通络祛风湿药，可谓标本兼治，攻补兼施。方药看似杂乱，其实是先通后补，层次井然。后以丸剂缓缓图之，此乃治疗慢性病的一种法则。

方源 祝谌予，翟济生，施如瑜，等.施今墨临床经验集［M］.北京：人民卫生出版社，1982.

十、肺心病

1. 越婢合真武汤加减 *（心肺络阻证）

组成：生石膏12克，麻黄3克，甘草9克，云苓12克，白术9克，杭白芍9克，附子6克，生姜9克，大枣（擘）5枚，车前子15克，白茅根30克，杏仁9克。用法：水煎服，早晚各一次。功效：宣肺降逆，化饮止咳。主治：肺心病（心肺络阻证）。

病例：邓某，女，48岁，家庭主妇，于1963年6月15日因浮肿气短半年，一周来加重而入院。病人于1961年1月感冒后，开始咳嗽气短，下肢浮肿，经治疗好转，但常感心悸，近月来病情加重，动则心悸气短，下肢逐渐浮肿，心下痞满，咳吐白痰，尿少，既往有八年慢性咳嗽史。体征：脉弦细数，苔白，半卧位，呼吸较促，颜面微肿，唇色发绀，颈静脉怒张，左心界稍扩大，两肺满布细湿啰音，二尖瓣可闻及I级吹风样收缩期杂音，肝右肋下可触及两指，剑突下四指，中等硬度，腹部移动浊音阳性，下肢高度浮肿。胸部X线片：右心室段显示延长膨隆、肺广泛性索状及斑片状模糊阴影，心电图为肺型P波。中医辨证：心肾阳虚，水饮内停，痰湿阻遏，肺气壅塞。治宜清宣肺金，降气化痰，温阳利湿。取用越婢合真武汤加减治之。

上药服 3 剂后，尿量增加，每日达 1500~1900 毫升，下肢浮肿明显减退。服 5 剂后，浮肿不显，肝大回缩，咳嗽减轻，于上方加厚朴 6 克，陈皮 6 克。服后气喘亦减，仅有胸闷，故上方去白茅根、车前子、厚朴，加苏子 9 克，再进 5 剂后，症状减轻，仍咳嗽未愈，乃肺气不宣所致，故改投宽胸理气清肺之法，方用厚朴麻黄汤加减。厚朴 6 克，麻黄 3 克，半夏 9 克，杏仁 9 克，甘草 9 克，沙参 18 克，小麦 30 克，茯苓 9 克，细辛 3 克，五味子 6 克，生姜 4.5 克。

服上方后症状已大减，两肺底有少许湿啰音，病情稳定。

赏析 赵老善于用经方治疗疑难杂病，此例可谓资证。赵老在治疗慢性肺源性心脏病时，常用方药为：真武汤合越婢汤、厚朴麻黄汤，以及带有经方含义的消水圣愈汤（见《时方妙用》，即桂枝汤去芍药加麻黄、附子、细辛、知母）等。这些方药重在温阳化饮消水，其中温阳药乃指附子、桂枝、白术等；化饮药乃有杏仁、半夏、茯苓，以及桂枝配茯苓等；透肺窍的药有麻黄、生姜、细辛、五味子等；车前子与白茅根通过利尿而使肺气肃降。赵老治疗肺心病的经验很有实用性，笔者在几十年的临床实践中，每遇肺气肿、肺心病时，常常借鉴赵老的经验，每起沉疴。

方源 中医研究院西苑医院.赵锡武医疗经验［M］.北京：人民卫生出版社，1980.

2. 真武汤加味 *（阳虚水泛证）

组成：炮附片 4.5 克，杭白芍 9 克，生白术 12 克，带皮苓 12 克，远志肉 9 克，白芥子 9 克（打），炙紫菀 9 克，生姜 2 片，玉壶丹 9 克（分 2 次吞）。用法：水煎服，早晚各一次。功效：温阳化气行水。主治：水肿（阳虚水泛证）。

病例：王某，男。咳呛气逆而肿，入夜不能平卧，其病多在心脏。取用真武汤加味治之。

赏析 章老的医案比较简单，只是说"咳呛气逆而肿，入夜不能平卧"，没有脉象，没有舌象，章老凭此即断定"其病多在心脏"。这既是经验，又是事实。一个人咳嗽发呛，气逆不得正常呼吸，下肢浮肿，夜间又不能平卧，这明显是心力衰竭的表现，脉舌之象已显得不重要了。

阳虚之根在于肾中之阳气不够，所以要用真武汤壮肾阳（方中附子既壮肾阳，又壮心阳，同时也壮脾阳）为治本之法。紫菀祛痰，白芥子化寒痰，远志祛痰而兼宁心，皆为祛痰通络之品，为治标之味。玉壶丹（《局方》）由南星、半夏、天麻组成，主治风痰吐逆、头痛头眩，亦治其痰疾。但此类药宜少不宜多，宜早不宜晚，且不可恳用。

方源 朱良春．章次公医案［M］．南京：江苏科学技术出版社，1980.

十一、失眠

1. 健脾柔肝汤 *（肝阴不足，脾胃不和证）

组成：人参3克，茯神6克，白术4.5克，炙甘草3克，黄精9克，炒枣仁9克，山药6克，山萸肉4.5克，桑寄生9克，木瓜4.5克，龙眼肉6克，松节9克，地骨皮9克。用法：水煎服，早晚各一次。功效：养阴柔肝，健脾和胃。主治：失眠（肝阴不足，脾胃不和证）。

病例：张某，女，45岁，1963年1月15日就诊。失眠、耳鸣已十余年，疲劳和月经来潮则更甚，时有头晕痛，神疲，纳差无味，腹胀噫气，大便日行三四次，舌淡苔白腻，脉两寸沉细、左关弦大、右关沉迟、尺沉弱。证属肝阴不足，肝脾不调。取用健脾柔肝汤治之。服本方后，取得满意效果。后以柏子养心丸缓调之。

赏析 本例脉象有特点，左关弦大，系肝失柔和；右关沉迟，系脾失健运，显系肝脾不调所致。疏调肝脾的方药有逍遥散、柴胡疏肝散等，蒲老却用健脾柔肝汤治之。考健脾柔肝汤由四君子汤加味而成。方中人参、白术、山药、茯神、炙甘草健运脾胃，黄精、枣仁、山萸肉、龙眼肉、木瓜、地骨皮滋养肝肾之阴；松节、桑寄生除风类药，既可疏肝气，又可使滋阴药滋而不腻。蒲老以健脾为主，是在培土扶木，健脾养肝。不直接疏肝理气，是临床所见以脾虚湿盛为主证，不能只着眼于"失眠、耳鸣"，而忽略"纳差、腹胀、大便日行三四次、苔白腻"等，这是高明医生与一般医者的区别点。

方源 中医研究院．蒲辅周医疗经验［M］．北京：人民卫生出版社，1976.

2. 和胃安神汤 *（肝胃不和证）

组成：制半夏 6 克，北秫米 9 克（包煎），炙远志 3 克，佛手柑 4.5 克，云茯苓 9 克，白蔻壳 2.4 克，煅瓦楞子 12 克，生薏苡仁 12 克，广陈皮 4.5 克，紫苏梗 4.5 克，炒谷芽、炒麦芽各 9 克。用法：水煎服，早晚各一次。功效：和胃化痰，疏肝和胃，化湿消痰。主治：失眠（肝胃不和证）。

病例：姚某，女，45 岁。1955 年 2 月 3 日就诊。症见不寐胸闷，心悸不安，时噫，纳食不香，苔薄脉濡。用和胃安中法治之。取用和胃安神汤治之。

二诊：仍以原方加杏仁 10 克治之。

三诊：不寐、心悸、胸闷、时噫，均已见安。仍以原方加佛手花、淮小麦、瓜蒌皮、枳壳巩固疗效。

赏析 本例程老断为"胃不和则卧不安"，取半夏秫米汤、温胆汤、三仁汤合用，以和胃腑，化痰湿。本例有胸闷之苦，按照常规应用《金匮要略》瓜蒌薤白剂，程老则用瓜蒌皮、枳壳、苏梗等代之，一是避免薤白之气味辛臭，二是不伤阴、不助热，有利于复阴与退热。

半夏秫米汤为《黄帝内经》名方，具有化痰和胃功效，是治疗胃气不和而失眠之主方。另有二陈汤（茯苓、陈皮、半夏，未用甘草）健脾化痰，还有疏肝理气的佛手柑、苏梗、谷芽、麦芽、白蔻壳，以及健脾渗湿的薏苡仁，化痰安神的炙远志、煅瓦楞子。后又加入杏仁肃降肺气，佛手花芳香化浊，小麦养心安神。全方围绕着和胃、理气、安神之旨，金石类药物用得不多，亦然见效。特录于此，以供临证参考。

方源 上海中医学院.程门雪医案［M］.上海：上海科学技术出版社，1982.

3. 加味黄连温胆汤 *（胆胃不和证）

组成：广陈皮 4.5 克，清半夏 9 克，云茯苓 9 克，炙甘草 6 克，枳实 3 克，竹茹 9 克，石菖蒲 6 克，炒黄连 1.5 克。用法：水煎服，每日一剂，分两次煎服。功效：清胆安神。主治：不眠（胆胃不和证）。

病例：肖某，男，35 岁，某厂厂长。夜难安眠，乱梦纷纭，睡后易惊，每晚非服安眠药物不能入睡。精神不振，易于烦躁，纳食乏味，食后则脘腹胀满不适，口干不欲饮水，舌苔黄厚，左关脉滑，余部脉象虚小，曾服酸枣仁汤一周未获显效。睡后易惊，为肝胆郁热挟痰，扰及心神，致使夜寐不宁。取用温胆汤加味治之。服药一周后，已不服安眠药即可入睡 3~4 个小时，烦躁亦减，腹仍胀满不舒，舌脉如故，又以此方加减，服至月余，上症基本痊愈。

赏析 自《黄帝内经》立半夏秫米汤为治以来，历代医家针对失眠迭有发明。究其机制，无外虚实二端。实则为食滞肠胃，即《黄帝内经》所谓"胃不和则卧不安"。虚则当分外感内伤：外感失治邪陷少阴，可成黄连阿胶汤证，误治可成栀子汤证；唯内伤不寐最为复杂，必先辨明所伤脏腑，方可遣方用药。此例"纳食乏味，食后则脘腹胀满不适"，是胆胃不和之证；而"舌苔黄厚，左关脉滑"，则是痰热内扰之象。故治疗当以清胆和胃为主，佐以清热之品，而黄连温胆汤最为适宜。岳老在黄连温胆汤基础上加用石菖蒲，取其芳香化浊、开心除烦之用。

此例曾服用过酸枣仁汤，未见效。这说明痰热内蕴失眠，是不可以套用酸敛方药的，因为酸敛药有碍于痰热剔除。

方源 中医研究院.岳美中医案集［M］.北京：人民卫生出版社，1978.

4.酸枣仁汤加味＊（肝阴不足证）

组成：酸枣仁 12 克，川芎 6 克，茯神 12 克，知母 9 克，甘草 3 克。用法：水煎服，早晚各一次。功效：养血安神，清热除烦。主治：失眠（肝阴不足证）。

病例：翁某，男。中年以后之人，脉忌大、忌弦，弦大则火浮于上，即现代所谓血管硬化、血压亢进。用药纯温、纯凉，皆有流弊。今就寝辗转不能酣睡，精神兴奋太过使然，以酸枣仁汤为主。酸枣仁 12 克，川芎 6 克，茯神 12 克，知母 9 克，甘草 3 克，当归 9 克，白芍 9 克，牛膝 9 克，鸡子黄 1 枚。

二诊：药二服稍能静卧片时，既觉依旧辗转反侧，两脉皆弦。古人以为肝阴不足，虚火上炎，故两足常发冷。引火归原，即平其上部兴奋冲血之义。炮附片 12 克，生地黄、熟地黄各 12 克，当归 12 克，牛膝 18 克，牡丹皮 9 克，知母 9 克，女贞子 9 克，旱莲草 9 克，桑椹 18 克，煅珍珠母 30 克。另：琥珀 2.4 克，川贝母 6 克，黄连 3 克，肉桂 3 克，共研末，分 10 包，卧前服 1 包。

赏析 此病人以失眠为主。初诊用酸枣仁汤养血安神；加当归、白芍、牛膝、鸡子黄，以增强养肝、除烦的作用。肝血不足，阴虚火旺之人，用药纯温、纯凉皆有流弊。盖过温则辛燥动火，为敌张帜，过凉则阴无以化。这是章次公先生经验之谈。故二诊以二地（生地黄、熟地黄）、二至（女贞子、旱莲草）、桑椹、牛膝大队清滋之品以养肝肾之阴，是为治本。复用肉桂引火归原，大有深意。黄连、肉桂同用，名交泰丸，能交通心肾，对肾阴不足、心火独炽之失眠有效。经验证明，临床上有些顽固失眠的病人，用一般镇静、养阴、安神药无效时，适当加入桂、附一类兴奋药，加入牛膝引阴火下行，即可奏效。

方源　朱良春.章次公医案［M］.南京：江苏科学技术出版社，1980.

5. 半夏秫米汤加味 *（痰浊扰心证）

组成：姜半夏24克，北秫米12克，炮附块9克，大川芎9克，香甘松9克，炙甘草3克，肉桂末1.8克（分3次吞）。用法：水煎服，早晚各一次。"新发病者，覆杯则卧，汗出而愈""久病者，三次饮服而愈"。功效：祛痰和胃，化浊宁神。主治：失眠（痰浊扰心证）。

案例：周某，女。病失眠已久，最近时时作哕，苔白腻满布。因其以往迭用滋阴安神剂无效，且《黄帝内经》有云"胃不和则卧不安"，当先从治胃入手。取用半夏秫米汤加味治之。服2剂即得安寐。

赏析　"胃不和则卧不安"，为胃有宿食，或变生痰浊、痰热，影响心神所致。此病人苔白腻，作哕，为脾阳虚不能运化水湿，生痰壅遏于胃，以致胃不和。方用姜半夏、秫米、甘松和胃除痰，胃和则心神安；肉桂、附子温阳，阳气充足则湿可化；川芎一味，王好古谓其能"搜肝气，补肝血，润肝燥，补风虚"；甘草调和诸药。有人认为川芎辛温，有碍于睡眠，实际上它的活血作用，反利于化郁醒脑，也利于湿浊的化解，只是用量不宜太大，以10克以内为宜。

方源　朱良春.章次公医案［M］.南京：江苏科学技术出版社，1980.

十二、眩晕

1. 苓桂术甘汤加味（肝旺脾虚证）

组成：云茯苓15克，白术12克，桂枝9克，甘草9克，生龙骨30克（先煎），泽泻15克，生姜6克，大枣5枚，生牡蛎30克（先煎），陈皮9克，半夏12克，钩藤12克。用法：水煎服，早晚各一次。功效：平肝潜阳，温阳利水。

主治：眩晕（肝旺脾虚证）。

病例：史某，男，39岁，职员。头晕已十年余，曾在某院疗养2年，当时诊为神经衰弱，休息达3年之久，嗣后每年有1~2个月头晕，呕吐加剧，就诊前夕，去北京宣武医院检查神经系统，无特殊异常，故来本院就诊。当时头晕为甚，晕剧呕吐，食欲不振，有手足麻木、耳鸣等症，血压130/80毫米汞柱，脉弦细，舌苔白，舌质红边有齿痕，西医诊断为：梅尼埃病。脉证参伍，乃水邪上逆，肝阳不潜所致，拟用温阳利水法治疗。取用苓桂术甘汤加味治之。

二诊：服7剂后，头晕欲吐等症已大减，仅感体痛，乏力。治用前方佐以疏风通络之品，加防己、秦艽再进7剂。

嗣后相隔一个月，头晕欲吐复作，但较前有所减轻，即又投入首方10剂而愈。

赏析　梅尼埃病归属中医眩晕范畴，有人认为其是风痰所患，实为水饮内阻，阳应风化所致，病在脾胃，故治当以温阳蠲饮、健脾利水为法。赵老所用方药，以苓桂术甘汤为主方，加入泽泻，有"泽泻汤"义；另有桂枝甘草龙骨牡蛎汤，以调和阴阳，平肝敛阳，不使肝阳过亢，克伐脾土。诸方合用，有主有次，总以温化饮邪为法；后有加味，以增通络之力。治验翔实，可信可用。

方源　中医研究院西苑医院.赵锡武医疗经验［M］.北京：人民卫生出版社，1980.

2. 止眩汤 *（阴虚阳亢证）

组成：生龙齿13克（先煎），血余炭9克，当归9克，延胡索9克，桑寄生18克，生鳖甲9克（先煎），蒲黄炭9克，川芎6克，台乌药9克，旋覆花12克，代赭石12克，知母9克，黄柏9克，石决明24克（先煎），滑石12克，荷叶1张，阿胶珠9克，盐炒芡实米9克，藕30克。用法：水煎服，早晚各一次。功效：滋阴和阳，摄血止眩。主治：眩晕（阴虚阳亢证）。

病例：王某，妇，四月初八日诊。症见头目眩晕，四肢倦怠，月经不足时而至，来时量多，近因血下未止，更觉疲困，脉象虚弱。证属阴虚血热，冲任失调，头脑失养。取用止眩汤治之。

赏析　孔老治疗眩晕，善用滋阴潜阳法，所用滋阴药有知母、鳖甲、阿胶、芡实、当归、莲藕等，潜阳药有代赭石、石决明、旋覆花、龙齿、龙骨、牡蛎等。本例由于月经量过多，故又选用止血药血余炭、蒲黄炭以及养血的当归、川芎等；还有清利下焦的药，如黄柏、滑石、荷叶等。如此肝阳无亢，胃气无逆，头脑无浊气之冲逆，自无头晕之虞。

方源　北京中医学会《孔伯华医集》整理小组．孔伯华医集［M］．北京：北京出版社，1988.

3. 补脑汤 *（脑髓空虚证）

组成：枸杞子9克，山萸肉9克，酸枣仁9克，远志肉4.5克，熟地黄15克，阿胶珠12克，玄武板（即龟甲）24克（先煎），冬青子9克，麦冬9克，粉甘草3克。用法：水煎服，早晚各一次。功效：滋阴补肾，填精生髓。主治：眩晕（脑髓空虚证）。

病例：仇某，男。主症在头眩。头为脑府，《说文解字》："脑字从凶"，可见古人已知思想技巧在脑，不用则迟钝，多用亦迟钝。眩者，迟钝之端倪也。取用补脑汤治之。

赏析　张景岳有"无虚不作眩"之说。虚者，脑髓不足之意。肾主藏精，精足自能生髓充脑。此案仅一个"眩"字为症状，便以补益剂治之，可见孔老有他自己的认证指征：或脉象细弱，无鼓指之力；或兼有健忘、神疲之症。精虚在肾，故以熟地黄、山萸肉、枸杞子三味，填精补肾；阿胶珠与龟甲，滋阴补肾；酸枣仁与制远志，为安神宁志之对药；冬青子、麦冬注重滋阴；甘草调和诸药。诸味配合，补肾生髓益脑的作用比较明显，可谓补虚健脑之良方。

方源　朱良春．章次公医案［M］．南京：江苏科学技术出版社，1980.

4. 补中益气汤加味 *（心脾气虚证）

组成：炙黄芪12克，党参6克，柴胡2.5克，升麻2.5克，白术6克，当归4.5克，陈皮4.5克，炙甘草3克，茯神6克，炒远志3克，法半夏6克，生姜3片，大枣3枚。用法：水煎服，早晚各一次。功效：补中益气，健脾养心。主治：眩晕（心脾气虚证）。

病例：李某，男，57岁。1961年4月17日就诊。头晕如立舟车，时发时止，多用脑则易发，呕吐，血压低，耳鸣如蝉声，食纳减少，嗳气，矢气多，大便正常，小便稍频，时有脱肛，舌淡无苔，脉弦细无力。证属中气虚弱，劳伤心脾，心气不足。取用补中益气汤加味治疗。

服用后诸症均减，后加枣仁补血安神，山楂健脾胃，最后以补中归脾丸善其后。

赏析 《素问·至真要大论》云："诸风掉眩，皆属于肝。"这是讲眩晕发病的病机。肝主风，风动则眩，为何风动？有虚有实，正气虚可风动，邪气实亦可风动，而虚中夹实证并不少见。本例为中气虚，土不扶木，肝木风动之眩晕。治疗以补益中气的补中益气汤为主方，增入茯神、远志、半夏健脾祛湿以安中焦，中焦安则有利于神安。后用补中归脾丸助气血化生之源，补血养脑，养心安神。

方源 中医研究院.蒲辅周医案［M］.北京：人民卫生出版社，1972.

5. 补虚祛风散 *（痰火上炎证）

组成：姜半夏45克，炒白术30克，麦芽45克，炒神曲30克，米泔浸苍术、党参、蜜炙黄芪、陈皮、茯苓、泽泻、天麻各15克，干姜9克，酒黄柏6克。用法：上药共为粗末，分成30包，每次9克，煎2次，合在一处，分2次饭后半小时至一小时温服。功效：健脾祛痰，泻火祛风。主治：眩晕（痰火上炎证）。

病例：麻某，女，48岁，于1974年3月19日就诊。症见眩晕，闭经4年，汗出，常晕倒仆地，恶心，有时呕吐，血糖4.17毫摩尔/升，躯体肥胖，不任劳累。诊为"低血糖症"，久治不愈。就诊时，舌质淡，舌苔薄白，脉沉取粗大。血压100/70毫米汞柱。证属脾虚失职，聚湿成痰，风痰上扰。治当以健脾涤痰为主，辅以补虚泻火祛风。宗李东垣半夏白术天麻汤义，取用补虚祛风散治之。

二诊：服用上方三料，共90包，头晕汗出基本痊愈。月经来一次，但量少。不久因劳累又复汗出恶风，心慌心跳，为疏保元生脉汤：生黄芪15克，党参12克，桂枝9克，炙甘草9克，麦冬12克，五味子6克。煎服数剂。以止汗而补气善后。

赏析 脾虚而生痰，因痰而生热，因热而生风，因风而晕仆，这是脾虚而致痰热生风的形成过程。岳老认为，眩晕"多因脾胃气虚，痰聚中焦而上泛，火借风力而飞扬，痰火乃其现象，气虚是其本质"。本例眩晕的背后，有脾虚之致因，如经常汗出，不任劳累，形体肥胖，舌大苔白，其脉大亦是运化无权的指征。所以治疗必须以健脾补气为主，李东垣半夏天麻白术汤正合此意。方取党参、黄芪补气，白术、苍术、茯苓、泽泻健脾利湿，半夏和胃祛湿痰，神曲、麦芽健脾消痰，干姜温脾，陈皮行气，黄柏清火，天麻祛风，培本与治标并进，适用于脾胃虚弱、慢性头晕、手足倦怠者。

方源　陈可冀.岳美中医学文集［M］.北京：中国中医药出版社，2000.

6. 凉肝汤（阴虚阳亢证）

组成：百合、生地黄、菊花、草决明、夏枯草、白芍各12克，桑寄生9克。用法：水煎服，早晚各一次。功效：凉肝滋肝，熄风止眩。主治：眩晕（阴虚阳亢证）。

病例：梁某，男，45岁，1958年10月4日就诊。自述头晕7年，每因劳累或情绪波动时加重。去年以来偶有心悸耳鸣，素嗜烟酒，宿有咳嗽，舌红无苔，脉左寸盛尺弱、余部沉牢，血压188/102毫米汞柱。取用凉肝汤治之。

二诊：服用3剂后头晕大减，血压下降至148/88毫米汞柱。再以白薇、龙骨、牡蛎出入其间。20剂后头晕头涨消失，血压稳定在145~150/88~90毫米汞柱。终止治疗。

赏析　眩晕有因肝经郁热而致者，郁热循经而上，遂致头重高摇，何以别之？岳老指出，"试观其情绪波动则加剧，舌红无苔，则为的候"。这种善于从细微处着眼者并不多见，非临床经验丰富且又精于思考者，难有此见。

方源　陈可冀.岳美中医学文集［M］.北京：中国中医药出版社.2000.

7. 半夏白术天麻汤加减*（痰饮上逆证）

组成：礞石10克（先下），沉香1.5克，木香5克，清半夏10克，天麻6克，白术10克，钩藤10克，石决明20克（先煎），茯苓15克，佩兰10克，陈皮10克。用法：水煎服，早晚各一次。功效：燥湿化痰，平肝熄风。主治：头晕（痰饮上逆证）。

病例：耿某，女，46岁，1985年4月18日就诊。头晕，两手麻木，一日数发，发则跌倒，已有月余，素来胃肠不和，缓解时头脑不清，记忆力下降。舌红，苔腻中黄，脉细弦滑。董老辨病为眩晕，证属肝阳挟痰热上涌，清阳不展；治以清泻痰热、平肝潜阳之法。取用半夏白术天麻汤加减治之。6剂。

二诊（4月25日）：药后仅晕倒一次，很快缓解，头晕减轻，寐差。苔已化薄，脉细弦。礞石10克（先下），沉香1.5克，酒大黄3克（包），法半夏10克，天麻 10 克，钩藤 10 克，僵蚕粉 6 克（冲），琥珀 3 克（冲），朱砂 6 克（冲），羚羊角粉 0.6 克（冲），白术 6 克。6 剂。

三诊（5 月 9 日）：眩晕明显减轻，已不晕倒，睡眠欠实，舌红，苔薄黄。无痰不作眩，再以化痰定眩，参以安神法治之。法半夏 10 克，陈皮 10 克，茯苓 15 克，天麻 10 克，钩藤 10 克，礞石 10 克，黄芩 10 克，沉香 1.5 克，酒大黄 3 克，合欢皮 10 克，夜交藤 10 克。6 剂。药后眩晕未作，夜寐好转，情况良好。

赏析　本例眩晕，一日数发，属于重症。"无痰不作眩"，故治以平肝潜阳，清热化痰。因考虑到病人素有胃肠不和，故选半夏白术天麻汤加减治之。

半夏白术天麻汤，一方出自两家：一是元代李东垣，一是清代程钟龄。从本方组成看，应出自程钟龄《医学心悟》。原方组成为"半夏、白术、天麻、陈皮、茯苓、炙甘草、生姜、大枣、蔓荆子。虚者，加人参"；主治"痰厥头痛者，胸膈多痰，动则眩晕"。董老在应用时，只用了方中的二陈汤与天麻，加入了化顽痰之礞石，镇肝熄风之石决明，平肝熄风之钩藤，并取佩兰化湿，沉香温肾纳气等。盖肝阳上亢，可以化风，眩晕重症即属风象，所以后加入琥珀、朱砂安神，羚羊角熄风，药后效果显著。

方源　董建华.临证治验［M］.北京：中国友谊出版公司，1986.

8. 四石熄风降压汤 *（肝阳亢盛证）

组成：紫石英 18 克，灵磁石 18 克（打碎，先煎），代赭石 15 克，蟹化石 30 克（打碎先煎），旋覆花 6 克（与代赭石同布包煎），炒远志 6 克，云苓、茯神各 10 克，白蒺藜 12 克，川牛膝 15 克，熟枣仁 12 克，半夏曲 12 克，玫瑰花 5 克，厚朴花 5 克，东白薇 6 克，谷芽、麦芽各 10 克。用法：水煎服，日一剂，分温再服。功效：平肝潜阳，安神定志。主治：眩晕（肝阳亢盛证）。

病例：陈某，女，38 岁，初诊病例。病已匝年，主要症状为头时晕痛、失眠、精神不振、心烦怕吵。屡经治疗，时轻时重，经北京某医院检查血压 190/120 毫米汞柱。近日来上述诸症状均感加重，又有恶心、易于出汗现象，月经量少。脉弦上溢鱼际，尺弱。上病治下，先拟平肝潜阳，待血压有下降之势，再拟补益肝肾、培补本元（气血阴阳）。取用四石熄风降压汤治之。

二诊：前方连服 9 剂，血压 172/110 毫米汞柱，较诸前时已有下降之势，症状均有减轻，病属慢性，拟服丸药，以观其效。仍按原方，将剂量加一倍，研细末，为蜜丸，每丸重 10 克，早晚各服 1 丸，白开水送服。

三诊：服丸药 1 个月，情况甚好，诸症大为减轻。睡眠可达五六小时，精神甚佳，已不心烦，据检血压 160/100 毫米汞柱。夏枯草 10 克，生龙骨 12 克，生牡蛎 12 克，蟹化石 24 克（打碎先煎），灵磁石 18 克（紫石英 18 克同打布包），云苓、茯神各 10 克，白蒺藜 12 克，炒远志 10 克，鹿角霜 10 克，橘红、橘络各 4.5 克。

四诊：前方连服 20 剂，除觉乏力、口干之外，诸症若失。血压 140/100 毫米汞柱。病邪已退，正气未复，拟用强心补血巩固疗效。夏枯草 10 克，白蒺藜 12 克，蟹化石 30 克（打碎先煎），朱寸冬 10 克，朱茯神 10 克，远志肉 10 克，金石斛 6 克，鲜石斛 6 克，黄菊花 10 克，东白薇 6 克，大生地 6 克，鲜生地 6 克，西洋参 4.5 克（另炖兑服），陈阿胶 10 克（另烊兑服），鹿角胶 6 克（另烊兑服）。

五诊：前方连服 20 剂，检查血压 130/90 毫米汞柱，已趋正常，仍将上方去鲜石斛、鲜生地，加龟甲胶 20 克，除三胶另烊兑服外，其余诸药共研细末，炼蜜为丸，每丸重 10 克，早晚各服 1 丸，白开水送服。

赏析　本案分两步，一则平肝潜阳，以四石（灵磁石、代赭石、紫石英、蟹化石）重坠之品，平肝潜阳以治其标；一则减重镇之品，加培补之品，改丸药培补本元，鹿角胶纯阳、龟甲胶纯阴、阿胶养血、西洋参益气，四药为主，补益阴阳气血，佐以大量滋阴之药，育阴涵木以从根本图治。

方源　祝谌予，翟济生，施如瑜，等．施今墨临床经验集［M］．北京：人民卫生出版社，1982.

十三、胃脘痛

1. 温中汤 *（寒凝气滞证）

组成：茯苓皮 12 克，吴茱萸 4.5 克（川黄连 1.5 克炒），炒秫米 12 克，炮干姜 1.8 克，陈皮 9 克，法半夏 6 克，旋覆花 9 克，代赭石 9 克，台乌药 9 克，厚朴 4.5 克，枳实 4.5 克，甘草 3 克，炒谷芽 9 克，川牛膝 9 克，沉香曲 9 克。用法：水煎服，早晚各一次。功效：温中散寒，行气化湿。主治：胃脘痛（寒凝气滞证）。

病例：王某，女，十一月初六日诊。脾胃为湿寒所困，旧患脘痛近复发颇剧，舌苔薄白，脉象缓弦兼滑，左关盛大，亟宜辛通温化。取用温中汤治之。

赏析　凡属寒性胃脘痛者，太阴脾经病也。太阴脾经，喜温恶寒，凡寒犯中焦，必伤及太阴，而太阴脾经与阳明胃经以膜相连，伤脾者必伤胃矣。寒伤必以温药和之，如理中汤、小建中汤等。孔老喜用吴茱萸、炮干姜、乌药等辛通温化之品，其既有温阳祛寒作用，又有辛通止痛之效。虽然方中含有旋覆代赭汤与二陈汤及左金丸等方义，但总的方义仍然是温化辛通，用药以辛温药味为主。

方源　北京中医学会《孔伯华医集》整理小组.孔伯华医集［M］.北京：北京出版社，1988.

2. 消胀汤 *（气机郁滞证）

组成：石决明24克，茯苓12克，白蒺藜9克，炒秫米9克，法半夏9克，旋覆花9克，大腹皮6克，厚朴4.5克，代赭石9克，猪苓9克，泽泻9克，盐橘皮9克，知母9克，黄连4.5克，川牛膝9克，滑石12克，朱莲心4.5克。用法：水煎服，早晚各一次。功效：行气利水，降逆泻热。主治：脘腹胀满（气机郁滞证）。

病例：杨某，男，五月十五日诊。脾湿肝热，气机失畅，脘腹时感胀满，大便滑泄，舌苔白腻，脉弦滑，左关较盛，亟宜清化利气。取用消胀汤治之。

赏析　本例所言"脾湿肝热，气机失畅"，系先言病机后言症状。这在古代医案中是多见的。既然是湿热影响气机功能，那就应当清热利湿。本方清热利湿药有知母、黄连、朱莲心、茯苓、炒秫米、法半夏、猪苓、泽泻、滑石、川牛膝；方中亦不乏理气降逆药，如石决明、白蒺藜、旋覆花、大腹皮、厚朴、代赭石、盐橘皮。可以说是一首消散湿滞之强剂。孔老喜用石决明、代赭石、旋覆花三味镇肝降逆，除石决明用量偏大外，其他二味用量偏小。本方用了半夏秫米汤，消中带有补益，以冀和胃、养胃。

方源　北京中医学会《孔伯华医集》整理小组.孔伯华医集［M］.北京：北京出版社，1988.

3. 四逆左金丸加味 *（肝胃不和证）

组成：柴胡4.5克，白芍6克，炒枳实4.5克，炙甘草3克，黄连1.8克，吴茱萸 0.6 克，青皮 5.4 克，广木香 1.5 克，高良姜 2.4 克，大枣 4 枚。用法：水煎服，早晚各一次。功效：疏肝理气，健脾和胃。主治：十二指肠溃疡（肝胃不和证）。

病例：吴某，男，42 岁，1962 年 9 月 12 日就诊。患十二指肠溃疡十三年。症见胃脘疼痛，空腹则痛甚，精神不佳，大便正常，舌红苔少黄，脉弦急。经钡餐透视十二指肠球部有龛影，诊为溃疡病，大便潜血阳性。证属肝失疏泄，横逆犯胃，导致肝胃失和。治宜调和肝胃。取用四逆左金丸加味治之。

二诊：服本方后病人胃脘疼痛减轻，但苔黄腻，大便不爽。脉弦数，舌苔黄腻。属于湿热尚盛，胃气未复，治宜调肝胃，清湿热。炒苍术 5 克，香附 5 克，川芎 5 克，焦栀子 5 克，建神曲 6 克，厚朴 5 克，炒枳壳 5 克，茵陈 6 克，郁金 5 克，石斛 10 克，木香 1.5 克，通草 3 克，鸡内金 6 克。3 剂。

三诊：胃痛基本消失，食纳增加，脉缓有力，舌苔薄黄。续宜和胃，以资巩固。赤石脂 30 克，乌贼骨 30 克，香橼 15 克，炙甘草 30 克。共研细末，每服 1.5 克，日服 2 次，白开水送下。

赏析 此例诊为"肝胃不和"，其主要指征为：胃脘疼痛，见脉象弦急。"弦急"之脉，着眼点在于弦中见急，弦为肝气不和，若弦而不急，说明肝气不和未及他脏；弦中见急，是肝气不和已伤及他脏。结合临床见证，肝气不和最易伤及的是脾胃，此例无腹泻，说明未伤及脾土，仅克伐胃气，故以胃脘痛为主症。治以疏肝解郁为主，故取四逆散疏肝和胃，辅以左金丸清肝泻火，降逆止呕，加行气疏肝药和血止痛。后见有湿热证，乃取调肝胃、清湿热方药治之。最后用散剂，是以愈合溃疡为目的，但仍脱离不了疏肝法。方中用赤石脂与炙甘草，是为生肌愈合溃疡而用。

方源 中医研究院．蒲辅周医疗经验［M］．北京：人民卫生出版社，1976.

4. 溃疡经验方 *（热壅血瘀证）

组成：凤凰衣 30 克，玉蝴蝶 30 克，轻马勃 20 克，象贝母 20 克，血余炭 15 克，琥珀粉 15 克。用法：共研细末，每服 2 克，一日三次，食前服。功效：清热散结，化瘀止血，疗疮散痛。主治：胃脘痛（热壅血瘀证）。

病例：李某，男。胃痛已 8 年，多作于食后三小时许，得食可稍缓，曾有黑粪史。此病人曾经通过钡餐造影确诊为复合溃疡。取用溃疡经验方两料，复查龛影消失，而告痊愈。

赏析 这是一张很别致的治疗溃疡的经验方，效果好，价格廉，值得进一步研究和推广。凤凰衣有养阴清肺之功，除善治久咳、咽痛失音外，还可用于颈淋巴结结核、溃疡不敛，它是章老治疗溃疡病的常用之药。玉蝴蝶功善润肺、疏肝、和胃、生肌，除治咳嗽、喑哑外，又善治肝胃气痛，疮口不敛，还有补虚、宽中、促进食欲之功。其与凤凰衣同用，可起协同作用。马勃长于清肺利咽、解毒止血，既能止血，又可疗疮。象贝母具有清热泄降、医疮散结之功，对于溃疡病之胃痛吞酸，尤为适宜。琥珀不仅为镇惊安神药，而且有化瘀止血、疗疮散痈作用。血余炭主要有消瘀止血作用，与琥珀同用，治溃疡病出血极佳。本方虽药仅六味，可谓老药新用，丝丝入扣，颇能启发后人。

章老治疗胃痛，认为辛香药只适宜于功能性胃痛，舌苔垢腻者固然适宜，但不宜久服，虽取快于一时，终必增剧。阳虚舌淡者宜小建中汤，阴虚舌红者宜一贯煎。

方源 朱良春.章次公医案［M］.南京：江苏科学技术出版社，1980.

5. 黄芪建中汤（中焦虚寒证）

组成：黄芪30克，白芍18克，桂枝、生姜各9克，炙甘草6克，高良姜6g，大枣6枚（擘），川楝子10克，延胡索5克，香橼皮10克，乌贼骨10克，胶饴（饴糖）30克。用法：煎水取汁，入饴糖待溶化后服，早晚各一次。功效：温中补虚，缓急止痛。主治：腹痛（中焦虚寒证）。

病例：明某，男，40岁，1978年5月30日就诊。初诊上腹部疼痛，反复发作十余年，近来疼痛又作，饭后三至四小时明显，痛而且胀，喜按，大便溏。舌质暗，苔薄白，脉沉细。钡餐造影示十二指肠球部溃疡，并有变形。辨病为胃痛，证属脾胃虚寒，气虚血瘀；治宜温中补虚，缓急止痛。取用黄芪建中汤加减治之。3剂。

二诊（6月5日）：服药后痛减，宗原方加减，原方药味用量亦稍作改动。处方：生黄芪30克，桂枝5克，白芍12克，炙甘草6克，高良姜6克，红枣5枚，香橼皮10克，乌贼骨10克，佛手5克，炙刺猬皮10克，饴糖30克（冲服）。6剂。

三诊（6月19日）：胃痛已止，大便正常。要求服丸药以善其后。生黄芪

30 克，桂枝 30 克，高良姜 45 克，乌贼骨 90 克，炙刺猬皮 45 克，香橼皮 60 克，佛手 45 克，延胡索 24 克，红枣 20 枚。上药共研细末，饴糖 90 克兑入，炼蜜为丸，每次服 10 克，日 3 次。

赏析 本例病人，病系脾胃虚寒，中气不足，气虚血瘀，治用温中补虚之黄芪建中汤，加香橼皮以理气，加乌贼骨以制酸止痛，入金铃子散以行气和血，化瘀止痛。

再诊时痛已减，故去金铃子散（金铃子散为行气活血止痛之要剂，但药性苦寒，不宜久服），加入佛手理气运脾，再用炙刺猬皮与乌贼骨相配合，既能祛瘀活血，又能制酸解痉。乌贼骨为制酸之要药，而刺猬皮有收敛止血、化瘀止痛之效，常用于顽固性胃脘痛。

方源 董建华.临证治验［M］.北京：中国友谊出版公司，1986.

十四、腹胀、腹痛

1. 四逆乌梅丸加减方 *（肝脾不和证）

组成：醋炒软柴胡 3 克，焦白芍 4.5 克，肉桂心 0.9 克，枳实炭 3 克，炙甘草 2.4 克，炒川楝子 4.5 克，青皮 3 克，炒小茴香 2.4 克，炒延胡索 3 克，姜黄 2.4 克，橘叶 4.5 克，橘核 12 克，乌梅安蛔丸 12 克（包煎）。用法：水煎服，早晚各一次。功效：调和肝脾，温通止痛。主治：腹痛（肝脾不和证）。

病例：吴某，女，34 岁。1955 年 6 月 7 日就诊。脐腹痛，上引季胁，脉弦，苔薄白。取用四逆乌梅丸加减方治之。

二诊：脐腹痛引及季胁已见轻减，原方增损为治。原方去肉桂心、姜黄，加紫苏梗 4.5 克。

赏析 本例所用为四逆散、乌梅丸以及推气散加减，适用于肝气郁滞，乘脾犯胃，运化失常之腹痛。本方理气药比较多，如疏调肝气的柴胡、枳实、川楝子、橘叶、小茴香、青皮、橘核、延胡索等；而乌梅安蛔丸则有疏肝理脾之双相作用；后又加紫苏梗，不但有疏肝作用，还有醒脾之功。

方源 上海中医学院.程门雪医案［M］.上海：上海科学技术出版社，1982.

2. 厚朴生姜半夏甘草人参汤（脾虚气滞证）

组成：厚朴12克，生姜9克，半夏9克，炙甘草8克，党参4.5克。用法：水煎服，早晚各一次。功效：消中兼补。主治：腹胀（脾虚气滞证）。

病例：尹某，男。患腹胀症，自述心下胀满，日夜有不适感，是虚胀。投以厚朴生姜半夏甘草人参汤。经复诊1次，未易方而愈。

赏析 "胀非苦不泄"，厚朴味苦性温，通泄脾胃之气分，用作主药；"满非辛不散"，半夏辛温和胃，生姜辛通滞气，用作辅药；党参鼓舞胃气，主治心下虚痞胀满，佐以炙甘草滋胃生津。通补兼施，法颇完密。此方适用于慢性胃炎等病腹胀满者及发汗后或下后腹胀者，均验。

有人对此方进行研究，将《伤寒论》原方分量折合为：厚朴与生姜各250克，半夏55.7克，甘草60克，人参30克，合计645.7克。益气之人参约占1/21，甘草约占1/6，两味合计约占1/7，由此得出此方为消中寓补方，或曰七消三补方。特别是该方方名"厚朴生姜半夏甘草人参汤"，以理气散结为主方名，人参在后，足见张仲景立方之义在于消中寓补，而非消补各半。

方源 中医研究院.岳美中医案集［M］.北京：人民卫生出版社，1978.

3. 当归芍药散（肝郁脾虚证）

组成：当归9克，白芍18克，川芎6克，白术9克，茯苓9克，泽泻12克。用法：水煎服，早晚各一次。功效：养肝健脾，利湿消胀。主治：腹痛（肝郁脾虚证）。

病例：邵某、眭某二位女同志，均患少腹作痛。

邵腹痛，白带多，头晕，诊断为慢性盆腔炎，予当归芍药散作汤用。数剂后，腹痛与头晕基本消失，白带见少。

眭某长期腹痛，小腹重坠，白带多，头目眩晕，投当归芍药散作汤用。复诊时腹痛白带均减，后改用少腹逐瘀汤治其白带症。

赏析 《金匮要略》当归芍药散，主治"妇人怀娠，腹中疞痛"，又治"妇人腹中诸疾痛"。尤在泾谓："疞音绞，腹中急也。乃血不足而水反侵之也，血不足而水侵，则胎失其所养，而反得其所害矣。"此方之证，腹中挛急而痛，腹诊多见脐旁拘挛疼痛，有的推右则移于左，推左则移于右，腹中如有物而非块，属血与水停滞。这种脐旁拘挛之痛，中医历有"肝郁气积"之说，其实是腹直肌与腹主动脉的搏动，多见于妇女，时发时止，或痛或胀，一般用疏肝养血方药即可获效。

方中当归、川芎、白芍和血疏肝，益血之虚；白术、茯苓、泽泻运脾胜湿，除水之气。方中多用芍药，取其缓解腹中急痛。合用之，既疏瘀滞之血，又散郁蓄之水。服后，小便或如血色、大便或有下水者，系药中病也，是佳兆，应坚持多服之。

岳老将当归芍药散的适应证概括如后：男女老幼脐旁至胸下挛急痛，妇人子宫痉痛，头目眩晕，心下悸，肉瞤筋惕（都是水气为患），目赤痛（目赤，是水气挟血上凌，目中粉赤色，不似暴发火眼之深红色并肿，应细辨），面色萎黄，有贫血倾向，腰膝易冷，小便频数或不利，以及浮肿，习惯性流产，痛经，慢性肾炎，脚气病等。

岳老虽然仅举两例治验，但该方之适应证却比较宽泛。笔者在临床上除将本方用于月经不调外，更多的是用于杂病，如更年期综合征之水肿、高血压，血虚血瘀性水肿，子宫肌瘤，脂肪肝，慢性肝炎等。六味药中，当归、白芍、川芎为血分药，养血活血；白术、茯苓、泽泻为气分药，健脾利湿。所以此方既能养血活血，健脾利湿，又能疏肝养肝，祛瘀生新。病及肝脾，或凡肝脾不和，瘀中夹虚，虚中有瘀者，均可考虑用此方治疗。

方源　中医研究院.岳美中医案集［M］.北京：人民卫生出版社，1978.

4. 通阳止痛方 *（脾肾虚寒证）

组成：炮附片5克，全当归9克，杏仁泥15克，赤石脂6克（分2次和入药中），姜半夏12克，云苓12克，生薏苡仁、熟薏苡仁各15克，怀山药9克，淡吴萸5克。用法：水煎服，早晚各一次。功效：通阳止痛。主治：腹痛（脾肾虚寒证）。

病例：乐某，男。少腹痛，其痛时轻时剧，病历半年，暑令有数月不发者。比来气候日寒，其发甚频；其并发症口唾酸涎，进食即酸减，腹痛亦能缓解。取用温阳止痛汤治之。

二诊：酸能减，少腹痛亦因之缓解，可见痛是酸之刺激，则根治在制酸。煅瓦楞子30克，赤石脂9克（分2次冲），旋覆花9克（包），全当归9克，杏仁泥18克，云苓12克，姜半夏9克，肉桂末2.4克，生薏苡仁、熟薏苡仁各15克，沉香曲9克。

赏析 腹痛经久不愈，一般都属寒属虚，气候日寒，其发甚频，更是明证。案中述及"痛是酸之刺激，则根治在制酸"，故方药以制酸为主；并以肉桂、吴茱萸等辛热之品，通阳止痛。另外，章老认为阿魏对驱除胃肠积气有特效，可治疟、痢及顽固泄泻，因臭气难闻，可制成散剂入胶囊令吞服。他的很多病案都有对于此药的应用。

方源 朱良春.章次公医案［M］.南京：江苏科学技术出版社，1980.

十五、呕吐

1. 止吐汤*（胆胃痰湿证）

组成：雅连1.8克，干姜3克，炙乌梅1.5克，花椒炭3克，仙半夏9克，广陈皮4.5克，茯苓9克，炒枳实3克，炒竹茹9克，淮小麦15克。用法：水煎服，早晚各一次。功效：温中化痰，清胆降逆。主治：呕吐（胆胃痰湿证）。

病例：夏某，女，成年，1970年2月13日就诊。呕吐昨起，已八次，甚至呕清水。心悸，夜不能寐。脉弦滑，苔腻而润。拟苦辛酸泄化之。取用止吐汤治之。

二诊：昨投苦辛酸泄化之法，一剂而呕吐即安，夜眠亦稳。再用原法佐以和胃，俾得安谷。川雅连1.5克，淡干姜2.4克，仙半夏9克，北秫米6克（包煎），炒陈皮4.5克，云茯苓9克，炙甘草1.5克，淮小麦12克，炒枳实2.4克，炒竹茹6克，炒香谷芽12克。

赏析 本方以黄连温胆汤清热燥湿，理气化痰，和胃利胆；加干姜、花椒辛热化胃中痰浊；乌梅酸敛下气止呕；淮小麦养心安神。本方黄连与干姜、花椒、半夏相配，以辛为主，苦是反佐；乌梅与干姜、花椒半夏相配，也是以辛为主，酸是反佐。这是程老常用的"反佐法"。

黄连温胆汤出自《六因条辨》（清代陆廷珍著），由温胆汤加黄连而成。原方所治为痰热内扰之失眠、眩晕、心烦、口苦等，系胆胃不和所致。方以温胆汤和胃化痰、降逆和胆为功，加用黄连清热除烦，是临床常用的治疗神经系统疾患的良方。程老化裁之，加用乌梅、花椒、干姜，有乌梅丸方义，以冀敛肝、温肝、疏肝。肝胆相辅，肝和胆亦和，其方药相反相成之用义，更为突出。

方源　上海中医学院.程门雪医案［M］.上海：上海科学技术出版社，1982.

2. 平逆汤 *（湿热上泛证）

组成：鲜芦根30克，鲜竹茹24克，藿香梗9克，郁金6克，大腹皮6克，台乌药9克，橘核12克，知母9克，黄柏9克，郁李仁9克，川牛膝9克，代赭石6克，旋覆花6克，冬瓜子9克。用法：水煎服，早晚各一次。功效：清热降逆，和中止呕。主治：呕吐（湿热上泛证）。

病例：李某，男，十月初一日诊。湿困中土，转输不行，腹痛无定时，呕逆不得饮纳，二便稀，腹胀，脉滑大而数，亟宜芳化清利之品。取用平逆汤治之。另加紫雪丹1克（分冲）。

赏析　本方适用于湿困中土，转输不行之呕吐。本方以降胃气为主，如方中芦根、竹茹、藿香梗降逆而和胃；郁金、乌药、橘核疏肝而和胃；代赭石、旋覆花镇肝而降逆；郁李仁滑肠下气；知母、黄柏、大腹皮、冬瓜子、川牛膝清理下焦之湿热，使上逆之气有所归宿。药有层次，并不复杂。另外，孔老取紫雪丹清热泻火，以促使胃气的降逆，这是孔老应用中成药的经验。

方源　北京中医学会《孔伯华医集》整理小组.孔伯华医集［M］.北京：北京出版社，1988.

3. 通关汤 *（肝胃气逆证）

组成：吉林参须2.4克（另煎冲服），金石斛9克，竹沥半夏9克，橘白、橘络各4.5克，左金丸2.1克（包煎），旋覆花6克（包煎），煅瓦楞子12克，玫瑰花4朵，姜汁炒竹茹4.5克，炒香枇杷叶9克（去毛包煎），炒香谷芽15克。用法：水煎服，早晚各一次。功效：益气降逆化浊。主治：关格（肝胃气逆证）。

病例：张某，男，75岁，1958年8月18日就诊。形肉消瘦，不思纳谷，大便难，口甜苦，曾有呃逆，呕吐绿水，脉细弦，苔薄。用清养气阴，化痰降逆法。取用通关汤治之。5剂。

二诊：大便已通，口苦甜亦瘥，呕吐止，呃逆停，胃纳不香，形肉消瘦，腹胀足肿，脉细弦，苔薄。根本已伤，高年须防变端。前方出入治之。吉林参须3

克（另煎冲），金石斛9克，竹沥半夏6克，橘白、橘络各4.5克，旋覆花6克（包煎），煅瓦楞子12克，左金丸2.1克（包煎），炒香枇杷叶12克（去毛包煎），炒香谷芽12克，济生肾气丸12克（包煎）。

赏析 关格多为本虚标实，寒热错杂，本方以吉林参、石斛益气养阴，扶正治本；半夏、黄连、吴茱萸、竹茹、橘白、橘络、旋覆花、煅瓦楞子、枇杷叶化湿祛痰，降逆止呕；玫瑰花、谷芽理气和胃。方重化湿祛痰、降逆止呕，适用于胃有湿浊不去，而有气阴亏虚之呃逆、呕吐之症。

本方突显南方医家用药轻灵的特点。所用玫瑰花、橘络、橘白、竹茹、枇杷叶、旋覆花、谷芽等，都是比较轻清健胃之品；瓦楞子、半夏虽然是降逆之药，但用量较小，如半夏用9克，瓦楞子用12克，这与南方人的体质与医家用药习惯有关。

方源 上海中医学院.程门雪医案［M］.上海：上海科学技术出版社，1982.

4. 左金丸加味 *（肝火犯胃证）

组成：马尾连6克，吴茱萸1.5克，香附10克，陈皮5克，竹茹5克，煅瓦楞子12克，乌贼骨10克，丁香1.5克，神曲10克，砂仁1.5克，茯神10克。用法：水煎服，早晚各一次。功效：清泻肝火，降逆止呕。主治：呕吐吞酸（肝火犯胃证）。

病例：蔡某，女，29岁，1977年10月9日就诊。泛吐酸水已有四年，每逢秋冬天凉尤甚，发时食入即吐，甚则呕吐大量酸苦水，有时胃脘隐隐作痛。近来上症又发，精神疲惫，寐差梦多，面色青暗。舌质红，苔薄黄，脉弦细。辨病为吐酸，证属肝胃失和，郁火内生，上逆吐酸；治疗宜清肝和胃，理气降逆。取用左金丸加味方，11剂。

二诊（10月20日）：泛酸好转，胃脘微有隐痛，大便干，舌红如前，宗原意出入。马尾连6克，吴茱萸1.5克，香附10克，陈皮5克，竹茹5克，枳壳10克，全瓜蒌12克，佛手片5克，香橼皮5克，合欢皮10克。6剂。

三诊（11月4日）：泛酸已止，适逢经水来潮，少腹不舒，胁下隐隐胀痛。柴胡5克，香附10克，川楝子10克，甘草6克，白芍10克，合欢皮10克，青皮、陈皮各5克，绿萼梅5克，丹参10克，炒枣仁5克，6剂。

四诊（11月10日）：经水已净，前症基本消失，胃纳欠佳，用柴芍六君子汤以善其后。

赏析 《素问·至真要大论》指出："诸逆冲上，皆属于火；诸呕吐酸……皆属于热。"病人呕吐酸水四年，乃肝郁化火，胃失和降所致。治疗以左金丸清肝泻火为主，加竹茹、陈皮清胃热以降逆气；煅瓦楞子、乌贼骨以制酸；神曲、茯神、丁香、砂仁健脾和胃止呕而安神。二诊而吐酸止，次以疏肝理气之味，如香附、陈皮、枳壳、佛手、香橼皮等使其肝气条达，脘腹胀痛得除；终以柴芍六君子汤疏肝气、调脾胃而收功。

方源 董建华．临证治验［M］．北京：中国友谊出版公司，1986．

十六、呃逆

1. 柿蒂旋覆代赭汤 *（肝胃不和证）

组成：茯苓9克，半夏6克，陈皮4.5克，旋覆花（包煎）9克，代赭石9克（布包醋淬3次），竹茹6克，柿蒂6克，炒麦芽6克，苏梗6克，伏龙肝30克（另包，开水泡浸1小时，取汁煎药）。用法：水煎服，早晚各一次。功效：疏肝和胃降逆。主治：呃逆（肝胃不和证）。

病例：龚某，男，70岁，于1964年4月21日就诊。原患肺结核多年。近住院治疗，症见呃逆频作，嗳声响亮，自觉气从小腹或胁肋上冲咽喉，胸闷塞憋气，胃纳减少，形体消瘦，性情急躁，小便略黄，大便每日两次，成形，舌质暗、苔秽腻，脉沉细弦而微数。证属肝气上逆，胃气不降。治宜疏肝和胃降逆。取用柿蒂旋覆代赭汤治之。3剂见效，继用本方加降香、木瓜，连服3剂而愈。

赏析 呃逆一证由胃气上逆动膈而成，辨证应掌握虚实寒热。旋覆代赭汤降逆化痰，益气和胃。柿蒂性平苦降，不寒不热，有降气止呕之功；炒麦芽、苏梗、伏龙肝开胸散气，健脾和胃。代赭石降逆作用突出，但此药含三氧化二铁，煎出液显铁红色，部分病人难以接受，医者须预先向病人说明，以免望药畏惧，服之反呕。

方源 中医研究院．蒲辅周医案［M］．北京：人民卫生出版社，1972．

2. 止呃汤 * （气血胃逆证）

组成：吉林参须 4.5 克（另煎冲服），炒川贝母 6 克，炒香橘白 4.5 克，米炒麦冬 9 克，朱茯神 9 克，炙远志 3 克，制半夏 4.5 克，野蔷薇 2.4 克，姜川黄连 0.9 克，煅龙齿 12 克，淮小麦 12 克，炒香谷芽 12 克。用法：水煎服，早晚各一次。功效：益气和胃，降逆止呕。主治：呃逆（气血胃逆证）。

病例：张某，女，66 岁，1955 年 6 月就诊。呃逆，胃不能纳，神萎气怯，手指蠕动，口糜满布，脉虚弦。高年寒热退后，阴伤而湿热不化，胃气渐败，虚风已动，症势险重。姑拟一方，冀其转危为安。取用止呃汤治之。

赏析 本方在化湿、祛浊、降逆中，寓有益气养阴之品，如吉林参须、米炒麦冬、淮小麦、炒香谷芽等。方中许多药物经过炮制，如麦冬、橘白、谷芽、川贝母均炒，茯神经朱砂拌，还有姜制黄连等。凡经过炒制的药物，药性偏于平和，有利于胃气的降逆。

方源 上海中医学院.程门雪医案［M］.上海：上海科学技术出版社，1982.

3. 加味旋覆代赭汤 * （肝胃气逆证）

组成：代赭石 10 克（旋覆花 6 克同布包），公丁香 3 克，干柿蒂 7 枚，清半夏 10 克，云苓块 10 克，米党参 10 克，厚朴花 6 克，代代花 6 克，广陈皮 5 克，炒枳壳 5 克，炒荷叶 6 克，白芝麻 30 克（生研）。用法：水煎服，日一剂，分温再服。功效：降逆止呃，和中顺气。主治：呃逆（肝胃气逆证）。

病例：曲某，男，30 岁。二月以来，呃逆频频，胸脘满闷，不思纳食，大便不畅，睡眠不实。舌苔白，根部略厚，脉象沉弦。取用加味旋覆代赭汤治之。

二诊：前方服 3 剂，呃逆大减，仍有时发作，胸脘微觉不舒，食欲增进但仍不如常，大便通畅。前方加谷芽、麦芽各 10 克，以助胃气。

赏析 本方以旋覆代赭汤合丁香柿蒂散加减而成，故功效以降逆顺气为主；佐白芝麻、枳壳、荷叶、厚朴花、代代花、谷芽、麦芽润燥，利胸膈以和胃调气。施老治呃逆常用白芝麻合群药取效，有时亦单独用白芝麻 30 克生研，沏水代茶饮。白芝麻是单验方，方中用量 30 克，比君臣药用量还大，能润燥除噎，下通脾约便秘，治呃逆、嗳气效果较好，《本草纲目》云其能治呃逆不止。

方源 祝谌予，瞿济生，施如瑜，等．施今墨临床经验集［M］．北京：人民卫生出版社，1982．

4. 薤白头汤 *（肝郁夹湿证）

组成：薤白头 12 克，小青皮 6 克，川楝子 9 克，生薏苡仁 12 克。用法：水煎服，早晚各一次。功效：疏肝理气，清热利湿。主治：呃逆（肝郁夹湿证）。

病例：王某，男。寒热退后，心下痞，得噫气则稍舒，此胃功能障碍也。取用薤白头汤治之。

赏析 此方对于寒热病后呃逆，效果甚好。针对虚证呃逆，章老常用益气健脾温通之剂，如异功散。薤白头的应用，为章老独特之经验。薤白头辛苦温，乃治胸痹心痛之名品，有理气宽胸、通阳散结之功，尤能下气散血，健胃开膈，对脘胀具有显效，故凡有胃胀者，章老悉采用之。

方源 朱良春．章次公医案［M］．南京：江苏科学技术出版社，1980．

十七、泄泻

1. 四焦汤 *（大肠失固证）

组成：防风炭 9 克，焦白芍 9 克，吴茱萸 2.4 克，公丁香 3 克，诃子肉 9 克，广木香 3 克，青皮、陈皮各 3 克，焦六曲 9 克，炒谷芽、炒麦芽各 9 克，荷蒂 4 枚。用法：水煎服，早晚各一次。功效：涩肠止泻，温中理气。主治：泄泻（大肠失固证）。

病例：杨某，男，39 岁，1970 年 1 月 28 日就诊。肠鸣泄泻，泻前腹痛，胃纳不佳，已有半年之久。拟予温中运化法。取用四焦汤治之。3 剂。

二诊：药后泄泻已止，腹痛亦瘥，纳尚欠佳。再予前法出入。防风炭 9 克，焦白芍 9 克，吴茱萸 1 克，公丁香 3 克，诃子肉 9 克，广木香 3 克，煨益智仁 3 克，炮姜炭 2.4 克，焦六曲 9 克，煨肉豆蔻 3 克，炒谷芽、炒麦芽各 9 克，荷蒂 4 枚。3 剂。

赏析 所谓"四焦"，是指焦白芍、焦六曲、炒麦芽、炒谷芽，这四味药合在一起，具有健脾疏肝作用。药物经过炒制以后，其健脾之力更强；且炒制后，偏于温运，守中，利于止泻。诃子肉涩肠止泻；防风经炒炭几乎无辛散作用，长于收敛、止血，多用于肠风便血、泄泻、崩中漏下等；他如木香、丁香、吴茱萸三味，偏于理气止痛、温中散寒；少量青皮、陈皮理气止痛；荷蒂升清气。整个方剂偏于温中理气，且用量较小，利于脾胃功能缓缓恢复。

方源 上海中医学院.程门雪医案［M］.上海：上海科学技术出版社，1982.

2. 茯苓皮汤 *（脾经湿热证）

组成：茯苓皮12克，炒秫米12克，清半夏9克，藿香梗9克，厚朴花4.5克，大腹皮6克，黄连4.5克（吴茱萸0.9克泡水炒），橘核12克，陈皮3克，炒谷芽9克，西瓜皮30克。用法：水煎服，早晚各一次。功效：运脾化湿，清热止泻。主治：泄泻（脾经湿热证）。

病例：窦某，男，七月初十日诊。脾湿困顿已久，饮食稍有不和即易作泻，口渴，脘部不适，舌苔滑白，脉象滑伏不畅，亟宜渗化和中。取用茯苓皮汤治之。另加益元散15克（布包）。

赏析 本方适用于脾湿困顿，运化失司之泄泻。泄泻、口渴说明已经伤阴，按常理应加滋阴药，如玄参、麦冬、沙参等，但孔老始终未用，用的是谷芽、西瓜皮，既可养胃，又可生津，也无滋阴腻胃之弊。益元散通小便而利湿，中医称之为"分利阴阳而止泻"。孔老善用橘核舒畅气机，这是其一大特色。本方含有五皮饮、左金丸、半夏秫米汤方义，始终以运脾止泻而不伤阴为宗旨，如茯苓皮、大腹皮、西瓜皮，既是行气药，又是利水药，特别是西瓜皮可谓滋阴利水之良药。如果用猪苓、泽泻这类利水药，就有伤阴之弊。这就是大医用药独到之处。

方源 北京中医学会《孔伯华医集》整理小组.孔伯华医集［M］.北京：北京出版社，1988.

3. 理中暖肝汤 *（肝脾虚寒证）

组成：党参9克，生白术9克，炮姜3克，炙甘草6克，吴茱萸4.5克，广木香1.5克，泽泻6克，小麦9克，大枣3枚，鸡内金6克，冬虫夏草6克。用法：水煎服，早晚各一次。功效：温中健脾，暖肝止泻。主治：泄泻（肝脾虚寒证）。

病例：王某，女，53岁，1973年3月就诊。腹泻6年，晨起必大便，吃则难控制，饭后半小时内拉稀，有不消化食物，手足心热如火燎，腹泻前血压偏高，轻度浮肿，四肢无力，面色㿠白，舌淡苔薄白，脉沉弱、左关弦细。乃脾弱肝强，治宜温中缓肝。取用理中缓肝汤治之。5 剂。

二诊：药后，饮食增加，饭后泄泻已控制，大便转软，尚不成形。腹凉、手心热皆减轻。原方加鸡内金 6 克，冬虫夏草 6 克。

三诊：继服 5 剂，大便趋于正常，饮食增加一倍，面色好转，精神亦振。

后以上方为主方，加量配制成丸剂，炼蜜为丸，早晚各服一丸，温开水送下。

赏析 病人腹泻多年，腹内觉凉，饭后腹泻，系脾胃虚寒可知。但腹泻前有高血压，病后手足心热，为肝阴不足，脾弱肝强之象。故取理中汤加鸡内金温中健脾，后以辛热之吴茱萸暖肝胃，木香以行气，冬虫夏草温补命门，泽泻利水消肿。肝苦急，急食甘以缓之，甘麦大枣汤可以缓肝。治急者用汤剂，治缓者用丸剂，这是用药常规。

方源 中医研究院.蒲辅周医疗经验［M］.北京：人民卫生出版社，1976.

4. 痛泻要方（肝脾不和证）

组成：白术 12 克，白芍 9 克，陈皮 6 克，防风 3 克。用法：水煎服，早晚各一次。功效：和肝健脾。主治：风泻（肝脾不和证）。

病例：陈某，男。患慢性肠炎，日泄泻四五次，泻前腹辘辘作响而痛，痛则急登厕，矢气多，溏便掺泡沫。认为属风泻症，取用痛泻要方治之，数剂而愈。

赏析 何为"风泻"？"风泻"是肠内伏有秽浊之气，久而不去，形成泄泻迫急之势，如风之来，比较突然。从本例可以知道，风泻的特点是急登厕所，矢气多，大便溏薄且夹有泡沫。这是由于消化不良。不消化的食物积于肠间，食积生浊气，浊气伏于内，故有矢气多等特点。痛泻药方虽仅四味药，但各司其职：白术燥脾湿，甘温和中；白芍泻肝火，缓中止痛；防风散肝郁，风可胜湿；陈皮利气机，燥湿醒脾。四味配合，疏肝而理气，健脾而燥湿。此证与伤食泄泻不同，彼证伤食腹痛，得泻而减；此证泻后而痛不减，责之于木贼土败也。故治以疏肝健脾法，肝疏则气机顺应，脾健则浊气自运，泄泻何居！

方源 中医研究院.岳美中医案集［M］.北京：人民卫生出版社，1978.

5. 黄芩汤加减 *（寒热错杂证）

组成：淡子芩9克，炒白芍9克，粉甘草3克，黑防风9克，煨木香4.5克，陈皮4.5克，飞滑石9克（包），车前子12克，白槿花12克。用法：水煎服，早晚各一次。功效：清热利湿，理气止泻。主治：腹泻（寒热错杂证）。

病例：毛某，男。泄泻四周不能愈，多则七八次，少则二三次，其便溏而臭。凡泄泻而有热者，均不宜固涩。取用黄芩汤加减治之。另：山楂炭18克，研细末，每服3克，一日3次。服此方后，一剂知，二剂已。

赏析　黄芩汤出自《伤寒论》，原文云："太阳与少阳合病，自下利者，与黄芩汤；若呕者，黄芩汤加半夏生姜汤主之。"所谓"合病"者，两经同时发病也，此条即太阳与少阳两经同时发病，系太阳之表邪入于少阳。既然是太阳、少阳两经合病，为什么不用麻黄、桂枝、柴胡呢？此证是阳邪入里，所重在里不在表，故用黄芩清其邪热，而以甘草、白芍顾其脾胃，亦是和解一法。此例可能肠道有积滞，故章老加入木香、陈皮、山楂行气消食之品，又用滑石、车前子分利水湿，防风胜湿，古人云"利小便即是实大便"，此之谓也；另加白槿花直清肠热，以冀快速止泻。

方源　朱良春．章次公医案［M］．南京：江苏科学技术出版社，1980.

6. 黄连汤（寒热错杂证）

组成：黄连9克，炙甘草9克，干姜9克，桂枝9克（去皮），人参6克，半夏6克（洗），大枣12枚（擘）。用法：水煎服，早晚各一次。功效：平调寒热，和胃降逆。主治：泄泻（寒热错杂证）。

病例：方某，男，33岁，1960年8月5日就诊。素有胃病及消化不良病史，先患痢疾，腹痛后重，日十数次，经服合霉素三天痢疾好转，不久泄泻清水，日七八次，已六天不愈，伴腹痛肠鸣，烧心，不欲饮食，四肢无力。舌尖红，苔灰黑而厚腻，脉象沉细。辨病为泄泻，证属脾胃不和，上热下寒；治宜健脾燥湿和胃；以黄连汤加减。黄连2.5克，干姜5克，党参10克，半夏10克，桂枝3克，炒苍术10克，厚朴5克。3剂。

二诊：泄泻减少，日行三次，腹痛肠鸣暂缓，自觉呼气发热，口渴思饮，烧心吐酸，纳谷不香，苔薄黄而腻，脉仍沉细。此乃湿热将化，胃热尚炽，一诊方去苍术、厚朴、桂枝，加车前子、神曲、木香。黄连2.5克，干姜5克，党参10克，半夏10克，车前子10克，神曲10克，木香3克。3剂。

三诊：泄泻已止，腹痛亦除，苔转薄白，唯胃满作胀，食欲不佳，再以胃苓丸、香砂六君子丸调理而愈。

赏析　本例系痢疾止而转为泄泻，病势本应渐趋缓解，但水泻六天不止，乃因素来脾胃虚弱，运化不健，又遭湿困，寒热夹杂所致，故采用运脾燥湿和胃，寒温并用之法，宗黄连汤之意化裁。黄连苦寒清火，燥湿止泻；党参、干姜、桂枝、半夏、苍术、厚朴理气运脾阳，化湿止泻。最后以清湿热、健脾和胃兼顾而愈。

方源　董建华.临证治验［M］.北京：中国友谊出版公司，1986.

7. 理中止泻汤 *（脾胃虚寒证）

组成：米党参10克，干姜炭5克，苍术炭、白术炭各6克，云苓块10克，血余炭6克（禹余粮10克同布包），晚蚕沙6克（左金丸6克同布包），紫厚朴5克，焦远志10克，怀山药25克，罂粟壳12克，炙甘草3克。用法：水煎服，日一剂，分温再服。功效：健脾温中，和胃止泻。主治：泄泻（脾胃虚寒证）。

病例：朱某，男，69岁。病已年余，大便溏泄，每日少则一二次，多则五六次，近来食后觉胀，腹部喜热，别无其他症状。舌质淡，苔白，六脉均沉软。治宜健脾温中和胃，固肠止泻。取用理中止泻汤治之。

二诊：服药4剂，大便每日1次，仍溏，胃部仍胀。前方去罂粟壳，加壳砂仁5克，陈皮炭6克。

三诊：继服4剂，试停药2日而大便次数并未增多，已不溏泄，成为软便，疗效甚显，要求配丸方以资巩固。米党参30克，野干术30克，苍术炭30克，淡干姜15克，云苓块30克，广皮炭15克，焙鸡内金30克，血余炭30克，炙甘草15克，川附片30克，淡吴萸15克，川黄连15克，罂粟壳30克，紫厚朴15克，建莲肉30克，怀山药60克。共研细末，荷叶2张煎水，六神曲60克打糊，共合为丸如米粒大，每日早晚各服6克，白开水送下。

四诊：丸药服40日，效果甚好，大便迄未溏泻，有时饮食不甚注意，腹部即感不适，大便不成条状，消化力尚弱。前方去罂粟壳、附片、干姜，加莲肉60克再服1个月。

赏析 本方以四君子汤、理中汤、平胃散合用，共奏温中补虚、健脾燥湿之功，其中又暗藏左金丸、曲术丸等方，和胃消食。其中有用炭者，取其涩肠、吸附之力；"清气在下，则生飧泄"，故方中加入荷叶以升清阳。

方中罂粟壳为收涩药，具有止泻、止咳、止痛功效，但为有毒之品，易成瘾，不宜常服，儿童禁用。汤剂以 3~10 克为宜，或可入丸散膏丹剂使用。

方源 祝谌予，翟济生，施如瑜，等.施今墨临床经验集［M］.北京：人民卫生出版社，1982.

8.理中四神汤 *（脾肾两虚证）

组成：米党参 6 克，苍术炭、白术炭各 6 克，干姜炭 5 克，补骨脂 6 克，煨肉豆蔻 6 克，吴茱萸 5 克（黄连 5 克同炒），五味子 3 克（打），青皮炭、广皮炭各 5 克，朱茯苓、茯神各 6 克，苦参 10 克，椿根皮 12 克，赤石脂 10 克（禹余粮 10 克同布包），紫厚朴 5 克，血余炭 6 克（晚蚕沙 10 克同布包），炙甘草 3 克，白粳米 100 粒（布包入煎为引）。用法：水煎服，日一剂，分温再服。功效：温补脾肾，理气燥湿，涩肠止泻。主治：久利滑泄（脾肾两虚证）。

病例：刘某，男，32 岁。患肠炎 5 年，经常发作，迄今未愈，半月前，病势加重，曾便出腐肉状物一块，近感食欲不振，消化不良，少腹作痛，便下红白之脓状物甚多，日行八九次，里急后重。舌质淡，苔薄白，脉象沉迟。治以温补收涩为法，佐以理气燥湿之剂。取用理中四神汤治之。

二诊：药服 9 剂，诸证均减，但矢气甚多，饮食已复正常。拟改服丸药收功。早服附子理中丸 1 丸，午服七宝妙灵丹半瓶，晚服四神丸 6 克。

三诊：服丸药 15 天，大便日行一二次，脓血已少，希配丸药常服以巩固疗效。附片 30 克，党参 90 克，苍术 30 克，于术 30 克，干姜 30 克，云苓块 30 克，苦参 60 克，白头翁 30 克，川黄连 30 克，禹余粮 30 克，赤石脂 60 克，秦皮 30 克，黄柏 30 克，薏苡仁 60 克（炒），浸血余炭 30 克，补骨脂 30 克，吴茱萸 30 克，煨肉豆蔻 30 克，五味子 30 克，石榴皮 30 克，炒金银花 30 克，椿根皮炭 30 克，朱茯神 30 克，苦桔梗 30 克，炙甘草 30 克。共研细末，怀山药 500 克打糊为丸。每日早晚各服 10 克，白开水送下。

赏析 本方以仲景附子理中汤、桃花汤、赤石脂禹余粮丸及四神丸合方加减而成，可温补脾肾，收涩固脱。因湿滞不化，寒热夹杂，故复诊过程中，又加用白头翁汤、平胃散、左金丸等以行气导滞，清热燥湿。治病过程中既温补脾肾，又清利余邪。久病难速愈，故三诊配制丸剂常服以收功。

方中煨肉豆蔻即用面粉加水适量混合制成适宜的团块，将肉豆蔻逐个包裹，置砂锅内，用武火炒至面皮呈焦黄色，并闻到肉豆蔻有香气，取出，放凉，剥去面皮，碾碎。这样做的目的是增强其涩肠止泻作用。

方源 祝谌予，翟济生，施如瑜，等.施今墨临床经验集［M］.北京：人民卫生出版社，1982.

十八、痢疾

1. 和中止痢汤 *（肝郁脾虚证）

组成：赤石脂9克（先煎），禹余粮9克（先煎），炮姜炭1.5克，香白芷3克，炙甲片4.5克，焦白芍9克，炒谷芽、炒麦芽各9克，焦楂炭9克，焦六曲9克，香连丸3克（吞），橘叶、橘皮各4.5克，制香附9克。用法：水煎服，早晚各一次。功效：和脾疏肝，收涩止痢。主治：气痢（肝郁脾虚证）。

病例：金某，男，30岁，1969年11月24日就诊。由泻转痢，腹中痛，胃纳不香，两胁支满，脘胀不舒，足软无力。肝脾为病，姑与扶脾益肝、理气助运为治。取用和中止痢汤治之。3剂。

二诊：原方有效，可以续服。5剂。

三诊：上方加蛇含石9克（先煎）。3剂。

四诊：泻痢已止，便不成形如故。两胁支满，脘胀不舒，足软无力虽减未除。苔腻口苦，胃纳不香。拟肝脾并治。太子参9克，生白术9克，云茯苓9克，炙甘草4.5克，全当归6克，大白芍6克，软柴胡4.5克，龙胆草6克，西茵陈12克，黑山栀9克，炒枳壳4.5克，制香附9克，焦六曲9克。3剂。

赏析 方以炮姜炭、赤石脂、禹余粮温中涩肠止泻，白芷、木香、橘叶、橘皮、香附行气调中，炙甲片、焦白芍柔肝缓急，炒谷芽、炒麦芽、焦楂炭、焦六曲消食和胃，少量黄连厚肠胃、燥湿止泻。此为肝脾同治之法。方中多用炒制之品是程老治疗慢性泻痢常用之法。

蛇含石是蛇类在冬眠时口中之土，到来春惊蛰时吐出，一般在二月采，大如弹丸，坚如石，颜色外黄内黑，性温，能散下焦虚寒。程老常将其与丁香、赤石脂、禹余粮合用，治疗脾泻、肾泻之类，颇有效验。

方内有两个小方：一个是赤石脂禹余粮汤，古语言"下焦有病谁能识，须用禹粮赤石脂"，其义为久泻不止者，可以考虑用赤石脂禹余粮汤，收涩止泻；另一个为香连丸，由木香与黄连组成，以行气燥湿见长。四诊后改归芍四君子汤加味，寓有补义，可谓"补消兼施"之方。

方源　上海中医学院．程门雪医案［M］．上海：上海科学技术出版社，1982．

2. 白头翁汤加味 *（湿热泄痢证）

组成：白头翁18克，北秦皮30克，川黄连3克，黄柏18克，马齿苋18克，白槿花18克，鱼腥草18克，延胡索18克，十灰丸12克（分2次吞）。用法：水煎服，早晚各一次。功效：清热燥湿，凉血止痢。主治：痢疾（湿热泄痢证）。

病例：孙某，男。腹痛则欲泻，无后重感，所泻尽是血液，日夜达三十余次，曾两次住院治疗无效。此为湿热痢疾急症，取用白头翁汤加味治之。竟然一药而愈。

赏析　"所泻尽是血液，日夜达三十余次"，为邪毒扰于血分，乃湿热痢而偏重于热者。《伤寒论》："热痢下重者，白头翁汤主之。"白头翁清热凉血，善治热毒血痢；秦皮清热燥湿收敛，亦善治热痢下血；黄连、黄柏、马齿苋、白槿花功能清热解毒燥湿，均是治痢的常用药；章老善用鱼腥草治疗湿热痢，认为鱼腥草功善散热毒痈肿，对痢疾引起的胃肠溃疡有效。民间常用其一味治痢。病人无后重感，说明气滞不重，故不用行气药，只用一味延胡索活血散瘀以治腹痛。十灰丸为止血炭剂，对肠出血有直接收敛作用。药证相投，药量特重，故可一药而愈。

方源　朱良春．章次公医案［M］．南京：江苏科学技术出版社，1980．

3. 葛根芩连汤加味 *（协热下利证）

组成：煨葛根10克，黄芩6克，香连丸6克（包煎），金银花炭10克，白头翁10克，白芍10克，陈皮5克，荷叶1角，神曲10克。用法："以水八升，先煮葛根，减两升，内诸药，煮取二升，去滓，分温再服"。功效：解表清里。主治：痢疾（协热下利证）。

病例：侯某，女，54岁，1960年7月9日就诊。开始腹痛泄泻，继而便脓血，日行三四次，于本单位服合霉素两天病情好转停药。7月16日又开始腹泻便脓血，腹痛里急后重，恶寒发热，7月18日住院治疗。查体：营养欠佳，消瘦，神情较差，两眼凹陷，腹软无压痛，血压80/60毫米汞柱。大便化验：脓血便，红细胞（++++），白细胞（+++）。西医诊断：急性细菌性痢疾。予以合霉素、四环素等，效果不明显。7月23日应邀会诊。诊见：腹痛，里急后重，大便脓血，日三四次，下坠，左下腹压痛。舌质光滑而红，且有裂纹无苔，脉细无力。辨病为痢疾，证属热痢缠绵不止，阴津耗伤；治宜清热解毒，化滞止痢。取用葛根芩连汤加味治之。3剂。

二诊：大便脓血明显减少，里急后重、腹痛等症也减轻，精神食欲均有好转，口干思饮，肢体倦怠，舌上布满白苔，舌质仍红，脉细数。邪有退化，但阴液未复。宗原方加减。香连丸5克（包煎），白芍10克，当归10克，生地炭10克，金银花10克，石斛10克，天花粉10克，黄芩5克，扁豆衣10克，荷叶1角，神曲10克。3剂。服上药后诸证均退，大便常规化验正常，临床治愈出院。

赏析　葛根芩连汤，原治伤寒表证不解，医反误下，邪陷阳明致成协热下利的方剂。董老在临床上以此方加味治疗热痢，疗效颇佳。本例为急性细菌性痢疾，系暑湿侵犯肠道而致的热痢。因病情迁延，热久伤阴，故下痢赤白的同时，兼见舌红无苔。治疗首用葛根芩连汤加味清解肠道热毒，兼化暑湿；再诊时增入养阴生津之味，是以热毒得解，阴液得复，而病愈出院。

用葛根芩连汤治疗痢疾（包括腹泻）屡有报道，但并非所有痢疾均可使用本方。葛根、黄芩、黄连三味均为寒性药，适用于热性痢疾（包括腹泻），而对虚寒性痢疾，如见下利白脓，泻下清稀便，形寒喜热者，则不适用。方中之香连丸（香连丸有多种组方，今选常用方之一），由木香、黄连、肉豆蔻、诃子、丁香组成，为治疗湿热痢之名方，具有行气止痛、清热燥湿之功效。

方源　董建华.临证治验［M］.北京：中国友谊出版公司，1986.

十九、便秘

1. 五子汤 *（脾肾津枯证）

组成：肉苁蓉12克，女贞子9克，墨旱莲6克，柏子仁9克，火麻仁12克，决明子 6 克（炒香），黑芝麻 9 克。用法：水煎服，入白蜜一匙，分 2 次温服。功效：滋肾益脾，润肠通便。主治：便秘（脾肾津枯证）。

病例：刘某，男，72 岁，1963 年 11 月 29 日就诊。症见大便干结，多为球状，小腹不适，睡眠不实易惊醒，舌正无苔，脉右沉细涩、左沉弦细微数。证属脾肾两虚，津液不足，运化力弱，非火结之证。治以滋肝脾，益肾气，润肠。取用五子汤治之。5 剂。

二诊：服本方后大便畅通，人感舒畅。为调和中气，后加入茯苓 10 克，陈皮 5 克，法半夏 6 克。以十倍量浓煎三次，再浓缩，酌量加蜜，收为清膏，每早晚各服 10 克，开水冲服。

三诊：服用一料膏剂后，自觉不如汤药力大。继服膏剂，加大剂量。

四诊：病情续减，舌脉无大变化。用前方去决明子，煎服。连服 5 剂，逐渐恢复。

赏析 本方多滋润之品，意在滋肾益脾，以收增水行舟之效。肾司二便，脾主运化。病人年逾七旬，脾肾两虚可知。便秘成球状，非火结之候，乃津液不足而致。脾胃运化无力，糟粕在肠道停留不运，很易成球状。用滋肾益脾法，既可使肠道增液，又可使运化恢复，球状便自能排出。

方源 中医研究院 . 蒲辅周医疗经验［M］. 北京：人民卫生出版社，1976.

2. 润肠汤 *（肠燥气逆证）

组成：淡苁蓉 9 克，当归身 9 克（酒浸），白芍 12 克，炙升麻 0.3 克，醋柴胡 0.6 克，白术 3 克，旋覆花 4.5 克，代赭石 4.5 克，郁李仁 9 克，瓜蒌子 12 克（玄明粉 1.5 克拌），枳实 4.5 克，厚朴 2.1 克，炒大腹皮 4.5 克，炒稻芽 9 克。用法：水煎服，早晚各一次。功效：升降调中，润肠通便。主治：便秘（肠燥气逆证）。

病例：金某，男，八月初九日诊。脾不运化，大肠风秘，腹结已久，攻下太过，未免伤中，脘部空乏，气不升降，渐有饮食不为肌肤之势，舌苔白腻，脉象弦滑，右关较空大，拟投以升降调中，润化之品。取用润肠汤治之。

赏析 何谓风秘？风搏于肺，传于大肠，津液干燥而致。这里所说的"大肠风秘"，即是"风秘"。前边所冠"脾不运化"，是由于医者不识风秘，反用攻下之法，伤及中气，致使气不升降，虽有食欲，亦不生肌长肉。这是一例既有津液耗伤，又有脾不健运情况的病案，故治疗方药既取养阴生津之品，又取健脾运化之药。生津润肠药如肉苁蓉、当归、瓜蒌子、郁李仁等；健脾运化药如枳实、稻芽、厚朴、白术、大腹皮等。另用升麻、柴胡以升举，代赭石、旋覆花以降浊。如此升降有序，脾健津复，灵妙之用，便秘自芟。

方源　北京中医学会《孔伯华医集》整理小组.孔伯华医集［M］.北京：北京出版社，1988.

3.宣肺润肠汤 *（血虚肠燥证）

组成：甜苁蓉6克，酒洗全当归9克，火麻仁9克（研），炒白芍4.5克，醋炒柴胡2.4克，炒橘核12克，橘叶4.5克，炒枇杷叶9克，甜杏仁9克，陈皮4.5克，蜜炙紫菀9克。用法：水煎服，早晚各一次。功效：肃肺养血，润肠通便。主治：便秘（血虚肠燥证）。

病例：王某，女，40岁，1958年4月21日就诊。少腹胀满，大便不通，纳食不香，神疲乏力，筋惕肉瞤。法当养营润燥，理气和肝。取用宣肺润肠汤治之。6剂。

二诊：血不润肠，肠燥便秘；血不养肝，肝气撑胀；血虚不能营养筋脉，筋惕肉瞤。养血柔肝润燥之法续进。甜苁蓉9克，酒洗全当归9克，火麻仁9克（研），炒白芍9克，醋炒柴胡3克，春砂壳2.4克，绿萼梅3克，炒橘核12克，酒炒陈木瓜3克，橘叶4.5克，柏子仁9克，蜜炙紫菀9克。6剂。

三诊：养阴润燥，和胃柔肝，尚觉合度。仍从原方进展。甜苁蓉12克，柏子仁12克，火麻仁9克，酒洗全当归9克，酒炒大白芍6克，细青皮3克，炒橘叶4.5克，炒橘核12克，桑麻丸12克（包煎），春砂壳2.4克，5剂。

赏析　用蜜炙紫菀治疗便秘，是宋代名医史载之治蔡元长丞相的方法。它是利用宣通肺气的方法，使肺气肃降，导致与之相表里的大肠蠕动增强，以利于糟粕排出。还有杏仁、枇杷叶助肺气之通畅；柴胡、橘叶、橘核引经入腹；木瓜、白芍既柔肝又通络；火麻仁、当归、桑麻丸养血润肠。诸药配伍，动力与津液同时增强，便秘自然会有良好效果。

方源　上海中医学院.程门雪医案［M］.上海：上海科学技术出版社，1982.

4.甘草泻心汤（胃肠气结证）

组成：炙甘草15克，黄芩10克，半夏10克，大枣10枚（擘），黄连4克，干姜 10 克。用法：水煎服，早晚各一次。功效：辛开苦降，祛其湿热。主治：大便燥结（胃肠气结证）。

病例：宋某，男，55 岁，1960 年 12 月 31 日初诊。便燥数月，每饥时胃脘胀痛，吐酸，得按则痛减，得矢气则快然，唯矢气不多，亦不渴。诊见面部虚浮，脉濡缓。取用甘草泻心汤加茯苓治之。3 剂后大便稍畅，矢气转多。改投防己黄芪汤加附子 4.5 克，一剂后大便甚畅，痛胀均减，面浮亦消，唯偶觉烧心，原方加茯苓又服 2 剂，3 个月后随访，诸症皆消。

赏析 甘草泻心汤本为误下太阳成痞而兼呕、烦、下利而设，仲景指出："此非结热，但以胃中虚，客气上逆，故使硬也。"本例无呕、无烦、无下利，与甘草泻心汤证相悖，且结硬与雷鸣下利则更属对立。所以用甘草泻心汤者，是因为胃气虚馁，湿满于中，针对实质，异病同治。胃气虚馁，急于求食自安，则饥时痛胀并作；滞填中焦，枢机不利，传化迟缓，食物留于肠胃必久，便为之燥。本方加茯苓，缓中补虚，升清降浊，服后矢气转多，大便转畅，已收降浊之效，遂以防己黄芪汤补虚，更加附子通阳，祛邪兼顾扶正，中宫既健，传化为常，则诸症皆瘳。

大便燥结症，属于一般杂病。甘草泻心汤本非治疗便秘之方，正如岳老所言，"本例诸症无一与甘草泻心汤相符"，那为何要用甘草泻心汤呢？这主要是胃气虚馁，传化迟缓，食物停于胃肠道时间太长，故而便燥。本方缓中补虚，升清降浊，特别是使浊气下降，更有利于大便的通畅，故而非对证方反而有效。这是异病同治之范例。

方源 中医研究院．岳美中医案集［M］．北京：人民卫生出版社，1978.

5. 高年通便汤 *（高年气血俱虚证）

组成：当归 12 克，桑椹 15 克，杏仁泥 24 克，黑芝麻 15 克，杭白芍 9 克，火麻仁 12 克，制首乌 12 克，糖炒山楂 9 克。用法：水煎服，早晚各一次。功效：养血润燥，润肠通便。主治：便秘（高年气血俱虚证）。

病例：卢某，女。高年便秘，津枯而肠燥也。取用高年通便汤治之。

赏析 高年气血皆虚，血少津枯，大肠失润，其治当养血润燥。方用制首乌、当归、白芍、桑椹补血养阴，杏仁、火麻仁、黑芝麻润肠，山楂行滞。制首乌有促进肠管蠕动的作用，熟者又能养肝肾、益精血。全方以滋阴养血为主导，杏仁肃肺下气，可谓消化道的动力药。有润肠药，有动力药，大肠就可以起到"传导之官"的职责。本方对体虚便秘、孕妇便秘以及大病后便秘均可应用。

方源 朱良春.章次公医案［M］.南京：江苏科学技术出版社，1980.

二十、肝炎、肝硬化

1. 消癥汤 *（肝郁血瘀证）

组成：土鳖虫9克，蜣螂9克，五灵脂9克，参三七9克，广郁金9克，片姜黄9克，全当归9克，炙甲片9克，洗地龙9克，制黑丑9克，蝼蛄9克，蟋蟀（将军干）9克。用法：上药共研细末，每服1.5克，可渐加至3克，日3次。并以生黄芪18克、白芍9克、枸杞子9克、五味子9克、茯苓18克、炙甘草6克、炒麦芽9克、鳖甲胶9克（烊化），水煎服，每日1剂。功效：消癥破结。主治：慢性肝炎（肝郁血瘀证）。

病例：邵某，女。在南京诊断为慢性肝炎，今以腹部胀满、肝区隐隐作痛为苦，大便不畅，小溲短少，而经常头晕欲仆，舌淡，脉弦细。此正虚邪实之候，古人有攻补兼施之法。幸胃纳尚佳，一面消肿通络，一面补益肝肾，方为万全。取用消癥汤治之。每日1剂。服上药后，病人得以迅速改善症状，并控制了肝肿大的发展。

赏析 慢性肝炎和肝硬化的肝肿大腹胀，中医统称为膨胀。此病往往本虚标实，攻之伤正，补之碍邪，施治颇为棘手。本案取攻补兼施之法，标本两顾。散剂用土鳖虫、蜣螂等虫药，攻坚散结；姜黄、郁金、三七、当归、五灵脂、制甲片祛瘀止痛；黑丑、蝼蛄、蟋蟀、地龙行水通便。每服1.5克，一日3次，是取"猛药缓投"之意。汤剂用黄芪、茯苓、甘草建中补气；白芍、枸杞子、五味子、鳖甲胶滋益肝肾，是为治本之图；另用炒麦芽健脾疏肝，以促脾之运化。

朱良春先生根据章老的经验，制订一方"复肝散"，由太子参30克，鸡内金24克，紫河车、姜黄、土鳖虫、郁金各18克，三七15克组成，共研细末，每次服3克，一日2次服，治疗慢性肝炎及早期肝硬化，病人服后能缩小肝肿大，改善肝质，恢复肝功能，增加食欲。本方并有提高血浆蛋白，纠正白球蛋白比例倒置之功。

方源 朱良春．章次公医案［M］．南京：江苏科学技术出版社，1980．

2. 肝炎善后方 *（肝胃不和证）

组成：白芍9克，炙甘草3克，炒枳壳4.5克，炒川芎4.5克，炙远志3克，炒酸枣仁9克，片姜黄2.4克，丹参12克，牡丹皮6克，栀子9克，焦六曲9克，炒谷芽、炒麦芽各9克。用法：水煎服，早晚各一次。功效：和肝胃，养心神。主治：胁痛（肝胃不和证）。

病例：徐某，男，成年，1970年2月1日就诊。1969年9月曾患肝炎，谷丙转氨酶400单位以上，现已恢复正常。目前右胁肋隐痛，神疲肢倦，胃纳不香，心悸不安。拟和肝胃，养心神。取用肝炎善后方治之。3剂。

二诊：胁肋隐痛较和，心苦急已安，神疲肢倦如故。再拟以扶正和肝胃为治。孩儿参4.5克，生白术6克，云茯苓9克，炙甘草4.5克，广陈皮4.5克，全当归9克，大白芍9克，紫丹参12克，焦六曲9克，炒谷芽、炒麦芽各9克。

赏析 《金匮要略》云："见肝之病，知肝传脾，当先实脾。"程老遵其经旨，以四君子汤补气健脾；而以四物汤去地黄加丹参、姜黄、枳壳养肝活血，理气止痛；更用牡丹皮、栀子清肝胆之郁热；方中白芍与甘草合用为芍药甘草汤，有调和脾胃、柔肝抑肝之用。全方无大寒大热之弊，药性平和，为各种肝病后期调理所宜。

方源 上海中医学院．程门雪医案［M］．上海：上海科学技术出版社，1982．

3. 加味抑肝散 *（肝郁脾虚证）

组成：北柴胡9克，白术片9克，当归9克，云茯苓9克，川芎6克，双钩藤9克，清半夏9克，广橘红6克，炙甘草4.5克。用法：水煎服，早晚各一次。功效：养血疏肝，健脾利水。主治：慢性肝炎（肝郁脾虚证）。

病例：宋某，女，56岁，干部。自1956年起患慢性肝炎，肝区胀痛，肝功能不正常，肝大4~8厘米，十七年来屡治未效，于1972年8月来诊。切其脉左关浮弦，视其舌苔白润，舌边不红绛，是肝阳虚衰之候，以致寒湿凝滞于肝脏，不能自行化解。前者又多服苦寒解毒之药，不仅泛而无当，不中病情，反而使寒凉助长寒湿，以致肝肿大久久不愈。又肝为血脏，瘀血久积，以致肝肿大者甚多，投以活血化瘀，则逐渐缓解而消，但此证脉不涩，舌边不紫绛，胁无刺痛感，瘀血证不具，投祛瘀药亦无的放矢。既属肝阳虚，治宜用逍遥散加味，但嫌方中芍药微寒性阴，有碍阳虚，不如抑肝散以川芎易白芍，有化解肝郁之作用，因投予加味抑肝散作汤用。

二诊：病人服药 27 剂后，症状好转，肝肿大见缩小，又按原方续服 20 剂，肝功能恢复正常，肝脏已不肿大。

此方以后投予肝炎久不愈，肝功能不正常，伴胁痛脘闷，肝稍肿大，证属阳虚者，加入瓦楞子 12 克、橘叶 9 克，效果尤迅捷。

赏析　抑肝散出自明代薛铠《保婴撮要》，方由柴胡、甘草、川芎、当归、白术、茯苓、钩藤组成，功效为抑肝健脾，清热解痉。方以当归润肝血，川芎疏通肝血；柴胡、甘草、钩藤配伍，缓解肝气之亢；茯苓消导胃中水饮。明代《证治准绳》则加入陈皮、半夏二味，加强健脾化痰作用。原方所治为痰热发痉、呕吐痰饮、睡眠不安、小儿夜啼等。

岳老用此方，后加瓦楞子化痰积，消血块；橘叶宣胸膈逆气，消肿散毒。二药均入肝胃，合之其力尤峻。岳老用此方加减治疗慢性肝炎，也是一种创新。他认为抑肝散有"化解肝郁"的作用，而解肝郁正是治疗肝病的宗旨。笔者常将此方列为治疗肝郁之主方，肝郁解，则瘀血化之。气血疏调，何患之有！

方源　中医研究院.岳美中医案集［M］.北京：人民卫生出版社，1978.

二十一、胁痛

1. 薤白止痛汤 *（肝气失疏证）

组成：薤白头 9 克，瓜蒌皮 6 克，旋覆花 9 克（包煎），广郁金 4.5 克，青橘叶 9 克，炙枳壳 4.5 克，制香附 9 克，制半夏 6 克，紫苏梗 6 克，制川朴 2.4 克，降真香 4.5 克。用法：水煎服，早晚各一次。功效：理气宽胸，降逆止痛。主治：胸胁痛（肝气失疏证）。

病例：许某，男，成年。1970 年 2 月 19 日就诊。右胸痛，痞闷短气，苔薄脉弦。气机不利，肺气不宣之故。取用薤白止痛汤治之。3 剂。

二诊：右胸痛已止，下移右胁隐隐不快，痞闷短气已除。再以原法进展。川桂枝 2.4 克，薤白头 9 克，瓜蒌皮 6 克，旋覆花 9 克（包煎），降真香 4.5 克，当归须 4.5 克，桃仁泥 9 克，杜红花 3 克，炒延胡索 4.5 克，广郁金 4.5 克，炙白苏子 4.5 克，青葱管 7 茎。

赏析　本方有瓜蒌薤白半夏汤之义。是方本为治疗胸痹心痛病而设，今用于胸胁痛，乃取异病同治之理。全方十一味药，几乎都有理气行滞之功，其理气作用包括宽胸理气、疏肝理气、健脾理气、和胃理气等。本方用量不大，性味多甘淡、轻清，只是在有效之后，加入行气活血之味，如桃仁、红花、延胡索、郁金等。说明医者用活血化瘀药，在防不在治，是"病后防复"之举。

方源　上海中医学院.程门雪医案［M］.上海：上海科学技术出版社，1982.

2. 调和汤 *（肝脾不和证）

组成：生牡蛎 9 克，旋覆花 4.5 克，陈皮 6 克，竹茹 12 克，代赭石 4.5 克，炒稻芽 12 克，杏仁 9 克，藿梗 10 克，法半夏 6 克，知母 9 克，炒橘核 12 克，陈香橼 3 克，厚朴 4.5 克，枳实 4.5 克。用法：水煎服，早晚各一次。功效：和中降逆，柔肝健脾，兼调气机。主治：胁痛（肝脾不和证）。

病例：裕某，女，七月初九日诊。肝脾不和，中焦宿滞化热，兼为邪袭，左胁下痛楚又作，兼有形冷吐泻，舌苔黄垢，脉弦滑而数，治以疏化，和中降逆，兼调气机。取用调和汤治之。

赏析　胁痛多由肝郁脾积所致。所以疏达肝气与健脾运化就是治疗的主要对策。此方理气的药味比较多，为何还用生牡蛎、旋覆花、代赭石呢？孔老在许多病例中都用到此几味，主要是用来平肝气、解肝郁，但用量非常少，如旋覆花、代赭石仅用 4.5 克，牡蛎也只用到 9 克，用量大了会有伤胃气之弊。这是老一辈用药的经验，虽是点滴，亦弥足珍贵。

方源　北京中医学会《孔伯华医集》整理小组.孔伯华医集［M］.北京：北京出版社，1988.

3. 疏肝活络汤 *（肝络失和证）

组成：制厚朴 3 克，炒枳壳 4.5 克，龙胆草 9 克，制香附 9 克，黑山栀 9 克，炒川芎 4.5 克，大腹皮 9 克，五灵脂 9 克，木贼草 9 克，陈香橼皮 9 克。用法：

水煎服，早晚各一次。功效：疏肝和络，活血祛瘀，清热祛湿。主治：肝炎胁痛（肝络失和证）。

病例：潘某，男，34岁。1969年12月17日就诊。患慢性肝炎六年，近来病况益甚，脘胀映背，两胁掣痛，溲黄，苔腻，脉细弦。治拟疏肝和络，活血祛瘀而清湿热。取用疏肝活络汤治之。

二诊：疏肝和络，活血祛瘀而清湿热，尚觉合度，前方加味再进。上方加甲片3克，鳖甲12克，白术4.5克。

三诊：原法大效，诸症均已轻减。全当归9克，大白芍9克，炙鳖甲12克，炙甲片3克，龙胆草9克，黑山栀9克，木贼草9克，五灵脂9克，制香附9克，大川芎6克，大腹皮9克，生白术4.5克。

赏析　本方以厚朴、枳壳、香附、大腹皮、香橼皮等一方面疏肝理气，恢复肝的疏泄功能，另一方面调理中焦气机，使肝脾、胆胃气机畅通，更有利于肝胆的条达、疏通；龙胆草、栀子、木贼草清肝胆湿热；川芎、五灵脂活血祛瘀。全方适用于肝胆湿热，气机不畅之胁痛。方中木贼草一味，一般作明目祛翳之用，程老在此用来利肝胆、祛积块，防治早期肝硬化，可谓经验一得。

方源　上海中医学院.程门雪医案［M］.上海：上海科学技术出版社，1982.

二十二、肾病

1. 加味温胆汤 *（湿热阻滞证）

组成：陈皮10克，清半夏10克，赤茯苓30克，竹茹10克，枇杷叶10克，生姜3片，太子参30克，麦冬15克，五味子5克，丹参15克，制乳香、制没药各10克。（原书未注明用量，此量是按岳老常规用药剂量而拟定的，仅供参考）用法：水煎服，早晚各一次。功效：扶正和胃，清除湿热。主治：急性尿毒症（湿热阻滞证）。

病例：范某，男，56岁。因外伤骨折休克住院，继而小便短少，几近无尿，尿中有少量蛋白、红细胞出现，前医曾投八正散加味，尿量虽有增加，但一日仍约1000毫升。病人时有恶心，尿黄，便稀如水，口干，舌苔稍黄，脉数。证属升降失宜。当扶正和胃，清除湿热。取用加味温胆汤治之。

赏析 尿毒症是肾功能衰竭晚期所发生的一系列症状的总称，属于中医学"水肿""癃闭"等范畴。本例有胆胃不和证，故取温胆汤治之；另有气阴两伤候，故用生脉饮补益之；既有外伤，必有瘀血存在，故取丹参、乳香、没药和血止痛。标本并治，故收效满意。

前医只注重下焦湿热，而忽略了原有休克、多处骨折，且脉象数而弱，故单取八正散无效。岳老还用丹参、乳香、没药调理血瘀，这是"久病必瘀""重病必瘀"的必然措施，方虽简而用意周到。

方源 陈可冀.岳美中医学文集［M］.北京：中国中医药出版社，2000.

2. 黄芪粥加味 *（脾虚水停证）

组成：生黄芪30克，薏苡仁30克，赤小豆15克，鸡内金9克（为细末），金橘饼2枚，糯米30克。用法：以水600ml，煮黄芪20分钟，捞去渣，次入薏苡仁、赤小豆，煮30分钟，再入鸡内金、糯米，煮熟成粥。作1日量，分2次服之，食后咀服金橘饼1枚。每日服1剂。功效：平补脾肾，益气消肿。主治：幼儿慢性肾炎（脾虚水停证）。

病例：岳老曾用此方治疗不少慢性肾炎患儿，有的二三年不愈，有的迁延到十年。这些患儿浮肿长期不退，或浮肿虽退而蛋白尿长期不消失。症状起伏不定，不能根治。岳老认为幼儿体质娇脆，脏气未充，补多则壅滞，攻多则摧伤，若能将药食两用之物予病人长期服用，可能有益无害，遂取陆以湉《冷庐医话》中所载黄芪粥加味治之，收到满意效果。

赏析 本方既可当食品又可当药用，适用于慢性肾炎后期病人的调养，若无金橘，可用陈皮3克与黄芪同煮，去渣即可。本方对慢性肾炎、肾盂肾炎残存的浮肿疗效较高，消除尿蛋白也有效。在服用本方前，要检查肾功能与尿蛋白，服1个月后，再行检查，若肾功能有所改善，蛋白尿消失后，仍继续服用3个月，以巩固疗效；但若为肾阴虚、脉细数、舌质红绛者，则不宜用。岳老用黄芪粥加味治愈小儿慢性肾炎迁延不愈者数例，内有尿毒症前期症两例。在辨证论治前提下，成人使用得当，亦可收到预期效果。

方源 陈可冀.岳美中医学文集［M］.北京：中国中医药出版社，2000.

3. 健脾温肾汤 *（脾肾气虚水泛证）

组成：川桂枝 10 克，淡猪苓 10 克，建泽泻 10 克，赤茯苓 12 克，赤小豆 12 克，冬瓜子 30 克，冬瓜皮 30 克，杭白芍 10 克，野于术 6 克，川厚朴 10 克，车前草 12 克，旱莲草 12 克，白通草 5 克，川萆薢 10 克，川石韦 10 克，炙草梢 3 克。用法：水煎服，早晚各一次。功效：健脾温肾，利尿消肿。主治：慢性肾炎（脾肾气虚水泛证）。

病例：周某，男，20 岁。患肾炎已有九个月，初在县医院治疗，浮肿一度消退，嗣后回家调养，又渐肿胀，在乡多次服药未效，故来京求诊。现症见全身浮肿，小便不利，腹胀不思食，困倦无力。舌苔薄白，脉沉涩。原罹肾炎，调摄不当，遂成慢性疾患。肾气不充，脾运不健，水气泛溢，全身浮肿，经查亦有腹水现象。拟以通肾阳，健脾行水法为治。取用健脾温肾汤治之。

二诊：药服 2 剂，腹胀稍减，小便增加，浮肿未见消，药力未及，宜多服数剂观察。前方赤小豆增至 24 克，加黄芪皮 12 克、冬葵子 12 克、炒韭菜子 6 克、益元散 10 克（布包）。

三诊：服药 6 剂，小便量未见增多，而大便溏泻数次，腹胀减。前方黄芪皮增至 30 克，加党参 10 克、防己 10 克、苍术 10 克，再服 6 剂。

四诊：情况良好，再服 4 剂，小便增多，浮肿稍减，腹部胀满大为好转，食欲增强。拟方如下。川桂枝 10 克，杭白芍 10 克，绵黄芪 30 克，炒苍术 10 克，炒白术 10 克，淡猪苓 6 克，川厚朴 10 克，云苓块 15 克，汉防己 10 克，炒泽泻 10 克，大腹皮 10 克，槟榔 10 克，冬瓜子 30 克，冬瓜皮 30 克，地萹蓄 10 克，炙草梢 5 克。

五诊：又服 10 剂，浮肿全消，惟晨起颜面尚觉肿胀，腹部胀消，颇感轻快，食欲甚好。前方加党参 10 克，再服 10 剂后，原方加五倍量配制丸药。回乡常服，仍忌盐酱诸物。

赏析 本案为慢性肾炎，治之较难，施老始终以五苓散和防己黄芪汤为主方加味治之，黄芪用至 30 克，前后数十剂共用 1 千克有余。按，《冷庐医话》曾记一医案，用生黄芪 120 克，糯米酒一盅治浮肿，前后共服"数斤黄芪"而愈，盖浮肿之形成，在于水聚于皮里膜外。若腠理紧固，水被驱逐，浮肿遂消。黄芪有利尿作用，经现代科学证实，其治慢性肾炎疗效甚显。按，黄芪不仅有利尿作用，且有补气之功，气足湿退，水肿得消。

方源 祝谌予，翟济生，施如瑜，等.施今墨临床经验集［M］.北京：人民卫生出版社，1982.

4. 济生肾气丸（肾虚水泛证）

组成：熟地黄，山萸肉，山药，牡丹皮，茯苓，泽泻，附子，桂枝，牛膝，车前子。用法：先以当归芍药散合桂枝茯苓丸作汤剂服之，继以济生肾气丸作汤剂服之，后以丸剂巩固之。功效：滋肾益精，祛浊利水。主治：慢性肾盂肾炎（肾虚水泛证）。

病例：彭某，女，干部，43岁。久患慢性肾盂肾炎，经常发作，中西医久治，迄无显效。半个月或1个月即发作1次，腰腿酸软，小便频数，有窘迫感，劳累后发作更频。1969年7月26日就诊。尿检查示红细胞满视野，脉象虚弱，舌质淡。诊为"劳淋"。投予《金匮要略》当归芍药散合桂枝茯苓丸作汤用。当归9克，白芍18克，川芎6克，泽泻18克，茯苓9克，白术9克，牡丹皮9克，桂枝9克，桃仁6克。水煎服，3剂。

二诊（7月30日）：尿中红细胞稍减，易以猪苓汤方，疏导瘀滞，清利膀胱。先此本欲用济生肾气丸，继思下焦湿热未净，用补剂过早会导致病邪留恋不去，反使病程延长，故投以此方，为用肾气丸提供条件。但此症已积年累月不愈，肌体日趋衰弱，亦不宜常事清利，耗伤津液，终应长服滋养强壮如肾气丸者。

三诊（8月8日）：见尿液渐清，红细胞少见，即采取济生肾气丸作汤用。熟地黄24克，茯苓12克，牡丹皮9克，泽泻12克，怀山药12克，肉桂6克，山萸肉9克，川牛膝9克，车前子12克（布包煎），炮附子9克。嘱服2周。

四诊（8月28日）：服前方14剂，腰膝已觉有力，检查基本痊愈。嘱服济生肾气丸一个比较长的时期，以巩固疗效。追踪观察2年，未再复发。

赏析 济生肾气丸（汤）出自宋代严用和《济生方》，原名加味肾气丸，由金匮肾气丸加牛膝、车前子组成。主治肾阳不足、腰重水肿、小便不利等。近年来，广泛应用于慢性肾病的治疗。严氏所以取金匮肾气丸作为基本方，是因为这首方子在经方里是治疗虚劳病的主方，是一首既温阳又滋阴的方子。其配伍得当，结构严谨，经过许多医者历经数百年（从东汉到宋）的临床使用，安全有效，可以放胆用之。严氏考虑到此方补益多于祛邪，故在原方基础上加牛膝、车前子二味，以增强利水消肿的功效。

岳老在具体应用时，常注意阶段性的变化。初期正气壮实，应以祛邪为主，服清热利湿之猪苓汤，能够很快奏效，不假强壮补剂以辅之，所谓"祛邪即所以扶正"。切忌发作时过度利湿清热，以戕伤仅存之正气。病情一见缓解，马上把济生肾气汤或丸跟上去，坚持应用。若再见急性发作，仍宜服猪苓汤。如此反复治疗，则抗病之功能渐增，而复发之距离渐远，病势亦渐轻，终于不再复发而告痊愈。

方源 中医研究院.岳美中医案集［M］.北京：人民卫生出版社，1978.

5.肾炎复感方 *（风毒犯肾证）

组成：薄荷6克，菊花9克，佩兰梗9克，忍冬藤12克，柴胡6克，冬桑叶9克，粉草薢9克，泽泻9克，车前子9克。用法：水煎服，早晚各一次。功效：轻宣渗利。主治：慢性肾盂肾炎急性发作（风毒犯肾证）。

病例：赵某，男。小溲刺痛，次数亦频。凡慢性淋浊，多不发热；今有表证，殆为慢性肾盂肾炎而急性发作者。取用肾炎复感方治之。

赏析 慢性肾盂肾炎急性发作属中医淋证范畴。前人曾有"淋家不可发汗"之诫。盖淋病日久，阴血多不足，误用辛温则阴血愈伤。今淋病而兼表证，药选轻宣渗利之品，如薄荷、菊花、桑叶、佩兰等，轻清宣散之力突出，绝无伤阴耗血之弊。

方源 朱良春.章次公医案［M］.南京：江苏科学技术出版社，1980.

二十三、水肿

1.行水汤 *（脾虚水泛证）

组成：生鳖甲9克，沙参9克，炒秫米12克，土白术4.5克，生蛤壳30克，大腹皮12克，桑枝30克，泽泻9克，茯苓皮12克，盐橘核4.5克，谷芽9克，旋覆花3克，冬虫夏草9克，川椒目4.5克，甘草3克，稻芽9克。用法：水煎服，早晚各一次。功效：健脾利水，通络消肿。主治：水肿（脾虚水泛证）。

病例：范某，男，九月初二日诊。气血两虚，脾失运化，渐有水入经络，面发浮肿，腿部为甚，脉濡细而滑，当滋益醒脾渗化，以达经络。取用行水汤治之。

赏析 既言气血两虚，就应当益气养血，但方中补益药并不多，其中益气药仅有白术、甘草，滋阴药仅有北沙参、鳖甲，补益佳品为冬虫夏草；大量的是通达经络药，如大腹皮、谷芽、稻芽、橘核、旋覆花、桑枝等；还有渗湿药，如泽泻、茯苓皮、蛤壳等。案中有云"醒脾渗化，以达经络"，看来还是以此为重。

方源 北京中医学会《孔伯华医集》整理小组.孔伯华医集［M］.北京：北京出版社，1988.

2.桂枝龙骨牡蛎汤加味＊（气虚湿盛证）

组成：炙黄芪10克，桂枝1.5克，白芍10克，炙甘草3克，煅龙骨10克（先煎），煅牡蛎12克（先煎），茯神10克，炒酸枣仁10克，秫米10克（包煎），制半夏5克，橘红5克，糯稻根须15克，浮小麦12克。用法：水煎服，早晚各一次。功效：益气利水，养心安神。主治：浮肿（气虚湿盛证）。

病例：王某，女，51岁，1958年4月21日就诊。面目浮肿，胸闷短气，自汗盗汗，畏寒，失眠多梦，头眩眼花，苔薄，脉濡。取用桂枝龙骨牡蛎汤加味治之。

二诊：面浮肢胀，虚汗出，心慌不安，头眩眼花。仍治以益气固表，养心安神。炙黄芪9克，五味子0.9克，朱茯神9克，炒枣仁9克，柏子仁9克，煅牡蛎15克（先煎），酒炒大白芍6克，淮小麦15克，竹沥半夏4.5克，糯稻根须30克，炒香谷芽12克，红枣4枚。

三诊：面浮已消，虚汗亦减，夜寐不安。再从原方加减之。炙黄芪9克，当归身9克，大白芍6克，米炒麦冬6克，五味子0.9克，辰茯神9克，炒枣仁9克，柏子仁9克，煅牡蛎12克（先煎），竹沥半夏4.5克，北秫米9克（包煎），淮小麦15克，糯稻根须30克，红枣4枚。

赏析 本例辨证为气血虚弱，程老用桂枝加龙骨牡蛎汤与黄芪桂枝五物汤治之，调和营卫，固表止汗，不杂一味疏风利水药。方中还包含有甘麦大枣汤以期养心，生脉散补气生津，同时还加用安神和胃法。但综观全方，黄芪有着不可替代的作用，它的益气固表作用非常突出，且几无不良之虞。

方源 上海中医学院.程门雪医案［M］.上海：上海科学技术出版社，1982.

3. 猪苓汤加味 *（阴虚水泛证）

组成：猪苓 12 克，泽泻 12 克，白术 9 克，云茯苓 15 克，桂枝 9 克，阿胶 12 克（烊化兑服），滑石 12 克，甘草梢 6 克，生地黄 12 克，血余炭 9 克，地肤子 9 克，芍药 9 克。用法：水煎服，早晚各一次。功效：益阴利水。主治：水肿（阴虚水泛证）。

病例：某女，30 岁。发热、腰痛、尿道灼痛、尿急短赤，脉数，苔黄微腻、质红，尿常规化验红细胞较多。乃下焦湿热，伤及阴络，气化失职，宜滋阴清热利湿，佐通阳凉血之品。取用猪苓汤加味治之。

二诊：服上方 5 剂后，热退，尿道灼热痛消失，腰痛已减，尿常规化验显示红细胞消失。

赏析 这是赵锡武先生的经验。赵老善于用猪苓汤加减治疗肾盂肾炎，他的经验是：若尿中红细胞较多或见明显血尿者，常用猪苓汤加血余炭、藕节、蒲黄、生地黄、益母草治之；若久治不愈，转为慢性者，多阴损及阳，表现出阳虚象，宜扶阳祛邪，可用猪苓汤合桂附地黄丸加生黄芪、沉香治之；若阴虚火旺，热象明显者，可用滋阴降火法，方取知柏地黄丸加解毒消肿之品，可用猪苓汤加金银花、生地黄、蒲黄等，或当归芍药散加白茅根、车前草等。

方源 中医研究院西苑医院.赵锡武医疗经验［M］.北京：人民卫生出版社，2005.

4. 加味越婢加术汤 *（风水证）

组成：麻黄 6 克，石膏 30 克（先煎），苏叶 10 克，杏仁 10 克，苍术 12 克，茯苓 12 克，陈皮 10 克，白茅根 15 克，大蓟、小蓟各 15 克，甘草 6 克。用法：先煮麻黄，去上沫，纳诸药，煮取 600 毫升，分 3 次温服。功效：疏风泻热，发汗利水。主治：水肿（风水证）。

病例：郭某，女，15 岁，1976 年 1 月 22 日就诊。感冒后面部浮肿，继而四肢浮肿，已有一周，小便短赤，恶寒不热，咽痛咳嗽，微汗出，饮食大便如常。舌尖红，苔白腻，脉象沉细而数。查体：颜面下肢浮肿明显，咽红，扁桃体 I 度肿大，有脓点。血压 154/94 毫米汞柱。尿常规：蛋白（＋），红细胞 1~5，白细胞 0~1。西医诊断：急性肾小球肾炎。辨病为水肿（风水），证属风邪外闭，肺失宣降；治宜宣肺透表，清利湿热；以加味越婢加术汤治之。6 剂。

二诊（1 月 29 日）：恶寒已除，咽痛减轻，尿量增多，浮肿渐消，大便稀薄，日行二次，食欲尚可。血压 124/90 毫米汞柱。尿常规：蛋白（－），红细胞 1~8，白细胞 1~3。舌尖红，脉沉细而数。肺气虽开，湿热未清，再以清利为治。大蓟、小蓟各 15 克，蒲黄 10 克，白茅根 30 克，生地黄 10 克，木通 5 克（先下），竹叶 10 克，车前子 10 克（另包），茯苓 10 克，白术 10 克，陈皮 10 克，牛膝 10 克，甘草 3 克。6 剂。

三诊（2 月 9 日）：浮肿已消，咽痛亦除，饮食二便正常。血压 120/90 毫米汞柱。尿常规：蛋白（＋），红细胞、白细胞消失。舌质平，苔薄白、根稍腻，脉弦细。病势已缓，从本治疗，补益脾肾，以图根治。党参 10 克，茯苓 15 克，白术 10 克，陈皮 10 克，大蓟、小蓟各 15 克，泽泻 10 克，甘草 3 克。6 剂。另服肾气丸，每日 2 次，每次 1 丸。

四诊（3 月 1 日）：一直服用金匮肾气丸，病情稳定，化验尿常规两次正常。

赏析 本例一周内面及肢体皮肤悉肿，显属风水病患，兼有风寒表证，肺气不能通调水道，下输膀胱，故发为风水。治以越婢加术汤化裁，疏风宣肺，发汗利水。方中麻黄、石膏宣肺清热；苏叶、杏仁、陈皮宣肺化痰止咳；苍术、茯苓健脾利水；大蓟、小蓟、白茅根清热凉血。全方重在使肺气通调，水气得下。故药用 6 剂而浮肿渐消，尿量增多，恶寒已除，咽痛亦减，此时肺气已宣，但湿热毒邪未解，故改用解毒利湿为主，药用大蓟、小蓟、生地黄、白茅根、竹叶、木通、车前子、牛膝、甘草解毒凉血，清利小便；白术、陈皮、茯苓健脾祛湿。又服用 6 剂而肿尽消，咽痛除，他症亦减，病势缓解，转入脾肾双调，治以异功散补脾，肾气丸益肾，最后以补肾之金匮肾气丸收全功。

从病例所治经过可知，开始以宣肺利水为主，继以健脾利湿，后以温肾祛浊，但关键是第一步，即宣发肺气。肺为水上之源，水源一清，有利于水湿的消散，继而又利于肾气的恢复。若把治疗关系颠倒了，先用补益，就会有"益有余，损不足"之虞。

方源 董建华.临证治验［M］.北京：中国友谊出版公司，1986.

5. 加味真武汤＊（阴水证）

组成：炮附子9克，生苍术9克，旋覆花9克（包煎），细辛2.4克，荜澄茄9克，葫芦瓢30克，干蟾皮9克，车前子30克，带皮苓18克，白芍9克，淡姜皮2.4克。用法：水煎服，早晚各一次。功效：温阳利水。主治：水肿（阴水证）。

病例：陈某，男。转动则气急，两足浮肿，阴囊亦肿大，两脉沉细。肾虚水气泛滥，非大剂温运不为功，予加味真武汤。取用加味真武汤治之。

赏析 肾阳虚不能化气行水，则水气溢于肌肤，而为水肿。阳水有发热之表证，而阴水则无。真武汤以附子温振肾阳；茯苓、白术健脾利湿；生姜温胃利水；复以白芍制生姜、附子之燥热。实践证明，本方对肺源性心脏病、慢性肾炎、心力衰竭的水肿，确有良效。今以苍术易白术，燥湿之力益胜；加细辛、荜澄茄、干蟾皮之温化，车前子、葫芦瓢之利尿，旋覆花之降气，作用更强。

真武汤治疗阴水，可谓医家皆知。但章老所加之药，与众不同。旋覆花为降气所用；葫芦瓢、毕澄茄、干蟾皮三味，用家不多。葫芦瓢是行气利水药；毕澄茄为温胃药，但也温肾，有祛寒湿、利小便的作用；干蟾皮，为蟾蜍之干皮，多用于抗癌，有明显清热解毒、利水消肿的功效，有小毒，用量为3~6克，多用于癌症、肝硬化、其他肿瘤等。

方源 朱良春.章次公医案［M］.南京：江苏科学技术出版社，1980.

二十四、淋证

1. 导赤散加味＊（湿热下注证）

组成：甘草梢1.5克，白木通3克，竹叶3克，黄连1.5克，生地黄9克，藕节9克，焦栀子2.4克，牡丹皮2.4克，香附9.5克。用法：水煎服，早晚各一次。功效：清心泻火，利水通淋。主治：膀胱炎（湿热下注证）。

病例：王某，女，60岁。1963年12月29日初诊。症见小便短频，尿道有下坠感，尿道口不适，微热，今晨体温37.4℃，汗出，下肢酸，大便量少，舌唇暗红、苔薄黄腻，脉沉细数。取用导赤散加味治之。

二诊：服用 1 剂后，体温 36.5℃，小便下坠感消失，尿量多而舒畅，色淡黄。六脉和缓，黄苔减退，舌正少津，唇略干。壮火虽去，阴液略伤，治宜养阴，续清余热。玉竹 6 克，石斛 10 克，黄豆卷 6 克，扁豆衣 6 克，荷叶 6 克。2 剂。

三诊：二便调，血、尿常规化验正常，尿培养无细菌。六脉正常，舌正无苔。停药，以饮食调理。

赏析 导赤散主治心经火热证及心热移于小肠证。心与小肠相表里，心经有热，心热循经下移小肠，影响小肠的泌别清浊的作用，则小便赤涩疼痛。蒲老以本方加黄连、牡丹皮、藕节、栀子以达清心、利水、养阴之功效，兼用香附理气。

方源 中医研究院.蒲辅周医疗经验［M］.北京：人民卫生出版社，1976.

2. 芪智止膏汤 *（肾虚湿注证）

组成：生绵芪 9 克，怀山药 9 克，茯苓、茯神各 9 克，生白术 9 克，熟女贞子 9 克，益智仁 2.4 克，台乌药 3 克，萆薢 4.5 克，淡秋石 2.4 克，生草梢 3 克，淮小麦 12 克，合欢皮 4.5 克，滋肾通关丸 3 克（包煎）。用法：水煎服，早晚各一次。功效：益气固肾，清热利湿。主治：膏淋（肾虚湿注证）。

病例：张某，男，70 岁，1935 年 7 月 30 日就诊。高年膏淋，溲频，澄脚如泔，上沫如油，溲时刺痛。此气虚肾亏，湿热下注，膀胱宣化失司之故。夜眠不安，神疲乏力，胃纳不香。痼疾已成，不易杜根。腻补难受，姑以益气健脾，佐以宣化通关为治。取用芪智止膏汤治之。

赏析 此方可益气固肾、清热利湿，但以补虚为主，清利湿热为辅。程老认为，对于膏淋、劳淋，若能举其中气，则迫痛溲频可减，油脂可止，故以黄芪、山药、茯苓、白术补中上焦之气，以正根本。本例合用萆薢分清饮、滋肾通关丸等，以清利湿浊，温肾化气。诸法合一，标本并治，投之即效。

方源 上海中医学院.程门雪医案［M］.上海：上海科学技术出版社，1982.

3. 清热通淋汤 *（湿热下注证）

组成：金银花 30 克，白薇 12 克，马鞭草、凤尾草各 18 克，萹蓄 12 克，冬葵子 12 克，黄柏 6 克，萆薢 12 克，熟大黄 9 克。用法：水煎服，早晚各一次。功效：清热利湿。主治：淋证（湿热下注证）。

病例：王某，男。小便频数刺痛，有脓汁，外有热象，乃湿热之熏蒸。取用清热通淋汤治之。

二诊：脓汁变为血液，痛不可耐。猪苓 9 克，赤茯苓 12 克，泽泻 9 克，小生地 15 克，飞滑石 15 克，萹蓄 24 克，萆薢 12 克，生草梢 4.5 克，小蓟 18 克，瞿麦 18 克，黄柏 9 克，琥珀屑 3 克（分 2 次吞）。

赏析 此尿频刺痛，有脓汁，显为湿热蕴结下焦之淋证。初诊重用金银花等清热解毒，利尿通淋；尤妙在大黄一味，大黄能推动瘀热下行，炒熟则行中有收。二诊脓汁得去，转见血尿，疼痛剧烈，为湿热伤及血络，故复加凉血散瘀之小生地、小蓟、琥珀等。经验证明：琥珀对急性尿路感染引起的尿痛、血尿，确属有效。琥珀具有镇静安神、活血散瘀、利尿通淋之效，以入丸散膏丹剂为多，一般用量每次以 3 克为宜，不宜水煎，以水冲服为好。

方源 朱良春.章次公医案［M］.南京：江苏科学技术出版社，1980.

4. 先后天共补方 *（脾肾两虚证）

组成：炙黄芪 9 克，炒潞党参 4.5 克，炒白术 4.5 克，炙甘草 2.4 克，白归身 4.5 克，炒软柴胡 2.4 克，炙升麻 0.9 克，广陈皮 3 克，金匮肾气丸 12 克（包煎）。用法：水煎服，早晚各一次。功效：益气升提，温补肾阳。主治：劳淋（脾肾两虚证）。

病例：杜某，男，31 岁，1958 年 4 月 21 日就诊。先则小溲频数，继则腹胀里急，溲色清，苔薄，舌淡，脉濡。拟将补中益气汤与金匮肾气丸组成先后天共补方治之。

赏析 此方用补中益气汤举其中气，金匮肾气丸阴阳并补，合而用之，重在恢复元气。对于虚淋、劳淋，程老重视从气论治，先天之气以补之，后天之气以举之；有湿热者，少佐清热利湿药。现在人多从"炎"字入手，动则清热解毒，结果不唯不愈，反而会延误时机，这是不可取的。

方源 上海中医学院.程门雪医案［M］.上海：上海科学技术出版社，1982.

二十五、尿路结石

1. 化石汤 *（湿热蕴结证）

组成：旱莲草 30 克，金钱草 30 克，车前子 10 克，车前草 10 克，茯苓块 12 克，海浮石 10 克（包煎），瓦楞子 20 克，海金沙 10 克（包煎），滑石块 20 克，陈阿胶 10 克（另炖兑服），淡苁蓉 15 克，炒地榆 12 克，甘枸杞子 15 克，建泽泻 10 克，甘草梢 6 克，淡猪苓 10 克。用法：水煎服，早晚各 1 次。功效：清热利尿，滋肾消石。主治：输尿管结石（湿热蕴结证）。

病例：葛某，男。八年前患肾结石，手术取出结石一块，如蚕豆大。近一年又生结石，尿血，色鲜。X 线片提示有两块结石，已下行入输尿管中。症见腰痛，尿少，尿中带血，舌苔薄白而腻，脉濡数。辨证属肾阴虚而湿热久居，热结膀胱。宜滋肾阴、清利湿热，兼以化石法。取用化石汤治之。

二诊：在原方基础上加川续断、川杜仲、风化硝、山萸肉、菟丝子、红苏木、瞿麦穗，去金钱草、车前草，以金樱子膏制成丸剂，早晚各服 6 克。每日以金樱子 120 克煮水代茶饮。

三诊：经治八十日，X 线片示结石已趋下行，体积亦小，每次小便均有细沙物，腰部时痛，有时少腹亦痛，体力活动多时或有尿血。修改方药如下。肉桂 30 克，瓦楞子 30 克，风化硝 60 克，沉香 15 克，知母 30 克，青皮 15 克，旱莲草 60 克，淡苁蓉 60 克，滑石 60 克，泽泻 30 克，毕澄茄 15 克，白檀香 15 克，海金沙 30 克，没药 30 克，阿胶 60 克，茯苓 60 克，海浮石 30 克，鱼枕骨 30 克，山萸肉 30 克，乌药 30 克，菟丝子 60 克，紫草 30 克，炙甘草 30 克。共研细末，蜜丸，每丸重 10 克，早晚各服 1 丸。

赏析 本方适用于肾阴亏虚，湿热久郁，热结膀胱之结石。由于病机复杂，阴虚与湿热胶固，所以施老一面滋阴，一面清利湿热，并兼以化石。方中滋肾阴药有旱莲草、枸杞子、阿胶、淡苁蓉、山萸肉、菟丝子等，清利湿热药有车前子、茯苓、滑石、泽泻、猪苓、地榆等，化石药有金钱草、海金沙、风化硝、鱼枕骨等，还有强腰壮肾药如续断、杜仲等。用金樱子膏为丸，乃取金樱子固肾涩精之功，制成膏剂是为可口而润利，有利于结石的排出。

方源 祝谌予，翟济生，施如瑜，等．施今墨临床经验集［M］．北京：人民卫生出版社，1982.

2. 猪苓汤合石韦散 *（湿热伤阴证）

组成：猪苓9克，茯苓9克，泽泻12克，滑石18克，阿胶9克，石韦60克，冬葵子、瞿麦各90克，金钱草60克，海金沙12克，车前子12克，泽泻12克，茯苓9克。水煎服，早晚各一次。功效：滋阴润燥，清利湿热。主治：输尿管结石（湿热伤阴证）。

病例：施某，男，53岁，华侨，1962年4月16日初诊。病人述两个月前，开始右侧腰痛，尿血，经某医院X线片检查发现，右侧输尿管相当于第3腰椎之下缘处，有约0.8厘米×0.5厘米之结石阴影，同年3月，又进行泌尿系统静脉造影，结石下移至骨盆腔，估计距离输尿管口约5厘米，因来求诊。疏以猪苓汤治之。

二诊（5月2日）：前方服14剂，小便血止，尿转短赤，仍腰痛。一周前，腹部平片检查，结石位置未动，因改服下方。金钱草60克，滑石15克，石韦12克，冬葵子9克，海金沙12克，车前子12克，泽泻12克，茯苓9克。水煎服。上方服近20剂，结石排出，诸症消失而痊愈。

赏析 尿路结石属下焦湿热者居多，常用方有石韦散、八正散、猪苓汤等，虽均主在清利，但用法各不相同。岳老的经验是：如湿热蕴蓄膀胱不甚，出现小便短赤，尿道灼热者，以石韦散为宜；若湿热较甚，小便短赤或不通，大便亦秘者，当用八正散兼泻二阴；若湿热踞于下焦，灼伤阴络，尿血者，苦寒清利之品非所宜，此时应以猪苓汤治之。《岳美中医案集》中，用此法治疗尿路结石者有3例，今选1例，以资说明。

方源 中医研究院.岳美中医案集［M］.北京：人民卫生出版社，1978.

3. 清热利湿强肾方 *（湿热蕴结证）

组成：金钱草60克，车前子12克，瞿麦、川杜仲、海金沙、川牛膝、王不留行、建泽泻、当归尾、肉苁蓉、冬葵子、滑石粉、石韦各9克，甘草梢6克。用法：水煎服，早晚各一次。功效：清热利湿，补肾通络。主治：肾结石（湿热蕴结证）。

病例：刘某，男，40岁。1960年5月，腹痛增剧，尿血。经北京某医院摄片，诊断为输尿管结石（结石大小为 0.5 厘米 ×0.6 厘米，离肾约 6.6 厘米，在第 2 狭窄部上缘）。住院 2 个月，经服中药 50 余剂，腹胀痛减轻出院。旋来中国中医研究院（现为中国中医科学院）附属医院治疗，先后服药 80 余剂，未获显效。出院时，我为其拟一处方，嘱回家治疗。取用清热利湿强肾法治疗。

病人于 10 月 29 日在沛县华佗医院就诊并开始服用上述处方，并练气功、太极拳及接受针刺等辅助治疗。11 月 6 日，感觉左下腹疼痛约 1 小时，并觉口渴、烦躁，欲呕，尿血，脉弦微数，体温 36.8℃。11 月 8 日摄片示结石下移 4 厘米。查尿：上皮细胞（+）、脓细胞（+）、红细胞（++）、草酸钙（+）。经服上方 35 剂，诸症同前，继经该院医师诊查，加重冬葵子、海金沙、建泽泻、滑石粉、石韦等量各至 12 克，并加木通、萹蓄各 9 克，山栀子、赤茯苓各 12 克。

一周后，腹痛下移，摄片检查，结石又下移 2 厘米。继服 20 余剂后，因症无变化，复加鱼脑石、血余炭、鹿角霜各 12 克。服至 20 余剂，左下腹又感疼痛，尿血。摄片结果，结石又下移 4 厘米。通过联系后，于 1961 年 2 月 19 日改处方如下：金钱草 150 克，冬葵子、滑石各 18 克，赤茯苓 15 克，王不留行、川牛膝、海金沙、石韦各 12 克，猪苓、茯苓各 9 克，车前子 240 克（布包煎）。

上方煎服十余剂后，少腹剧痛，小便频而难出，茎中胀痛。即令病人饮大量开水，跳跃。1 小时后，经一阵剧痛，结石遂应尿而出。结石色黄褐，呈不规则锯齿状，以手触之，裂成两块，其大小各约 0.2 厘米 ×0.3 厘米。

此后，仍有针刺样腹痛，历时 3 日始消失。尿检查逐渐转为正常，但腹胀如前。其腹胀与结石无关。最后以六味地黄汤加枸杞子、川杜仲、金毛狗脊，服十余剂以滋养肾脏。

赏析　对于输尿管和膀胱结石，岳老的经验是"专方专药"与"辨证论治"相结合。专方专药如八正散、猪苓汤，金钱草、石韦、海金沙等，均为有效之方药。辨证论治原则为：若下焦阳虚，则宜加入巴戟天、肉桂、当归、肉苁蓉、附子等；若下焦阴虚，则宜益以生地黄、知母、黄柏、沙参、玄参、麦冬、怀山药等；若腰痛，则宜配以川杜仲、川牛膝、桑寄生、枸杞子等；若小便艰涩，则宜配以车前子、泽泻、茯苓、木通等；若有瘀血，则宜辅以王不留行、当归尾、茜草根、赤芍、制大黄、鸡内金、桃仁、牡丹皮等。

当结石排出后，仍应常服些利湿之剂，以防复发。饮食方面如酒类、辛辣物、厚味等，能助长湿热，均应忌之。

岳老认为，结石形成与湿热郁蒸，阴浊聚集有关。所以他用大量清热利湿药，突击式清除尿路的结石，特别是他用大剂量金钱草，这是解决结石的关键药物，若是小剂量使用，不惟不起效，反而会加重病人之痛苦，这是许多医家的临床认知。

方源 中医研究院.岳美中医案集［M］.北京：人民卫生出版社，1978.

二十六、腰痛

1. 杜金汤 *（肾阴虚兼湿热下注证）

组成：杜仲9克，金毛狗脊9克，菟丝子12克，大生地12克，盐水炒牛膝9克，潼沙苑9克，萆薢9克，黄柏2.4克，知母9克，猪苓9克，茯苓9克。用法：水煎服，早晚各一次。功效：滋阴补肾，渗湿泻热。主治：腰痛（肾阴虚兼湿热下注证）。

病例：刘某，女。腰酸起于产后。腰为肾之府，当补肾。舌红、心烦、小溲热，兼当滋之。取用杜金汤治之。

赏析 腰酸起于产后，是虚证，故补肾是其要务。肾阴虚而有火，故用大生地益肾阴；杜仲、狗脊、沙苑子、菟丝子、牛膝补肾填精；知母、黄柏苦寒泻火；复用猪苓、茯苓、萆薢渗湿泻热。肾中气阴俱补，其浊阴得到渗利，其痛自然会有缓解。

方源 朱良春.章次公医案［M］.南京：江苏科学技术出版社，1980.

2. 龟鹿补肾汤 *（肾虚络阻证）

组成：大生地12克，淫羊藿12克，炙龟甲12克，鹿角霜4.5克，肥知母9克，川黄柏4.5克，豨莶草12克，川独活3克，桑寄生9克，福泽泻9克。用法：水煎服，早晚各一次。功效：补肾通络。主治：腰酸痛（肾虚络阻证）。

案例：左某，女，50岁，1971年9月16日就诊。前症小溲频急，溺血，近未发。目前腰酸痛，溲少足肿，口干。苔薄腻，舌边尖红，脉虚细。肾病已久，治当调补奇脉。取用龟鹿补肾汤治之。

二诊：前方有效，不需更张。原方去福泽泻，加粉萆薢9克，狗脊15克。

赏析 本方为阴阳双补之剂，且有黄柏、知母、泽泻等，补中有泻，适合肾中阴阳俱虚，下焦虚热之腰酸痛、溺黄而少等症。

叶天士善用血肉有情之品补益奇经八脉，本例鹿角霜、龟甲即是。大生地与淫羊藿配伍，也是阴阳互补之法。以上合为一方，治疗肾病更为有效。

方源 上海中医学院.程门雪医案［M］.上海：上海科学技术出版社，1982.

3. 温肾止痛汤 *（肾阳虚证）

组成：菟丝子9克，潼沙苑12克，鹿角霜6克，淡苁蓉4.5克，炒杜仲6克，盐水炒黑小茴香3克，炒延胡索3克，炙甲片3克，巴戟肉6克，狗脊6克，川断肉6克。用法：水煎服，早晚各一次。功效：温肾活血。主治：腰髀酸痛（肾阳虚证）。

病例：韩某，女，成年，1948年3月12日就诊。腰髀酸楚疼痛，不能转侧，动则痛不可忍。高年奇脉亏虚，络道不和之故。姑拟补奇脉，通络道。取用温肾止痛汤治之。

二诊：补奇脉，通络道，尚觉合度，腰髀酸楚、疼痛不能转侧已见轻减。仍以原方加减之。鹿角霜6克，盐水炒黑小茴香4.5克，菟丝子9克，潼沙苑12克，炙甲片4.5克，炒延胡索3克，台乌药3克，巴戟肉6克，炒杜仲9克，桑寄生9克，核桃肉2枚，川断肉9克。

赏析 全方多为温补肾经药物，仅少量炙甲片、延胡索行气活血止痛，适合于肾精亏虚之腰痛，无明显阴阳偏胜者。

例中所说的"补奇脉"，主要是指补益奇经八脉，如鹿角霜、肉苁蓉、巴戟肉、潼蒺藜补督脉。督脉与肾经关系密切，所以补督脉就是补肾经。肾精充足，腰痛何有？

方源 上海中医学院.程门雪医案［M］.上海：上海科学技术出版社，1982.

二十七、小便不利

1. 缩泉丸加味 *（膀胱虚寒证）

组成：炙黄芪10克，熟地黄10克，怀山药10克，砂仁2克（后下），陈皮 6 克,桑螵蛸 10 克,益智仁 10 克,补骨脂 10 克,茯苓 10 克,莲子肉 10 克,鸡内金 10 克,焦三仙各 10 克。用法:水煎服,早晚各一次。功效:温肾祛寒,缩尿止遗。主治:小便频数,遗尿(膀胱虚寒证)。

病例:言某,男,12 岁,1984 年 4 月 9 日就诊。遗尿频作,面色萎黄,形体瘦弱。舌淡,苔薄,脉象细弱。辨证属少年肾气未充,脾运不力,膀胱失固;治宜健脾益肾,固脬止遗。取用缩泉丸加味改汤剂治之。6 剂。

二诊:上方加减 50 余剂,纳香量增,面色渐华,形体渐丰,遗尿次数减少,偶有发生,舌苔薄,脉细,此乃脾运渐强而肾气未充,再以益肾固脬之法治之。桑螵蛸 10 克,乌药 5 克,煅龙骨 10 克,益智仁 6 克,熟地黄 6 克,桑寄生 10 克,核桃隔 5 个,补骨脂 10 克。6 剂。

以后以此方加减变化,或用核桃隔或用核桃肉,连服 20 剂,遗尿已止,纳谷增加,面色红润,形体健壮。

赏析 本证病人脾肾两虚,故健脾益肾为其正治,缩泉丸为常用之方。《本草从新》曾指出:核桃属木,补骨脂属火,有木火相生之妙,一木一火,大补下焦。董老据其多年临床经验体会到,核桃隔善治遗尿,核桃肉善补肾命,根据不同病情而选用,可每获良效。此例核桃隔与核桃肉并用,肉则补之,隔则通之,可谓独具匠心,实可效法。

方源 董建华.临证治验[M].北京:中国友谊出版公司,1986.

2. 前列汤 *(阳虚气陷证)

组成:炙升麻 3 克,嫩桂枝 5 克,盐知母 6 克,盐黄柏 6 克,海金沙 6 克,海浮石 6 克(包煎),鱼枕骨 25 克,滑石块 25 克,赤茯苓 10 克,赤小豆 20 克,冬瓜子 12 克,冬葵子 12 克,车前草 10 克,墨旱莲 10 克,炒吴茱萸 5 克,醋炒川楝子 6 克,台乌药 6 克,炙草梢 3 克,蝼蛄 1 只,蟋蟀 7 只。用法:水煎服,早晚各一次。功效:升阳利水。主治:前列腺肥大(阳虚气陷证)。

病例:秦某,男,66 岁。尿意频频而排尿甚难,有时尿闭,点滴不出,须导尿始能排出,病已八年之久,经医院检查诊为前列腺肥大,须动手术,希望用中医治疗。舌苔正常,脉象濡数。辨证立法为:心肾不交,水火无制,清阳不升,浊阴不降,致小便淋漓涩痛,而尿意频频;法宜升阳、利尿、调和水火。取用前列汤治之。

二诊：服用 2 剂，效果甚好，排尿顺利，但仍频数，要求常服方。仍以上方守之。每周服 3 剂。

赏析 施老用药比较多，但剂量很小，本方用药 20 味，剂量都比较小，如炙升麻 3 克，桂枝 5 克，知母、黄柏、海浮石、乌药、川楝子、海金沙等只用 6 克；唯清利化石的药剂量比较大，如鱼枕骨、滑石各 25 克；而赤茯苓、车前草、旱莲草也只用 10 克，治疗癃闭药的蝼蛄用 1 只、蟋蟀用 7 只。整个方剂的作用比较协调，扶正的药符合"少火生气"之义，清利结石的药也不太过，符合"伐不伤正"之旨。这是施老用药的特点，也是我们必须认真学习和继承的宝贵经验。

方源 祝谌予，翟济生，施如瑜，等．施今墨临床经验集［M］．北京：人民卫生出版社，1982．

二十八、糖尿病

1. 滋阴益气降糖饮 *（气阴两虚证）

组成：生石膏 18 克，熟地黄 45 克，当归 15 克，菟丝子 30 克，党参 30 克，玄参 12 克，枸杞子 15 克，天冬、麦冬各 9 克，川黄连 6 克，乌梅 12 克，泽泻 12 克，天花粉 12 克，红人参 9 克。用法：水煎服，早晚各一次。功效：益气滋阴。主治：糖尿病（气阴两虚证）。

病例：张某，男，49 岁，军人。1971 年发现糖尿病，查尿糖（++++），血糖 12.9 毫摩尔/升，症见多食多尿，口干口渴等，脉数，苔薄白。辨证属消渴，治疗采用滋阴清热，益气生津法。取用滋阴益气降糖饮治之。

二诊：共服 30 余剂，上述症状消失，血糖下降为 8.7 毫摩尔/升。连用药四个月无任何自觉症状，再查尿糖（±），血糖下降为 7.6 毫摩尔/升，为巩固疗效制成片剂继服。

赏析 赵老治疗糖尿病，早期以养阴清热泻火为主，中晚期则以养阴、益气为主，常以养阴益气消渴方为基础方治疗。本病例药用大剂量熟地黄、菟丝子、天冬、麦冬、玄参、枸杞子、天花粉、乌梅滋养肾阴，生津止渴；另用党参、红人参益气扶阳；石膏、黄连清热；当归补血；泽泻祛阴浊。赵老在治疗糖尿病时，非常注意益气扶阳法，他认为"气能化水，火能耗水"，所以重视参芪类药的应用。

方源　中医研究院西苑医院.赵锡武医疗经验［M］.北京：人民卫生出版社，1980.

2.益气养阴降糖汤＊（气阴两虚，兼内火不息证）

组成：生黄芪30克，朱茯神10克，白蒺藜12克，怀山药24克，朱寸冬10克，东白薇6克，甘枸杞子15克，五味子10克，怀牛膝15克，润玄参15克，茅苍术6克，瓜蒌根6克，瓜蒌子6克。用法：鸡胰、鸭胰各一条，煮汤代水煎药。功效：益气养阴。主治：糖尿病（气阴两虚，兼内火不息证）。

病例：钟某，男，24岁。在某医院检查血糖、尿糖均高，时已两年，经常注射胰岛素。现症为口渴，饮水甚多，全身乏力，头晕而痛，失眠，尿多，血压为150/90毫米汞柱。舌苔薄白，脉象寸旺尺弱。辨证立法：肾阴亏损，相火妄炎，阴损于下，火炎于上，火烁津伤，遂致口渴思饮。心肾不交，则常失眠头晕。消耗日久，正气渐衰，全身乏力之症现。寸脉旺则阳亢，尺脉弱为肾亏。当滋肝肾之阴，消妄炎之火，养心安神并重。多服数剂，冀获疗效。取用益气养阴降糖汤治之。

二诊：服药19剂，头晕痛及失眠均见好转，血压已降至120/90毫米汞柱，渴饮尿多，尚未大效，仍本前法，再加药力。处方如下。生地黄、熟地黄各10克，生黄芪30克，黑玄参15克，山萸肉12克，怀山药25克，茅苍术6克，甘枸杞子15克，五味子10克，沙蒺藜12克，东白薇6克，夏枯草12克，粉丹皮6克，瓜蒌子10克，瓜蒌根10克。

三诊：前方连服20剂，除尚觉乏力外，诸症均减，血压恢复正常，拟用常方巩固。处方如下。紫河车10克，生地黄、熟地黄各15克，生黄芪30克，金狗脊15克，野党参12克，怀山药30克，甘枸杞子18克，女贞子10克，朱茯神10克，润玄参15克，五味子10克，朱寸冬10克，宣木瓜10克，鹿角胶10克（另烊兑服）。

赏析　本案糖尿病而兼高血压，是由于肾阴亏损，致使相火妄炎。仿大补地黄丸方，另加白薇、夏枯草清肝；五味子、沙蒺藜滋肾；瓜蒌子、瓜蒌根清热止渴。方内有施老常用的降糖对药，即黄芪配山药，苍术配玄参等。前后共服汤药39剂，症状逐次消除，血压也恢复正常，最后以常方巩固疗效。后加紫河车、鹿角胶等血肉有情之药，滋肾阴补肾阳，以求根治。糖尿病兼有高血压者，多属阴阳失调，治疗时不须专治血压，只治其本，血压多能恢复正常。

方源 祝谌予，翟济生，施如瑜，等.施今墨临床经验集［M］.北京：人民卫生出版社，1982.

二十九、头痛

1. 苏芷汤 *（风寒入络证）

组成：苏叶 6 克，白芷 6 克，川芎 3 克，辛夷 6 克，菊花 9 克，杏仁 9 克，僵蚕 6 克，蝉蜕 3 克，桑叶 9 克，通草 3 克，板蓝根 12 克，薄荷 6 克，鲜芦根 24 克，鲜枇杷叶 12 克，生甘草 1.5 克，鸭梨皮 30 克。用法：水煎服，早晚各一次。功效：疏风散寒，宣窍止痛。主治：头痛（风寒入络证）。

病例：陈某，男，九月二十八日来诊。内有蕴热，外感风寒，头项皆痛，微热恶寒，鼻塞声重，咽痒，涕泪俱下，咳嗽，周身酸楚，舌苔黄薄，脉浮紧，右寸关较大。法宜辛散宣解。取用苏芷汤治之。

赏析 头为诸阳之会，又为清阳之府，外感风寒暑湿燥火，均可侵袭肌表，阻遏清阳之气，致使络脉不通而头痛。外感风寒，首犯足太阳经，而足太阳经脉循行项背，故其痛连项背，风寒束表，卫阳被遏，肺失宣畅则恶寒发热，周身酸楚，咽痒咳嗽。孔老采取辛散宣肺之法，选用苏叶、白芷、辛夷、薄荷、菊花等辛散之品，既走足太阳经以散风寒，又入手太阴肺经肃清肺气；配合杏仁、桑叶、蝉蜕、僵蚕等升清降浊之品以宣肺解表；佐以鲜芦根、鲜枇杷叶、鸭梨皮等甘寒之品以润燥止嗽；其中川芎乃血中气药，用以行血中之气，祛血中之风，上行头目，为治外感头痛之要药。

孔老用药剂量之轻，此方足见，如川芎仅用 3 克（1 钱），其余药多在 6~9 克（二三钱）之间，用量最大的是鲜芦根 24 克（八钱），鸭梨皮 30 克（1 两）。孔老祛邪药用量轻，而滋阴药用量重，且滋阴药亦可防辛温宣散药的燥烈伤阴之弊。

方源 北京中医学会《孔伯华医集》整理小组.孔伯华医集［M］.北京：北京出版社，1988.

2. 决明汤 *（肝热上攻证）

组成：生石决明 30 克，桑叶 9 克，辛夷 6 克，竹茹 18 克，白芷 3 克，龙胆草 6 克，刺白蒺藜 9 克，菊花 9 克，知母 9 克，杏仁 9 克，桃仁 4.5 克，旋覆花 4.5 克，代赭石 4.5 克，薄荷 3 克，荷叶 1 张，酒黄芩 9 克。用法：水煎服，早晚各一次。另：紫雪丹 1.2 克（分冲）。功效：平肝泻热，降逆止痛。主治：头痛（肝热上攻证）。

病例：庞某，男，九月初三日诊。肝阳上犯，夹脾湿郁于经络，右半头痛甚重，鼻为涕塞，脉象弦滑而数大，左关较盛，治以滋抑清化并进。取用决明汤治之。

赏析　孔师治疗偏头痛，突破一般常规，抓住病因病机进行辨证施治。遇到肝热上冲者，则予清平镇抑之法；若阴虚肝旺者，则予育阴潜阳之法；若有风寒之邪，则佐以祛风散寒之品；若兼有湿痰肝风者，则佐豁痰熄风之品。并常用苏合香丸、紫雪丹、犀黄丸等芳香开窍，清热止痛。无论偏左还是偏右之头痛，还是前额或巅顶部头痛，其疗效均甚捷。

方源　北京中医学会《孔伯华医集》整理小组.孔伯华医集［M］.北京：北京出版社，1988.

3. 疏风清热汤 *（风热上攻证）

组成：蔓荆子 3 克，薄荷叶 2.4 克（后下），炒川芎 2.4 克，嫩钩藤 9 克（后下），冬桑叶 9 克（后下），甘菊花 9 克，熟石膏 12 克，酒炒黄芩 4.5 克，苦丁茶 3 克，藁本 3 克，荷叶边 1 圈。用法：水煎服，早晚各一次。功效：疏风清热。主治：偏头痛（风热上攻证）。

病例：申某，男，成年，1954 年 3 月 2 日就诊。偏左头痛甚剧，目珠胀、口干舌燥。脉象浮弦，风热上袭清空故也。以疏风清热法治之。取用疏风清热汤。2 剂。

二诊：偏头痛、目珠胀、口干舌燥均见减轻。昨晚有寒热，肢体酸楚。再拟原方出入治之。清水豆豉 12 克，黑山栀 4.5 克，薄荷叶 2.4 克（后下），炒川芎 2.4 克，冬桑叶 9 克（后下），甘菊花 9 克，蔓荆子 3 克，熟石膏 12 克，酒炒黄芩 4.5 克，苦丁茶 3 克，藁本 3 克，嫩钩藤 9 克（后下），荷叶边 1 圈。2 剂。

赏析 本方治急性风热之症，其脉浮弦，应与内伤头痛相鉴别。方中除桑叶、菊花、薄荷、蔓荆子等疏风清热药物外，亦有栀子、石膏、黄芩等清热泻火药物，可知热邪较重，病势较急。因左侧头痛较剧，亦有平肝胆火热之药。

方源 上海中医学院.程门雪医案［M］.上海：上海科学技术出版社，1982.

4. 加味四逆理中汤 *（阳虚络阻证）

组成：川附片15克（先煎），淡干姜6克，米党参20克，云茯苓10克，云茯神10克，野于术10克，当归身6克，桑螵蛸10克，大红枣5枚，煨生姜2片，炙甘草10克。用法：水煎服，日一剂，分温再服。功效：理中扶阳。主治：头痛（阳虚络阻证）。

病例：杨某，女，54岁。生育九胎，曾患肺结核，身体瘦弱，易受外感。平时多汗，心慌，四肢冷感。一周前来京途中又受感冒，经服中药发汗过多，身如水洗，自觉口鼻发凉，四肢寒冷。近日又感朝冷暮热，时时汗出，头痛如裂，大便溏稀。舌苔白，六脉紧。急拟理中扶阳为治。取用加味四逆理中汤治之。

二诊：连服5剂，除大便仍溏外，诸症悉退。每日早服附子理中丸1丸，晚服参茸卫生丸1丸。连服十日。

赏析 本方以四逆汤合理中汤加茯苓、茯神、大枣温中健脾，当归、桑螵蛸回阳固脱。方中所选当归，其性温散，《神农本草经》载可治温疟寒热。病人体质虚弱，多汗、肢冷、易感冒，为阳虚之证。阳虚感外寒，不宜发汗，宜审正虚、外邪程度施治，阳虚轻者，以桂枝汤和之；阳虚重者，四逆汤治之。本例已失治误汗，急应理中回阳，以免虚脱。现病人阳气已伤，而病邪未除，有朝寒暮热之象，若只固其阳不及阴，不但阳气难复，势将更伤其阴，加当归既寓温散之意，又有养血涵阴之妙，可谓画龙点睛。

方源 祝谌予，翟济生，施如瑜，等.施今墨临床经验集［M］.北京：人民卫生出版社，1982.

5. 羌活胜湿汤 *（风寒外袭证）

组成：羌活6克，独活6克，藁本3克，防风3克，炙甘草3克，川芎3克，蔓荆子2克。用法：水煎服，早晚各一次。功效：祛风除湿，通络止痛。主治头痛（风寒外袭证）。

病例：岳某，女，49岁，1977年8月19日就诊。最近3个月前额作痛，两目发胀，痛时泛恶，嗳气纳差，时有耳鸣眼花，腰背酸楚，口不渴，大便不实。月经量多色黑。舌质淡红，边有齿痕，脉象细滑。本病辨为头痛，证属风邪外袭，痰湿蕴阻，清窍不利，胃失和降；治以散风除湿和胃；以羌活胜湿汤加减。川芎10克，蔓荆子10克，藿香10克，佩兰10克，陈皮5克，苍术10克，白芷10克，合欢皮10克，薄荷3克，荷叶10克。6剂。

二诊（8月29日）：前额疼痛基本消失，泛恶好转，仍有嗳气脘闷，又值月经，腰背酸痛如故。考虑头风渐清，胃气渐和，肾虚肝郁症状突出，守原法佐以固肾调经。清半夏10克，陈皮5克，枳壳6克，生姜6克，竹茹5克，苏梗10克，桑寄生12克，杜仲10克，川断10克，菟丝子10克，牛膝12克。6剂。

三诊（9月8日）：本次月经量少，头痛腰痛没有加重，仍有胃气上逆，嗳气频作，治以通降和胃。旋覆花10克，代赭石10克，清半夏10克，太子参10克，枳壳10克，大腹皮10克，神曲10克，木香10克，生姜6克，陈皮5克，苏梗10克。

四诊（9月13日）：诸症基本消失，以原方6剂调理巩固。

赏析 本例因风邪外袭，痰湿蕴阻，升降失常所致，故治以散风和胃为主。方中苍术、藿香、佩兰、陈皮芳香化湿和胃；川芎、白芷、薄荷、蔓荆子散风而清利头目；合欢皮安神；荷叶升清降浊，有助头目之清醒。故一诊后头痛即消失。复诊时适逢月经，根据月经量多色黑判断其为冲任虚损所致。因此，一方面用半夏、枳壳、生姜、竹茹、苏梗化痰浊，和胃气；另一方面用桑寄生、杜仲、续断、菟丝子、牛膝补肾而调冲任，药后月经正常。后以旋覆代赭汤降逆化痰、和胃益气而善后。

方源 董建华.临证治验［M］.北京：中国友谊出版公司，1986.

6.桑菊清肝汤 *（风热上攻证）

组成：桑叶10克，菊花10克，细辛3克，荆芥10克，川芎10克，知母10克，茯神12克，丹参12克，牛膝12克，黄芩10克，磁石30克。用法：水煎服，早晚各一次。功效：清肝止痛。主治：偏头痛（风热上攻证）。

病例：田某，女，34岁。1977年8月22日就诊。偏头痛，时伴头昏已有年余，最近一个月头痛加重，时有抽掣，甚则恶心呕吐，伴有口苦目眩，寐差梦多，腰膝酸楚，曾服散风活血化瘀等中药效果不显。血压正常，其他检查亦未见异常。舌苔薄黄，脉象细滑。辨证为肝胆湿热，上冲头目，肝失疏泄，胃失和降。治法为泻肝清热，佐以潜镇。取用桑菊清肝汤治之。

二诊（8月29日）：药后头痛明显好转，动则头昏，恶心，脉舌如前。此乃肝胆热郁渐平，胃气上逆仍在。原方去荆芥、细辛、磁石，加竹茹、荷叶、清半夏三药。

三诊（9月10日）：药后头痛未发，头昏、恶心仍作，夜眠差，梦多，湿浊中阻，土壅木郁，肝胃不和，当调肝和胃。清半夏10克，陈皮10克，茯苓15克，枳实10克，竹茹10克，炒苍术10克，白芷10克，白芍10克，菊花10克，白蒺藜12克，黄芩10克。6剂。

四诊（9月20日）：药后头痛、头昏消失，泛恶已止，夜眠纳食皆可，守原方再进4剂，诸症悉除。

赏析　本案系肝胆湿热，上扰清空所致。治疗上先以桑叶、菊花、荆芥、川芎、细辛疏泄外达，上清头目；知母、黄芩、茯神、磁石泻热平肝；久病入络，故佐以丹参、牛膝活血行瘀。药后头痛好转，但胃仍失和，故复诊时用原方去荆芥、细辛之疏散，磁石之重镇，加入竹茹、荷叶、半夏之和胃降逆。病情逐渐减轻，终以温胆汤出入，使肝胆之热清，胃气得降，清阳得升，而诸症得除。

方源　董建华.临证治验［M］.北京：中国友谊出版公司，1986.

7. 巅顶痛方 *（血虚肝郁证）

组成：当归12克，川芎10克，赤芍、白芍各12克，桃仁10克，红花10克，葱白2茎，全蝎5克，细辛3克，茺蔚子10克，钩藤12克，白蒺藜12克。用法：水煎服，早晚各一次。功效：养血活血，化瘀通络。主治：巅顶痛（血虚肝郁证）。

病例：项某，女，49岁。1977年8月22日初诊。巅顶及前额疼痛已历多年，遇寒疼痛加剧，且伴恶心、目眩，自己不能支持，神疲纳差。血压106/84毫米汞柱，血常规检查正常，经神经科及脑电图等检查均未见异常，屡用中西药物治疗效果不显。诊见面色晦暗，唇紫，舌淡质暗，苔薄黄，脉象细弱。辨证为血虚夹瘀，头目失养；治宜养血和血，化瘀通络。取用巅顶痛方治之。6剂。

二诊（8月30日）：药后头痛目眩明显减轻，恶心已止，食欲亦增，脉舌如前，守前方去全蝎（缺药）、钩藤，加地龙、制南星。当归12克，川芎10克，赤芍、白芍各12克，桃仁10克，红花10克，葱白2茎，细辛3克，茺蔚子10克，白蒺藜12克，地龙10克，制南星10克。6剂。

三诊（9月13日）：头痛近除，近日见咳嗽，咳痰，守原方出入巩固之。当归12克，川芎10克，桃仁、杏仁各10克，红花10克，茺蔚子10克，赤芍、白芍各10克，蔓荆子10克，苍术10克，车前子10克。6剂。

一月后随访，头痛未发。

赏析　本案因血虚兼瘀，以致头痛经久不愈，虚实并见，故既用活血化瘀药，如川芎、桃仁、红花、赤芍等；又用柔肝养血药，如当归、白芍等；并以茺蔚子、钩藤、白蒺藜清利头目；再佐以葱白、细辛辛香走窜以入巅顶；全蝎通络止痛。药后头痛目眩均轻，故以地龙、制南星取代原方之全蝎、钩藤，以达止痉活络之能。最后去其辛窜解痉之味以事巩固。

方源　董建华.临证治验［M］.北京：中国友谊出版公司，1986.

8. 补益肝肾汤 *（肝肾两虚证）

组成：熟地黄15克，枸杞子12克，菊花10克，菟丝子10克，怀牛膝10克，川断10克，砂仁1.5克，黑芝麻15克，茯苓10克，白蒺藜12克，党参10克，白术10克。用法：水煎服，早晚各一次。功效：补益肝肾。主治：头痛（肝肾两虚证）。

病例：刘某，女，45岁。1977年8月19日初诊。头昏头痛多年，时伴耳鸣，目眩，心悸心烦，全身软疲乏无力，汗多，夜眠不实，寐多恶梦，后发展到不能站立，坐久亦感难忍。二便调，月经正常，白带多，颜面苍黄，形羸气短。舌质红有瘀斑，苔薄白，脉象沉细而滑。多方面检查未见异常，西医考虑为神经衰弱。辨证为肝肾阴虚，脑海失养。治宜补益肝肾。取用补益肝肾汤治之。6剂。

二诊（8月25日）：药后症见减轻，白带仍多，守上方去黑芝麻、党参、白术，加生龙骨、生牡蛎、浮小麦、远志。熟地黄15克，枸杞子12克，菊花10克，菟丝子10克，怀牛膝10克，川断10克，砂仁1.5克，茯苓10克，白蒺藜12克，生龙骨、生牡蛎各30克，浮小麦30克，远志10克。6剂。

三诊（8月31日）：药后诸症好转，唯自汗、恶风、心悸突出，脉舌如前。

此为卫阳失固，阴液外泄，当固摄卫阳为主。煅龙骨、煅牡蛎各30克，炙黄芪10克，糯稻根12克，碧桃干5克，白芍10克，桂枝2.5克，党参10克，夜交藤30克，当归10克，桔梗5克，枳壳6克。6剂。

四诊（9月8日）：头昏头痛已除，夜眠较前好转，烦悸、恶风已罢，但胃中欠舒，汗出较多，当补心脾。黄芪10克，党参10克，白术5克，枸杞子10克，煅龙骨、煅牡蛎各12克，川芎5克，吴茱萸1.5克，菊花10克，白芍10克，炒枣仁10克，丹参12克。6剂。

五诊（9月16日）：汗出渐止，夜眠渐安，尚神疲乏力，宗前方加生地黄、熟地黄各15克。

服药20剂病愈，随访两个月，症未发。

赏析 本案所患系肝肾阴虚，虚阳上扰所致，开始从补养肝肾入手，用枸杞子、芝麻、菟丝子、牛膝、川断滋养肝肾；菊花、白蒺藜平肝而清头目；用砂仁以避免熟地黄之腻滞；以党参、白术、茯苓益气健脾。复诊时头痛、耳鸣、目眩减轻，增入了益阴平肝潜阳药，如生龙骨、生牡蛎、浮小麦、远志等。再诊时诸症均减，但自汗、恶风、心悸仍在，此时肝肾虽调，卫阳见虚，治以调和气血、固摄营卫之品，终以补脾调气之剂，使诸症得除。

方源 董建华.临证治验［M］.北京：中国友谊出版公司，1986.

9. 通窍活血汤 *（血瘀络阻证）

组成：赤芍3克，川芎3克，桃仁6克，红花9克，生姜9克，老葱3根，大枣7枚，麝香0.15克。用法：用黄酒250毫升，将前七味煎至150毫升，去滓，将麝香入酒内，再煎二沸，临卧服。主治：偏头痛（血瘀络阻证）。

病例：殷某，男，32岁，1976年7月10日就诊。三年前开始头痛，左侧为甚，初起轻微，痛呈阵发，近来头痛发作频繁，尤以春夏为剧。此次发作已两月余，痛势不减，痛甚则头皮抽掣，伴恶心，饮食无味，口苦，二便正常。舌质红，苔根黄腻，脉象弦细。西医诊断为血管性头痛，辨病为头痛，证属瘀血头痛，久痛不止；治拟通窍活血化瘀，以通窍活血汤加减。当归10克，赤芍6克，川芎10克，桃仁6克，红花6克，生姜10克（切碎），葱白6克（切碎），麝香0.15克，黄酒250毫升。每剂煎至一酒杯，麝香绢布包入药汁再煎二三沸取出（可用3次，即0.15克麝香可作3剂药用）。每日服药1剂，服3天，停3天。

上药服 12 剂后，头痛诸症均除，随访 5 年未发。

赏析 王清任认为凡头痛他方久治无效者，通窍活血汤有效。通窍活血汤可治疗头面血瘀之证。本案头痛，虽无瘀血之外症，但宗久痛入络之理，仍选用通窍活血汤为治。以赤芍、川芎、桃仁、红花活血化瘀；生姜、葱白辛温通阳；再入麝香、黄酒辛温透窍，通络行瘀引药上行，直至巅顶；大枣缓和芬香辛窜药物之性。董老在临床上将本方变通化裁以治疗血管性头痛、损伤性头痛，以及久治无效的偏正头风头痛，均获良效。在运用此方时，一定要取黄酒之温通，麝香之辛窜，如此才能直达病所，而克奇制胜。由于麝香价格昂贵，一般病人难以承受，有人用白芷加九香虫代之，不妨一试。

方源 董建华．临证治验［M］．北京：中国友谊出版公司，1986.

10. 止园医话方 *（风热、肝热证）

组成：连翘 10 克，菊花 10 克，霜桑叶 10 克，黄芩 10 克，苏薄荷 3 克，苦丁茶 6 克，夏枯草 12 克，藁本 3 克，白芷 3 克，荷叶边半圈，鲜茅根 12 克。用法：水煎服，早晚各一次。功效：清热通络。主治：头痛（风热、肝热证）。

病例：小女沛芬，每一感冒，即出现剧烈性头痛，面红发热，虽服些止痛或发散性的中西药物，均不过暂时缓解，不能根除，颇为苦恼。偶阅罗止园《止园医话》，见载其自制一方，共十一味，水煎温服。云："治偏头痛极灵，屡试屡验也。"取用止园医话方治之。投之 1 剂，痛减大半，3 剂痊愈，迄今 5 年未犯。因广为传播，据探寻各用治正偏头疼，亦均获捷效。

赏析 罗氏从自身患偏头痛说起，其病已数年，服用中西药治疗，时发时止，后每至午后，体温升高，偏头痛更甚，遂自制一方，服一剂后奇效，病减大半，三剂大效，六剂痊愈。岳老效法之，屡用屡验。

书中还有一则病例，某女，50 岁，患习惯性眩晕，服用此方数剂，数年未发。本方之连翘轻浮，为解热清气分之妙品；菊花、薄荷清利头目，消散上焦之风热；桑叶搜肝经络脉之风邪；黄芩清除中上焦之火邪；苦丁茶祛头部之热邪；夏枯草解散热郁；荷叶边疏散邪热；鲜茅根消除痰热；更佐以白芷通窍散发表邪；引以藁本直达头顶，以除风邪。诸药共奏祛风散热之效，以治风热上攻之正偏头痛。若为寒厥或痰厥之头痛，不可滥投。

方源 中医研究院．岳美中医案集［M］．北京：人民卫生出版社，1978.

11. 复元活血汤（外伤瘀血证）

组成：柴胡 15 克，天花粉 15 克，当归 15 克，红花 6 克，穿山甲 6 克，大黄 30 克，桃仁 50 枚，甘草 6 克。用法：原方为粗末，每服一两，酒、水同煎，空腹温服。功效：活血化瘀，疏肝通络。主治：头痛（外伤瘀血证）。

病例一：刘某，男，1969 年 7 月 29 日来诊。六脉弦硬，左关尤甚。自诉头痛年久不愈，并时发身痛，有脑动脉硬化症，尝服中西药迄无显效。自述"头痛身痛如针刺"。这种疼痛，多属瘀血证，追问病史，知其因跌倒后而患此症。因断定是瘀血性头痛兼身痛。先投复元活血汤以化瘀。柴胡 9 克，天花粉 9 克，当归尾 9 克，穿山甲 9 克（炮），桃仁 6 克，红花 6 克，川大黄 6 克。清水黄酒各半煎，温服。连服 7 剂。

二诊（8 月 20 日）：头痛已愈，再按原方服数剂，身疼亦愈。

病例二：郑某，女，60 岁，1970 年 4 月 17 日就诊。自诉因从高坠下，脑震荡，头昏失眠，不能走路，已 3 个多月。诊其脉沉涩，视其舌紫暗，瘀血之症状俱在。投以复元活血汤，服 7 剂。

二诊（4 月 29 日）：能安睡，但舌下静脉仍呈现紫色，喉中有痰，前方加竹茹、半夏，服数剂后，头已不昏，走路如常人。

赏析 岳老认为，刺痛，疼痛顽固不治、部位固定，或因阴雨刮风和劳累而增重，或昼轻夜重，与唇舌紫暗，脉沉弦或细涩，都应考虑是瘀血性的，都不是一般行气熄风定痛的疗法所能奏效的。不论是跌打坠落导致的暂与久的重伤，还是皮肤微伤，血流于内部而作痛的，均应作瘀血治。岳老还曾治过一例腰痛病人，中西止痛药纷投都无效。询其得知 30 年前，病人因坠马后而患此症。即投以七厘散活血化瘀，不日痊愈。

复元活血汤所治之瘀血，其因多是跌仆损伤，坠车落马，使瘀血留于胁下，痛不可忍。汪昂谓："不问伤在何经，恶血必留于胁下，以肝主血故也。"方中柴胡可疏肝胆之气，若多用，则有活血化瘀之作用。这里所说的"多用"，没有明确的界限，南北方应用柴胡的量是不一样的，南方有的医生一生很少用到柴胡，这是因为他的脑海里有一句"柴胡竭肝阴"的告诫。穿山甲走窜，破诸经络之结滞；桃仁润而行之；红花温而导之；当归辛而通之；天花粉甘凉散血；甘草缓急止痛；大黄能荡涤凝瘀败血；酒能通经活血。本方是祛瘀生新的方子，能使气血通畅，疼痛自平。

山东中医药大学骨科教研组曾用本方加减治疗因外伤引起的腕关节、踝关节软组织血肿，效果良好。一般服药 2~3 剂后，疼痛减轻，肿胀渐消；轻者 5 剂，重者 8 剂，则告痊愈。

方源　中医研究院.岳美中医案集［M］.北京：人民卫生出版社，1978.

三十、中风

1. 归贝丸＊（风痰入络证）

组成：全当归 60 克，明天麻 60 克，制首乌 45 克，潼蒺藜、白蒺藜各 45 克，川贝母 45 克，墨旱莲 90 克，京赤芍 45 克，怀牛膝 120 克，女贞子 90 克，粉丹皮 60 克，煅石决明 45 克，番红花 24 克，大熟地 120 克，淡昆布 30 克，杭白芍 60 克，豨莶草 90 克，宣木瓜 60 克，络石藤 45 克，嫩桑枝 90 克，炙僵蚕 90 克，蝎尾 15 克。用法：上药共研细末，用阿胶 120 克，烊化，和蜜为丸，每服 9 克，早晚各一次。功效：平肝熄风，化痰通络。主治：中风（风痰入络证）。

病例：钱某，男。古今医籍以中风居杂病之首，以其变起仓猝，而施治不易也。张伯龙氏依据《黄帝内经》"血之与气，并走于上，则为大厥"之说，创介类潜阳、导血下行之法，为治疗中风辟一新途径。今师法之，为订常服之方。取用归贝丸治之。

赏析　此例仅言治法，未言具体病情，只能从方药上进行分析。

从药物组成上看，既有补益肝肾阴血之味，如当归、熟地黄、白芍、何首乌、阿胶、女贞子、旱莲草、木瓜；又有平肝祛风之品，如天麻、潼蒺藜、白蒺藜、石决明；还有活血化瘀药物，如赤芍、牛膝、牡丹皮、红花、昆布；更有通络祛风药，如络石藤、桑枝、豨莶草；祛痰之贝母、僵蚕；以及熄风之蝎尾等。俗语云："治风先治血，血行风自灭。"所以治疗中风，先以养血活血为法，阴血充足了，才有利于祛痰、熄风、通络等。如果一味地祛风、化痰、通络，可能有一时之效，但由于肝肾阴血未得到补充，很有可能再次发生风邪中络证。由此观之，此方为攻补兼施方，适宜于慢性风痰入络证。

方源　朱良春.章次公医案［M］.南京：江苏科学技术出版社，1980.

2. 镇肝汤 *（肝旺胃实证）

组成：石决明 30 克，青礞石 6 克，旋覆花 9 克，代赭石 9 克，枳实 9 克，刺白蒺藜 9 克，知母 9 克，黄柏 9 克，天麻 1.5 克，全瓜蒌 18 克（玄明粉 3 克拌），桑寄生 30 克，炒莱菔子 9 克，川牛膝 9 克，灵磁石 9 克，竹叶卷心 6 克，龙胆草 9 克，滑石 12 克，威灵仙 12 克，朱茯神 15 克，菖蒲 9 克，天仙藤 12 克。用法：水煎服，早晚各一次。功效：重坠潜阳，平肝熄风，开窍化痰。主治：中风（肝旺胃实证）。

病例：王某，女，四月十一日就诊。肝阳亢盛，胃家又实，聚液成痰而流入经络。左腿麻木，头眩目花已年余之久，更因失治，火势遂盛，入春以来症象加剧，左手持物有时不能自主，呆笑，或语謇不清，大便秘，脉弦滑而数，舌赤苔黄，亟设镇坠深化潜阳之剂，免致仆中。取用镇肝汤治之，加服苏合香丸一粒（分化），紫雪丹 1.2 克（分冲）。

赏析 本方镇肝药多取金石类，如石决明、青礞石、代赭石、灵磁石、滑石等，清肝药如龙胆草、竹叶、知母、黄柏等；由于有痰迷心窍证，故加用石菖蒲、枳实、茯神、旋覆花、莱菔子、全瓜蒌；祛风药用了白蒺藜、天麻、天仙藤等；更有桑寄生、川牛膝补肝肾之阴。所用苏合香丸、紫雪丹，乃为清热开窍而取。

方源 北京中医学会《孔伯华医集》整理小组.孔伯华医集［M］.北京：北京出版社，1988.

3. 牵正达络汤 *（风邪入络证）

组成：石膏 15 克（先煎），鲜竹茹 30 克，龙胆草 4.5 克，丝瓜络 3 克，桑寄生 15 克，桂枝尖 1.5 克，全当归 9 克，威灵仙 9 克，金银花 30 克，桃仁 9 克，杏仁 9 克，川芎 3.5 克，地龙 9 克，知母 6 克，鲜荷叶 1 张。用法：水煎服，早晚各一次。功效：疏风达络，清肝平胃。主治：中风后遗症（风邪入络证）。

病例：马某，男，六月二十九日诊。痰湿素盛，肝家热实。汗出当风，逆于筋络，口眼㖞斜，浮滑而细数，亟宜疏风达络，清平肝胃。取用牵正达络汤治之，并取紫雪丹 1.2 克（分冲）。

赏析 口眼㖞斜属中风门中之"类中"。孔老指出："类中多在经络，肝阳搏击之内风所致，来也速，治之亦速，然用药不当则口目难正，积留日久，不唯难愈，且易再发。"孔老常用川芎、桂枝尖、麻黄之类以达孙络，以通微末；再以紫雪丹清解之，取效颇捷。

方源　北京中医学会《孔伯华医集》整理小组．孔伯华医集［M］．北京：北京出版社，1988．

4.地黄饮子（肝肾虚、经络失和证）

组成：地黄、巴戟天、石斛、山萸肉、五味子、肉桂、茯苓、麦冬、附子、石菖蒲、远志。用法：加枣姜，水煎服，早晚各一次。功效：滋补肝肾，调和阴阳。主治：中风（肝肾虚、经络失和证）。

病例：孙某，男，64岁，1975年8月27日初诊。中风后右上下肢不灵，步履蹒跚，腿沉重，头眩而痛，语言不清，呛食，脉弦两尺无力，病在肝肾。赵老对地黄饮子进行了加减，方药如下。生地黄、熟地黄各12克，牡丹皮12克，山药12克，山萸肉12克，茯苓12克，泽泻12克，肉苁蓉18克，巴戟天15克，杜仲12克，黄芪30克，当归12克，天麻12克。

二诊（1975年9月24日）：连服数剂，呛食已愈，余证同前，依上方加葛根18克，稽豆衣18克，泽泻增为30克。

三诊（1975年10月11日）：上方10剂，语言有进步，头痛肢痛，余同前，投地黄饮子加减。熟地黄24克，石斛12克，山萸肉12克，肉苁蓉18克，麦冬15克，茯苓12克，菖蒲9克，五味子9克，巴戟天15克，天麻12克，杜仲12克，黄芪30克，泽泻30克，稽豆衣18克。每周数剂连服。

四诊（1976年1月2日）：语言见好，头仍痛，腿重不灵。照上方去泽泻、稽豆衣，加桂枝9克。

五诊（1976年2日10日）：上方服10剂，语言清楚，音低，腿无力，脉弦有力尺弱，仍投以地黄饮子方加杜仲12克，天麻12克，鸡血藤30克，其中肉桂、附子各6克，煎服。

六诊（1976年4月27日）：诸症大减，仍脉弦尺弱，两腿乏力，乃肾虚、柔不养筋。照上方加淫羊藿30克，冬虫夏草9克，煎10剂，继以蜜丸久服。

一年后随访，病已愈，步履正常，已无头眩腿重，纳正常，语言清，但答话迟慢，反应略迟。

赏析　地黄饮子出自刘河间《宣明论方》，原方主治中风后遗症等属肝肾两虚者。它由金匮肾气丸变通化裁而成，实为一通调补剂。调即是补，功能恢复在于疏通调整机体活力，亦赖诸药发挥作用。赵老用本方治疗中风之暗痱证，乃上病治下，以治肾为其大法。是方以金匮肾气丸为基础方，在应用时进行了对证加减。赵老取六味地黄丸以滋补肝肾之阴，当归补血汤补益气血，肉苁蓉、巴戟天补益肝肾之阳，以杜仲壮腰健骨，天麻平肝熄风；后又加入了通络药葛根、桂枝、鸡血藤等；还加入了温阳药肉桂、附子，只是用量较少，因为剂量大了会伤阴动风。这是我们应当汲取的经验。

方源　中医研究院西苑医院.赵锡武医疗经验［M］.北京：人民卫生出版社，1980.

5. 通络牵正汤 *（风痰阻络证）

组成：双钩藤12克，白僵蚕5克，制全蝎5克，地龙肉6克，白蒺藜12克，生蒲黄10克，北防风5克，酒川芎5克，杭白芍10克，节菖蒲6克，干石斛15克，全当归6克，炙甘草3克。用法：水煎服，日一剂，分温再服。功效：平肝熄风，活血通络。主治：口眼㖞斜（风痰阻络证）。

病例：范某，男，39岁。平素血压高，经常觉头脑发涨昏晕，看书更觉不适，视物模糊。就诊前3周，突觉语言、咀嚼时口唇活动不便，逐渐加重，右侧口眼㖞斜，饮水顺嘴角漏出，后头皮有时疼痛。经针灸、理疗，稍见好转，效果不甚显著，拟加用中药治疗。舌苔薄白，舌质略红，脉象弦细而数。拟用平肝熄风、活血通络治之。取用加味通络牵正散治之。

二诊：前方连服4剂，自觉口角发麻，右眼看书时发胀模糊，后头处仍时疼痛，病属慢性，宜服丸药。白蒺藜60克，石决明30克，草决明30克，制全蝎15克，白僵蚕30克，地龙肉30克，双钩藤60克，密蒙花60克，酒川芎15克，节菖蒲30克，谷精草60克，杭白芍60克，干石斛60克，寻骨风30克，明玳瑁30克，细生地60克，木贼草15克，明天麻15克，鹿角霜30克，生蒲黄30克，全当归30克，炙甘草30克。共研细末，蜜为丸，每丸重10克，每日早晚各服1丸。

随访：病人服丸药一百日，口眼㖞斜已完全纠正，血压也恢复正常，头涨头痛、视物模糊亦随之而愈，已恢复工作。

赏析 本方由牵正散加味而来，重用虫类药搜剔入络祛风，加用养血活血之品，寓"治风先治血，血行风自灭"之意。整个方剂中，有钩藤、全蝎、地龙、僵蚕，平肝熄风，搜剔入络；有蒲黄、川芎、白芍、当归，养血柔筋，活血通络；有防风以散外邪；白蒺藜平肝祛风明目；菖蒲化痰开窍；石斛养阴清热。

方源 祝谌予，翟济生，施如瑜，等.施今墨临床经验集［M］.北京：人民卫生出版社，1982.

6. 中风偏废方 *（阴虚风动证）

组成：全当归 12 克，制首乌 9 克，牛膝 12 克，枸杞子 9 克，白芍 9 克，豨莶草 12 克，川断 9 克，炙僵蚕 9 克，蝎尾 1.8 克，大活络丹一粒（入煎），竹沥 60 克（分冲）。用法：水煎服，早晚各一次。功效：滋补肝肾，熄风通络。主治：中风偏废（阴虚风动证）。

病例：陈某，女。中风一证，前人有外风、内风之分，有真中、类中之别。内风即现代所称之脑出血。此病以出血面积之大小、吸收之迟速而定其预后。一厥不复者为真中；贻留偏枯不遂，或麻木不仁者为类中。如年事已高，而见偏废，其废在六十日不恢复者，即难根治。考初中而能苏者，生命多能保全。治偏废之法，扼要有二：一是营养疗法，前人有"治风先治血，血行风自灭"之说；二是恢复神经之麻痹，古人有祛风之说。此二者奏效皆缓。取用中风偏废方治之。

赏析 此中风遗留偏废，多因于肝肾阴血不足，不荣筋骨，内风袭络。案中扼要指出其治法有二，颇切临床实际。此方用首乌、枸杞子、全当归、白芍、牛膝、川断等以补肝肾，强筋骨；佐以虫药熄风通络。生西瓜子能降压、利尿，并有软化血管之功，故章次公先生对于高血压病人，每嘱取生西瓜子 30~60 克煎汤代茶。海带亦能软化血管、降低血压，持续服用，确有效果。

方源 朱良春.章次公医案［M］.南京：江苏科学技术出版社，1980.

7. 加味牵正散 *（风痰阻络证）

组成：白附子 6 克，僵蚕 10 克，全蝎 3 克，秦艽 5 克，钩藤 15 克，菊花 10 克，鸡血藤 15 克，当归 10 克，麻黄 6 克，半夏 10 克，地龙 10 克。用法：水煎服，早晚各一次。功效：祛风化痰止痉。主治：口眼㖞斜（风痰阻络证）。

病例：宋某，男，52 岁，1981 年 1 月 26 日就诊。三日前突感周身不适，左侧肢体麻木，活动不灵，握物无力，言语不利，口角流涎，舌向左歪。舌暗有瘀斑，苔腻微黄，脉弦滑。辨病为中风－类中风，证属风痰阻络，筋脉失养，治以熄风通络。取用加味牵正散治之。10 剂。

二诊：语言较前流利，左手持物较稳，手麻已愈，活动亦较自如，舌质暗红，苔白腻，根黄，脉细弦滑，再治以平肝熄风，养血通络。生石决明 30 克（先下），夏枯草 15 克，菊花 10 克，钩藤 10 克，鸡血藤 15 克，僵蚕 10 克，秦艽 10 克，地龙 10 克，车前子 10 克（包），半夏 10 克，桑枝 20 克。10 剂。

三诊：肢体已不麻木，活动如常，已能用筷子进食，咽喉已利，言语较前清晰，唯觉舌头转动时仍不流利。舌质红，苔腻，脉弦滑。再以平肝熄风，化痰通络治之。生石决明 30 克（先下），夏枯草 15 克，益母草 15 克，豨莶草 10 克，钩藤 10 克，鸡血藤 15 克，地龙 10 克，僵蚕 10 克，车前子 10 克（包），半夏 10 克，胆南星 6 克。6 剂。药后已恢复正常工作。

赏析　本案为中风轻症，风痰阻于经络，以口眼喎斜，言语不利，半身麻木为主要表现。董老以牵正散加味，祛头面之风为主。方中麻黄配牵正散以散外风；钩藤、菊花以熄内风；当归、鸡血藤、地龙养血通络，取"血行风自灭"之意；再入半夏祛风痰，秦艽疏风活络。10 剂后诸症悉减，后予平肝熄风、化痰通络之品以治其本。

牵正散是治疗中风口眼喎斜之常用方。但人们在应用时，往往忽略扶正。董老在应用牵正散时，加入了当归、鸡血藤补血，这就印证了"治风先治血，血行风自灭"的道理。若是气虚，还可加入黄芪、党参等益气药。

方源　董建华. 临证治验［M］. 北京：中国友谊出版公司，1986.

8. 补阳还五丸加减 *（气虚血瘀证）

组成：绵黄芪 18 克，野党参 60 克，地龙肉 30 克，净桃仁 60 克，川红花 30 克，蕲蛇肉 60 克，川桂枝 30 克，全当归 60 克，明玳瑁 30 克，明天麻 30 克，酒川芎 30 克，杭白芍 60 克，白蒺藜 60 克，大生地 60 克，天冬、麦冬各 30 克，干石斛 60 克，五味子 30 克，何首乌 60 克，真黄精 60 克，东白薇 30 克，金毛狗脊 60 克，云黄连 30 克，酸枣仁 60 克，磁朱丸 30 克，云茯神 30 克，怀牛膝 60 克，远志肉 30 克，夏枯草 60 克，条黄芩 60 克。用法：共研细末，蜜为丸，每丸重 10 克，每日早晚各服 1 丸，本方可服半年，感冒发热时停服。功效：补益气血，活血通络。主治：中风后遗症（气虚血瘀证）。

病例：龙某，女，59 岁。素患高血压，一月前突然中风不语，急至医院抢救。经治月余，稍见转好。现症为语言不利，心烦不眠，右半身不用，下肢有痛感，口干思饮，小便多而黄，大便干燥。血压 170/100 毫米汞柱。舌苔白厚中间带黑，脉寸关均弦，尺脉弱。拟用清热安神，通调血络法。夏枯草 10 克，炒远志 10 克，朱茯神 12 克，枳实炭 6 克，青竹茹 10 克，川黄连 4.5 克，陈皮炭 10 克，怀牛膝 10 克，朱寸冬 6 克，炒香豉 10 克，生栀仁 6 克，酸枣仁 12 克，甘草梢 3 克。

二诊：前方服 2 剂，大便通畅，腑气已通，血络行将通达之兆。再拟引血下行，调节盈亏。首乌藤 15 克，生蒲黄 10 克，磁朱丸 6 克（秫米 12 克同布包），怀牛膝 10 克，桑寄生 15 克，嫩桑枝 15 克，紫石英 12 克，紫贝齿 12 克，酸枣仁 18 克（生、炒各半），朱茯神 12 克，干石斛 12 克，清半夏 6 克，茺蔚子 10 克，炒远志 10 克，合欢花 10 克，甘草梢 3 克。

三诊：前方连服 5 剂，睡眠较好，但仍不实，心烦、口干均见轻减，舌苔薄白，已无厚黑之象，拟用黄连阿胶汤化裁，并施针灸治疗，以期速效。川黄连 4.5 克，朱寸冬 10 克，朱茯神 10 克，桑寄生 18 克，嫩桑枝 18 克，茺蔚子 12 克，怀牛膝 12 克，干石斛 12 克，夜交藤 15 克，合欢花 10 克，炒远志 6 克，生枣仁 15 克，生栀仁 6 克，杭白芍 10 克，双钩藤 12 克，陈阿胶 10 克（另烊兑服），炙甘草 4.5 克。另：生鸡子黄 2 枚（分 2 次调下）。

四诊：又服 5 剂，睡眠比前更好，口渴、心烦均减轻，头尚晕，小便时黄。

五诊：原方再服 3 剂，睡眠已达 7 小时之多，头晕见好，精神转健，自觉右脚有血往下行之感，手微酸，右臂痛，再予丸方，仍配合针灸治疗。丸剂与治法、用法见前。服丸药半年，经追访知食睡均好，精神旺健，已能扶杖行动，语言清晰，谈笑如常。嘱再配前方继服。

赏析　此丸方为补阳还五汤加养阴清热、养心安神之品。本例病人初诊时为中风后遗症，伴有心烦、不眠、口干思饮、小便黄、大便燥等热象，给予黄连温胆汤以清热化痰通络，热象稍去，大便通畅，但仍失眠心烦，再进安神、除烦法，使能安睡，精神健旺。后给予补阳还五丸补益气血，通调血脉。治疗中通补有先后，温清有比例，步骤分明，取效较好。

方源 祝谌予，瞿济生，施如瑜，等.施今墨临床经验集［M］.北京：人民卫生出版社，1982.

三十一、震颤

1. 四守丸 *（肝肾阴虚，兼脾气虚弱证）

组成：肉苁蓉 120 克，怀牛膝 120 克，宣木瓜 120 克，明天麻 120 克，酸枣仁 60 克，茯神 30 克，远志 30 克，龙齿 60 克，龙眼肉 60 克，枸杞子 60 克，川附子 15 克，白术 30 克，西洋参 30 克，绵黄芪 60 克，大黑豆 240 克（炒香），嫩桑枝 300 克（炒香）。用法：把肉苁蓉、怀牛膝、宣木瓜、明天麻 4 味切片，用甜酒 4 两拌浸一宿晒干，合诸药，慢火浓熬 3 次，去渣，再文火慢煎浓缩后，加入虎骨胶 30 克、龟甲胶 30 克、蜂蜜 300 克，熬炼成膏，每日早晚用 15 克，开水冲化，食前 1 小时服。功效：滋肾柔肝，强心益脾。主治：震颤（肝肾阴虚，兼脾气虚弱证）。

病例：付某，男，66 岁。右手震颤麻木，头晕而涨，睡眠欠佳，不任劳动，下肢乏力不能健步，足凉，能食，消化不好，大便排泄无力，脱肛，面色青黄不泽，唇不荣，苔薄白浮罩微黄，脉弦细濡。本证为心、肝、肾、脾四脏不调所致，归为虚损范畴。治疗宜滋肾、柔肝、强心、益脾。方取四斤丸、守中丸加味熬膏，名取四守丸。方药与治法、用法见前。

赏析 先身而生谓之先天，后身而生谓之后天，肾为先天之本，脾则为后天之本。水不涵木，则肝阳上越而震颤；脾不健运，则清阳不开而泄泻。治以滋肾养脾，后以柔肝强心。方中各药即是明证。下焦亏损，加入虎骨胶、龟甲胶，符合"厚味填之，介类潜之"之古训。

方源 中医研究院.蒲辅周医疗经验［M］.北京：人民卫生出版社，1976.

2. 磁朱止痉汤 *（肝风内动证）

组成：生石决明 30 克，旋覆花 4.5 克，竹茹 30 克，络石藤 9 克，鳖甲 4.5 克，代赭石 6 克，莲子心 6 克，威灵仙 30 克，龙胆草 6 克，桑寄生 30 克，地骨皮 12 克，忍冬藤 30 克，知母 9 克，黄柏 9 克，穿山甲 9 克，首乌藤 12 克，鲜荷叶筋 1 具，羚羊角片 0.45 克（水牛角代），磁朱丸 12 克（先煎），胆南星 6 克。用法：水煎服，早晚各一次。功效：镇肝达络。主治：抽搐（肝风内动证）。

病例：陈某，男，七月初二日诊。惊邪动肝，热入经络，脾家亦为热困，周身四肢抽搦不安，延日较久，脉大而弦硬，亟宜镇肝达络。取用磁朱止痉汤，加服牛黄抱龙丸一粒（分吞）。

赏析 本证可参考震颤的治疗。本方适用于惊邪动肝，热入经络，脾为热困之抽搐病人。方药仍以镇肝、清肝为主，只是方中穿山甲不宜使用，可改用鳖甲，其作用并不亚于穿山甲，且价格低廉。

方源 北京中医学会《孔伯华医集》整理小组．孔伯华医集［M］．北京：北京出版社，1988．

3. 多味地黄汤 *（肝肾阴亏证）

组成：熟地黄 12 克，山萸肉 6 克，怀山药 6 克，建泽泻 4.5 克，粉丹皮 4.5 克，茯苓 4.5 克，枸杞子 6 克，甘菊花 3 克，五味子 4.5 克，麦冬 4.5 克，补骨脂 3 克，胡桃肉 3 克。用法：水煎服，早晚各一次。功效：滋养肝肾。主治：颤抖（肝肾阴亏证）。

病例：魏某，男，12 岁，河北人，1973 年 11 月 18 日就诊。其父代诉，病人于 1970 年（9 岁时）曾受大惊一次，并长时间忧惧，以致大便日溏泄 2~3 次，手颤动不休，平举更甚，腿痿软，走路曾跌倒，目远视模糊，头晕，后脑尤严重，舌红无苔，脉两尺虚，左关弦细。中医按风治，西医给镇静药，3 年来未见效果。证属肝肾阴精亏损，肢体筋骨眼目失养。取用多味地黄汤治之。服药 30 余剂，颤抖见稳定，腿不软，大便日 1 次。唯目不能远视，多梦。原方加龙骨再服。颤抖基本痊愈，余症亦消失，唯着急时仍有颤出现。前方加巴戟天、鹿角以壮肾，善后。

赏析 此例由惊恐而得，《素问·阴阳应象大论》云："恐伤肾"，肾"在志为恐"。《素问·举痛论》云："恐则气下""恐则精却"。《灵枢·本神论》云："恐惧而不解则伤精，精伤则骨酸痿厥"。又《素问·脏气法时论》云："肝虚则目䀮䀮无所见，耳无所闻，善恐，如人将捕之。"从以上经文可以看出，恐伤肾，肾伤则精不足，精不足则肝虚，其所主之筋脉、骨骼等都会出现不自主的颤抖，并涉及其他有关脏腑。所用方药为麦味地黄汤、杞菊地黄汤加青娥丸，补益肝肾之力甚强。

方源 陈可冀.岳美中医学文集［M］.北京：中国中医药出版社，2000.

三十二、癫痫

1. 摧肝丸 * （肝风挟痰上逆，阻于心窍证）

组成：陈胆星 30 克，青黛 9 克，钩藤 30 克，明天麻 90 克，川雅连 30 克，炙僵蚕 120 克，煅灵磁石 90 克，辰砂 15 克，甘草 30 克。用法：上药共研细末，加竹沥 120 克，姜汁 60 克，调和为丸，如绿豆大，每早晚各服 6 克。功效：祛痰，清肝，熄风，宁神。主治：痫证（肝风挟痰上逆，阻于心窍证）。

病例：易某，女。最近 2 个月，痫证发作 3 次。未发之前，烦躁殊甚，发作时四肢抽搐，发后极度疲乏。现在依然头晕，后脑发麻，手脚亦麻，心中有空虚感，纳呆，大便难。每夜用安眠药维持睡眠。月经已经延期近旬。用降火平肝法治之。甘枸杞子 9 克，潼蒺藜 18 克，天麻 3 克，杭白芍 9 克，生牡蛎 30 克，远志 6 克，酸枣仁 12 克，炙甘草 3 克。另用摧肝丸治之。

二诊：心中空虚感已消失，饮食、二便亦复常，但心荡仍剧，手足麻，睡不熟，神经紧张则感头重，腿酸无力。杜仲 9 克，续断 12 克，独活 9 克，当归 9 克，木瓜 9 克，桑寄生 9 克，白芍 9 克，金毛狗脊 12 克。另：枕中丹 120 克，每晚服 6 克。

赏析 摧肝丸见《证治准绳》。本例先用降火平肝法治之，即以甘枸杞子、杭白芍、酸枣仁养肝之体；以天麻、潼蒺藜、生牡蛎平肝之风；以远志、炙甘草健脾化痰，待肝体恢复，肝火息平，再用摧肝丸祛痰、熄风、定惊，方显效果。

方源 朱良春.章次公医案［M］.南京：江苏科学技术出版社，1980.

2. 柴胡加龙骨牡蛎汤 （肝郁风动证）

组成：柴胡、龙骨、黄芩、生姜、铅丹、人参、桂枝、茯苓、半夏、大黄、牡蛎、大枣。（具体用量见治验）用法：先煎 11 味药，后下大黄。温服。功效：和解肝胆，潜阳熄风。主治：癫痫（肝郁风动证）。

病例：朱某，女，11 岁，北京昌平人。在出生时，因难产用产钳助产，生后脑顶左侧有一个隆起疙瘩，哭闹呕吐甚剧。一周之后，逐渐好转。从2岁到7岁癫痫反复发作，反复住院治疗，几家医院均诊为癫痫运动性发作。曾用咖啡因及苯巴比妥（鲁米那），以及针灸治疗。1970年5月17日来院就诊。患儿每日犯病10次左右，每次发作长约半小时，短约10分钟。主要症状是，手脚乱颤、两眼直视、上吊，两腿上弯，骤然下挺，腿伸直，反复多次；或角弓反张，腹部挺起一尺多高；有时喊叫、昏迷、乱指乱动；有时在地上来回行走，呼叫不应。这些都表明是肝阳横逆，上扰清窍，蒙蔽灵明。切其脉浮弦而滑，证属阳痫。宜取和解之剂，以协调而使之驯服，并辅以摄纳之品，以育阴潜阳，柔以制刚，如此才符合"因势利导"之旨。乃取张仲景柴胡加龙骨牡蛎汤治之。柴胡9克，黄芩4.5克，桂枝9克，半夏9克，党参9克，生龙骨24克，生牡蛎24克，茯苓9克，生大黄9克，生姜6克，大枣（擘）3枚。予之，嘱服20剂。

6月、7月、8月三次复诊，中药未作大的变动，仅先后加紫贝齿15克，珍珠母15克，病情稳定。

8月26日第五诊，投予安神之剂以善其后。小麦30克，甘草9克，大枣6枚（擘），知母6克，生地黄9克，百合9克，酸枣仁9克，茯神9克，合欢皮6克，夏枯草9克，生龙骨18克，生牡蛎18克，珍珠母18克。病情进一步好转。

后予丸剂（半夏90克，南星45克，朱砂15克，琥珀、枯矾各9克，珍珠母30克。姜汁糊丸，朱砂为衣，每次服3克，姜汤送下，一日2次）使常服之。患儿之舌时常现有白腻苔，故以此化痰安神之丸剂作善后。

3年后随访，朱某精神正常，在校读书，当班长，颇积极。

赏析 柴胡加龙骨牡蛎汤，仲景谓治"胸满烦惊"，日本汉医用于治疗狂证、癫痫等。是方取小柴胡汤去甘草以调和肝胆，加桂枝抑上冲之气；龙骨、牡蛎是摄纳浮阳之要药，且二药得半夏与所加之茯苓，能豁肝胆之惊痰；又导以大黄，则痰滞更得下行；去铅丹不用，是恐久服中毒。总的方义是和解肝胆，协调上下，潜阳熄风，因势而利导之，使滞窒之机得畅，横恣之势得柔，争取收到定癫平痫之效果。

岳老的经验值得重视和效仿。本书作者多次用此方为病人治疗精神疾病，随证加减，每能收预期之效。所不同的是在具体应用时，习用磁石、龙齿、石菖蒲、郁金，以增强开窍、镇静、熄风之力。

方源 中医研究院.岳美中医案集［M］.北京：人民卫生出版社，1978.

3. 加味礞石滚痰汤 *（实热顽痰证）

组成：礞石10克（先下），沉香1.5克，黄芩10克，酒大黄3克（包），朱砂0.6克（冲），琥珀3克（冲），蜈蚣2条，全蝎3克，羚羊角粉0.6克（冲），钩藤15克，清半夏10克，胆南星5克，白芍10克。用法：水煎服，早晚各一次。功效：化痰熄风。主治：癫狂（实热顽痰证）。

病例：李某，男，29岁，1985年6月13日就诊。初诊：五年前行脑肿瘤手术，目前经常发抽，发则一小时余方休止，状若痫证。辨本病为痫证，证属风痰阻络，治以化痰熄风。以礞石滚痰丸合琥珀镇惊丸加减。

二诊（6月23日）：服上药10剂，抽搐未发，药证相符，尚有疗效。原方出入再进，续服20剂。羚羊角粉0.6克（冲），全蝎3克，蜈蚣2条，礞石10克（先下），沉香1.5克，黄芩10克，酒大黄3克（包），朱砂0.6克（冲），琥珀3克，胆南星5克，天竺黄10克，白芍10克，钩藤15克。

赏析 本例抽搐虽由脑肿瘤术后引起，但从辨证角度讲，病机仍然在于风痰阻络，故取礞石滚痰丸合琥珀镇惊丸治之。以礞石、半夏、胆南星化痰；羚羊角粉、全蝎、蜈蚣、钩藤止痉熄风；天竺黄既能清心经痰热而开窍醒神，又能豁痰定惊；朱砂重镇清热安神；琥珀镇惊通窍安神；黄芩清泄中焦实火；酒大黄导热下行；沉香行气；白芍养阴。诸药配伍，清热通腑，化痰通络，镇惊安神，熄风定惊，故大获良效。

笔者认为，此方配伍合理，结构严谨，是治疗癫痫病的良方。若在辨证论治基础上，在使用汤剂的同时，加用中成药礞石滚痰丸，亦为良策。

方源 董建华.临证治验［M］.北京：中国友谊出版公司，1986.

三十三、痹证

1. 祛湿汤 *（湿热阻络证）

组成：桑寄生30克，清半夏9克，伸筋草12克，忍冬藤30克，威灵仙12克，龙胆草9克，焦栀子9克，豨莶草9克，川牛膝12克，知母9克，滑石12克，桃仁6克，犀黄丸4.5克。用法：水煎服，早晚各一次。功效：清热利湿，通经活络。主治：痹证（湿热阻络证）。

病例：邢某，男，十一月十二日诊。症延十二载余，初因肝热脾湿，注入筋络，渐发为痛痹，经医治疗，时犯时愈，近则腰胀腿拘挛，难于步履，口渴喜饮，脉大而弦数，姑予清渗达络之品。取祛湿汤治之。

赏析　本方适用于肝热脾湿，注入经络，痹阻而痛之痹证。病例用药清晰对证，但方中用了中成药犀黄丸（又名西黄丸）。犀黄，即牛黄，又名西黄。犀黄丸由牛黄、麝香、没药、乳香四味组成，以清热解毒、消瘤散积为特长，主要用于乳岩、瘰疬等有形之积聚、肿块疾患。本例用犀黄丸可能是为了加强清热消积之功效，因为病人有"口渴喜饮，脉大而弦数"之热病指征；若是寒积，则不可选用。

方源　北京中医学会《孔伯华医集》整理小组．孔伯华医集［M］．北京：北京出版社，1988．

2.黄芪通痹汤 *（营卫不和，风痰入络证）

组成：炙黄芪15克，制首乌12克，竹节白附子3克，三角胡麻9克，酒洗全当归12克，茯苓9克，竹沥半夏9克，化橘红4.5克，生薏苡仁15克，左秦艽6克，酒炒丝瓜络9克，炙僵蚕12克，嫩桑枝9克，九制豨莶丸12克（包煎）。用法：水煎服，早晚各一次。功效：益气和营，祛风化痰，祛湿通络。主治：手足麻痹（营卫不和，风痰入络证）。

病例：周某，男，老年，1955年3月27日就诊。腿足不仁，右臂麻木。治当益气和营，祛风通络，佐以宣化痰湿之法。取用黄芪通痹汤治之。

二诊：腿足不仁，右臂麻木，均见减轻。前方有效，毋庸更张，可以续服。药味同上，豨莶丸改指迷茯苓丸12克（包煎）。

赏析　本方以益气养血为本，祛风化湿通络为标，适合本虚标实之痹证，或老年体虚之痹证，感邪不重，尚可标本同治。桑枝既可祛风湿，又可作上肢引经药。方中亦可加羌活、独活、川牛膝等既可引经，又能祛风通络之药物。

方源　上海中医学院．程门雪医案［M］．上海：上海科学技术出版社，1982．

3.羌活行痹汤 *（风湿入络，营卫不和证）

组成：川羌活9克，千年健30克，生地黄、熟地黄各18克，川独活14克，油松节 72 克，春砂仁 9 克，追地风 30 克，金毛狗脊 45 克，细辛 9 克，左秦艽 18 克，蔓荆子 30 克，杭白芍 36 克，嫩桑枝 45 克，酒川芎 13.5 克，桑寄生 45 克，酒当归 30 克，甘草节 18 克，川杜仲 30 克，川断 30 克。用法：先以上方服用 3 剂，待症状改善后，将上方药共研细末，为丸，每丸重 10 克，每日早晚各服 1 丸。功效：祛风湿，通经络，和气血。主治：风湿性关节炎（风湿入络，营卫不和证）。

病例：刘某，女，21 岁。症见腰腿酸痛，痛无定处，缠绵不愈，头晕心悸，舌苔薄白，脉沉滞者。先拟祛风湿、通经络、和气血治之。疼痛稍减。后改方为羌活行痹汤。服药 3 剂，疼痛大有好转。拟丸剂图之。方药与用法如前述。

赏析 本方适用于风湿之邪入侵经络之痹证及类风湿关节炎。方以四物汤补益阴血，羌活、独活、千年健、追地风等祛风湿，杜仲、桑寄生、狗脊等补益肝肾，桑枝、秦艽等通经络，补益与祛邪同时进行。这是施老用药特点。再以丸剂缓缓治之，收功虽慢，但其效贴切巩固，当效法之。

方源 祝谌予，翟济生，施如瑜，等.施今墨临床经验集［M］.北京：人民卫生出版社，1982.

4. 凉血通络逐痹汤 *（湿热痹证）

组成：鲜生地 12 克，鲜茅根 12 克，紫丹参 10 克，牡丹皮 10 克，汉防己 10 克，左秦艽 6 克，忍冬藤、金银花各 10 克，紫花地丁 15 克，紫草根 6 克，桑寄生 12 克，嫩桑枝 12 块，黑芥穗 6 克，甘草节 5 克，紫雪丹 10 克（分 2 次随药送服）。用法：水煎服，早晚各一次。功效：清热毒，活血脉，祛风湿，止痹痛。主治：热痹（湿热痹证）。

病例：李某，女，19 岁。病将两周，开始形似外感，发热、身痛，服成药无效，旋即肘、膝、踝各关节灼热样疼痛日甚，四肢并见散在性硬结之红斑。经北京同仁医院诊为风湿性关节炎。体温逐渐升至 38℃不退，行动不便，痛苦万分，大便燥，小便短赤，唇干口燥。舌质绛红，无苔，脉沉滑而数。急拟清热、活血、祛风湿法治之。取用凉血通络逐痹汤治之。

二诊：药服 2 剂，热稍退，病稍减，拟前方加山栀 6 克，赤芍 10 克，赤茯苓 10 克。

三诊：前方服 2 剂，大便通，体温降至 37.2℃，疼痛大减，红斑颜色渐退。

原方去紫雪丹、忍冬藤、紫花地丁，加当归 10 克，松节 10 克，白薏苡仁 12 克。

赏析 本方融清热解毒、凉血活血、祛风通痹于一体。因热入血分，故以血分药为主；鲜生地、鲜茅根、紫丹参、牡丹皮、忍冬藤、金银花、紫花地丁、紫草根、紫雪丹，均为清热解毒之品，偏于清血分热毒；而秦艽、防己、桑寄生、桑枝为祛风湿药；佐以黑芥穗，炒黑入血分，能引血分之邪由表而去，并能通利血脉，止筋骨痹痛；甘草节解毒，和中。方中加用紫雪丹疗效更速，因紫雪丹中有麝香，其无处不达，止痛颇效。

施老于 20 世纪 30 年代，曾治疗蒙古王公之妇，其患关节疼痛，发热不退，前医屡进羌活胜湿汤、独活寄生汤之类，疼痛日渐加重，日夜号叫，痛苦万分，关节红、肿、热甚，伴有唇舌焦裂，脉见洪数。遂予紫雪丹 3 克，顿服。服后居然疼痛少止，旋改紫雪丹 3 克，日服 2 次。翌日往诊，疼痛渐轻，号叫渐歇，热象亦退，停服紫雪丹，改为他药后，热病又起，于是逐次加重分量，数日共服紫雪丹 60 克（2 两）而有余，痛止热除病愈，后以理气活血以善其后。细察此案，前医不知热痹之理，屡进辛燥祛风之药，火热日燔，血气沸腾，大剂紫雪丹清热凉血解毒竟能治愈，可师可法矣。

方源 祝谌予，翟济生，施如瑜，等 . 施今墨临床经验集［M］. 北京：人民卫生出版社，1982.

5. 桂枝芍药知母汤（风寒湿入络证）

组成：桂枝 10 克，芍药 10 克，甘草 10 克，麻黄 10 克，生姜 10 克，白术15 克，知母 12 克，防风 12 克，炮附子 6 克。用法：水煎服，早晚各一次。功效：通阳行痹，祛风胜湿。主治：风寒湿痹（风寒湿入络证）。

病例：岳某，男，17 岁，河北省滦县人，于 1955 年 5 月就诊。因去河中洗澡捉鱼受凉，数日后左股关节肿痛，后两膝关节亦发红，肿大疼痛。左侧尤甚，不能行走，两膝屈伸不利，经常发热，体温 38℃左右，已经四个月之久，多方医治无效，经投与桂枝芍药知母汤加减数剂而愈。

赏析 此例治愈 5 年后，又因雨淋受冷而发生周围肌肉疼痛，岳老乃按《金匮要略》所载"病者一身尽痛，发热，日晡所剧者，名风湿……可与麻黄杏仁薏苡甘草汤"的方法治疗，病人前后共服 16 剂而愈。病人又于 1961 年 3 月觉左膝关节发沉而胀，足胫发凉而不出汗，走路不灵活，尤其走路后上述症状加剧，且有疼痛感，但疼痛部位游走不定。《金匮要略》曰："诸肢节疼痛，身体尪羸，脚肿如脱，头眩气短……桂枝芍药知母汤主之。"岳老予桂枝芍药知母汤 2 剂，病人遍身漐漐汗出，汗后身出核桃大紫包甚多，皮肤瘙痒。此乃风湿之邪欲从表散之候。药尽 6 剂，两足走路轻快，诸症消失。

桂枝芍药知母汤主要功用乃通阳行痹、祛风胜湿，但前人有所争执：有的认为是治风寒湿痹，有的认为是治湿热痹。然风湿之新者寒热易别，如风湿久郁，则随机体强弱而反应不同，有湿从寒化而为寒湿留于关节者，亦有湿从风化、热化而表现各异者。此例则为湿从风化偏热之证。参阅《金匮要略》治风寒湿痹诸方，可知桂枝芍药知母汤实为风湿化热而设，桂枝附子汤则为稍偏寒湿而设，防己黄芪汤则为风湿偏表而设。

笔者认为，此例关节变形肿大，是应用桂枝芍药知母汤的关键。《神农本草经》言知母可治疗"肢体浮肿，下水，补不足"，可见知母有消肿的功效。这是由于知母可消退由炎症而引起的关节腔积液。由此而知，仲景方药与《神农本草经》密不可分。

方源 中医研究院.岳美中医案集［M］.北京：人民卫生出版社，1978.

6. 三痹汤（肝肾亏虚，风湿入络证）

组成：独活、秦艽、川芎、熟地黄、白芍、肉桂、茯苓、防风、细辛、甘草、人参、黄芪、续断、生姜。（具体用量见治验）用法：水煎服，早晚各一次。功效：补益肝肾，祛风胜湿，除痹止痛。主治：风寒湿痹（肝肾亏虚，风湿入络证）。

病例：蔚某，男，55 岁，干部。1973 年 8 月就诊。病人左半身偏枯已近 5年，手足举动不遂，下肢麻痹尤甚，不能下床。察其脉紧而虚，舌质淡。因患病日久，气血兼虚，拟攻补兼施，取补多攻少之三痹汤。生黄芪 18 克，川断 6 克，川独活 6 克，大秦艽 6 克，北防风 6 克，辽细辛 3 克，川当归 9 克，川芎 6 克，熟地黄 9 克，杭白芍 9 克，桂心 9 克，云茯苓 9 克，川杜仲 9 克，怀牛膝 9 克，东人参 9 克，炙甘草 1.5 克。嘱连续服 30 剂再复诊。

服 20 剂后即来诊。云药后大见好转，已能下床活动，非常高兴。因照原方加量配制丸药一料，以便常服，宣痹祛湿，增强体力。

赏析 三痹汤，即《备急千金要方》独活寄生汤去桑寄生加黄芪、川断。清代喻昌云："此方用参芪四物一派补药，内加防风、秦艽以胜风湿，桂心以胜寒，细辛、独活以通肾气。凡治三气袭虚而成痹病人，宜准诸此。"费伯雄云："此方峻补气血，而祛风除寒利湿之法，悉寓乎其中，本末兼赅，诚治痹之上策也。"

《素问·痹论》："风寒湿三气杂至，合而为痹也。"风气盛者为行痹，寒气盛者为痛痹，湿气盛者为著痹。此患症状符合著痹而成偏枯。治疗痹证，医者多以祛风、散寒、除湿为法，即攻邪者多，而补虚者少。此方以补益为主，治风寒湿三气合而为痹者，祛邪药得补药以行其势，扶正祛邪，尤易于见功矣。

方源 中医研究院.岳美中医案集［M］.北京：人民卫生出版社，1978.

7.黄芪桂枝五物汤（气血虚痹证）

组成：黄芪30克，桂枝9克，白芍9克，大枣4枚（擘），生姜18克。用法：水煎服，早晚各一次。功效：补卫和营。主治：产后虚痹（气血虚痹证）。

病例：郭某，女，33岁，1973年6月就诊。1973年6月间，因难产使用产钳，虽产下女婴，但大量出血有1800毫升之多，当时昏迷，在血流不止的情况下，产院用冰袋敷镇止血6小时，血始止住，极端贫血，血红蛋白30毫克/升，需要输血，一时不易找到同血型的供血者，只输了400毫升，以后自觉周身麻痹不遂，医治未效，在弥月内于6月28日即勉强支持来求诊治。病人脉现虚弱小紧，面色㿠白，舌质淡，是产后重型血虚现象，中医诊断为"血痹"。取用黄芪桂枝五物汤补卫和营治之。

二诊（7月2日）：上方服3剂，脉虚小紧象渐去，汗出，周身麻痹已去，惟余左胁及手仍麻，恐出汗多伤津，用玉屏风散加白芍大枣作汤剂，以和阳养阴。生黄芪24克，白术30克，防风9克，杭白芍9克，大枣4枚（擘）。水煎温服。

三诊（7月13日）：服上方10剂，汗止，胁痛愈，右脉有力，左偏小，食指与小指作麻兼微痛，左臂亦痛，是心血仍虚而运行稍滞，用三痹汤治之。本方养血补气之药多于祛风散邪，宜于气虚血少而有麻痹之证者。生黄芪18克，川断6克，大独活6克，大秦艽6克，防风6克，辽细辛3克，川当归9克，川芎6克，熟地黄9克，酒炒白芍9克，桂枝9克，云茯苓9克，杜仲炭9克，川牛膝9克，台党参9克，炙甘草6克。水煎温服。

四诊（7月26日）：服上方10剂，周身觉有力，食指痛愈。唯左脉仍弱，血虚宜补，予人参养荣丸。

五诊（8月1日）：左右脉渐趋平衡但仍弱，小指与无名指作痛。按，小指内侧，是手少阴心经脉所终，无名指是手少阳三焦经脉所起，三焦与心包络相表里。从经脉寻求，很明显是心经虚弱，气血难以充实经脉所致，投予生脉散作汤用，以养心气。党参9克，麦冬9克，五味子9克。水煎服。

六诊（9月3日）：上方服2周，小指与无名指疼痛消失，所患产后病证已基本痊愈，唯脉仍现虚象，嘱常服人参养荣丸以善后。

赏析 产后大出血后之周身麻痹不遂，为《金匮要略》"血痹"证，血痹为寒滞血凝之证。从病人得病因素分析，产后大量出血，虽因外伤所致，而流血不止，亦因气虚不能摄血。既是血痹故不能从风痹治以表散，又不能从历节治以温通，惟宜以黄芪桂枝五物汤以补卫和营，增强体力，煦燠皮肤，自行祛除病邪。此方以黄芪补卫为主，恢复皮肤组织之功能；以桂枝、白芍和营，帮助营血之生长为辅；佐以大枣和生姜，鼓舞脾胃之气，并助药力发挥。后改用三痹汤治疗，补益肝肾，增补气血，并给以祛风湿药。后用人参养荣丸以调补而善后。

方源 中医研究院.岳美中医案集［M］.北京：人民卫生出版社，1978.

8. 当归四逆汤（阳郁营卫证）

组成：当归9克，细辛3克，木通（《伤寒论》原为通草，考古之通草即今之木通）1.5克，白芍6克，炙甘草4.5克，桂枝6克，大枣5枚。后随证加减。用法：水煎服，早晚各一次。功效：通阳和营。主治：肢端动脉痉挛病（阳郁营卫证）。

病例：朱某，女，已婚，吉林省人，于1959年3月11日来我院诊治。自述于1958年12月发现两手发紧，麻木，厥冷，抽搐，发绀，继而两手指尖发白、青紫、麻木，放入热水中则痛，诊断为雷诺病，经中西医药及针刺治疗均未收效。右手食指末梢指锤发现瘀血青紫小点，逐渐扩大如豆粒，日久不消，最后破溃，溃后日久，稍见分泌物，创面青紫。现已两月，经外敷药物治疗不效。诊其两脉细弱，舌尖红，两侧有白腻苔，双手置于冷水中经5分钟后指锤变暗，10分钟后指锤即发绀，15分钟后发绀更加明显，尤以中指为甚，余无其他阳性体征，治以当归四逆汤通阳和营。

服药 3 剂，至 1959 年 1 月 28 日手指遇冷则青紫如前。惟左脉现紧象，前方加吴茱萸 4.5 克、生姜 6 克，同时针刺足趾相应部位出血。至 2 月 9 日，前方共服 16 剂，指锤发紫大为减退，右手食指创口愈合，舌两侧之苔渐退。脉稍见有力。至 3 月 6 日，前方又服 17 剂，手指创口愈合未发，指锤入冷水试验疼痛减轻，脉已渐大，舌两侧白腻苔已不甚明显。惟于晨起口干，右侧腰痛。原方当归、芍药各加 3 克，又服 6 剂停药观察。1962 年 12 月 13 日追访，云入冬后又犯，手指坏疽未复发。

赏析　此证特点为两手发紧、麻、凉、发绀，甚至形成坏疽，脉细弱等，当属厥阴病。当归四逆汤方中以当归为君，和其周身之血脉；臣以桂枝、白芍和荣卫之气；佐以细辛通表里上下之经络；使以木通开内外之孔窍；又以大枣补中宫而增血液；甘草和诸药而益中气。综合观之，可谓通阳和营之方。

后又加入吴茱萸、生姜，即成当归四逆加吴茱萸生姜汤，取其温肝暖下，祛除久寒之邪。如此周身阳气回、经络通，无需参芪之补，姜附之峻，而脉微、肢厥、发绀、坏疽等症，均得以消失。

方源　中医研究院.岳美中医案集［M］.北京：人民卫生出版社，1978.

9. 虫类疗痹方 *（肝肾亏虚，风毒入络证）

组成：蕲蛇 15 克，露蜂房 15 克（焙），炙大蜈蚣 5 条，炙全蝎 6 克，三七 15 克，仙茅 15 克，全当归 30 克，桑寄生 15 克，生白术 15 克，甘草 9 克。用法：上药共研细末，用龟鹿二仙胶 120 克，烊化冲成浆，为丸，如小绿豆大。每服 4.5 克，一日二次。用落得打 9 克，千年健 9 克，五加皮 9 克，伸筋草 9 克，天仙藤 12 克，煎汤于空腹送丸。功效：补益肝肾，解痉镇痛。主治：痹证（肝肾亏虚，风毒入络证）。

病例：宋某，男。背部疼痛，右髋关节强直已有 7 年，精神倦怠，四肢无力，踝关节浮肿，梅雨季节更重。西医诊断为风湿样脊椎炎、髋关节炎。先服大活络丹数日。

二诊：药后无反应，亦无显效。几日来天气不正，所苦倍甚。改服虫类疗痹方。

三诊：背痛、踝肿大为减退。原方续服。

附：先生又治镇江朱润梅，两臂掣痛，不能高举，并不得屈伸；臂上肌肉时而绽起，时而皱瘪，欲以手掌重压，方觉舒适；晨起穿衣，痛苦万状。如此已历一年，疏方如下。蕲蛇 30 克，露蜂房 24 克，全当归 60 克，白芍 60 克，川芎 30 克，熟地黄 60 克，蝎尾 15 克，炙僵蚕 60 克，海风藤 60 克，豨莶草 60 克，木瓜 60 克，千年健 60 克，嫩桑枝 60 克。上药共研细末，以阿胶 180 克，烊化成浆，和蜜为丸，如梧子大。每早晚各服 9 克。

此方服三料后痊愈，一如常人。

赏析 章次公先生认为，一切疼痛，皆分钝痛不休与痛有间歇两种：钝痛多属发炎，间歇痛多属神经症。炎症之痛，多为放射性者；神经痛，多为游走无定者，此大别也。此外，再分其痛之拒按、喜按，宜温、宜凉。如此则痛之情态，思过半矣。

经云："邪之所凑，其气必虚。"对于久病不愈之痹证，先生多宗"治病必求本""久病需扶正"的原则，重点在于补益肝肾，临床常用紫河车、龟鹿二仙胶、枸杞子、桑寄生、狗脊、川断等补益气血阴阳之本，以及补骨脂、巴戟天、肉桂、续断、鹿角霜、仙茅、杜仲等以温肾强腰健膝。补正祛邪之余，还常配合虫类药物。在《章次公医案》中，治疗痹证所用虫类药包括蜈蚣、全蝎、土鳖虫、露蜂房、蕲蛇、炙僵蚕 6 种。据先生经验，蕲蛇治风湿痛在腰部者最佳。先生医案中虫类药的运用为我们临床治疗本病及其他日久成瘀，缠绵难愈之疾提供了宝贵的经验。

方源 朱良春.章次公医案［M］.南京：江苏科学技术出版社，1980.

10. 温经搜风逐痹汤 *（风寒久羁证）

组成：川附片 15 克（先煎），乌蛇肉 30 克，杭白芍 10 克，制全蝎 5 克，川桂枝 10 克，酒地龙 10 克，酒川芎 5 克，西红花 3 克，酒当归 12 克，酒延胡索 6 克，生地黄、熟地黄各 6 克，石楠藤 12 克，北细辛 3 克，炙草节 10 克。用法：水煎服，早晚各一次。功效：温经逐寒，搜风通络。主治：风寒痛痹（风寒久羁证）。

病例：艾某，男，28 岁。一年多来遍身痛楚，天气变化，症情更加重。历经大连、哈尔滨、沈阳等地医院诊疗，诊为风湿性关节炎。经常有疲劳感，体力日渐不支，饮食、二便尚属正常。舌苔薄白，六脉沉软无力。当以搜风、逐寒、益气、活血治之。取用温经搜风逐痹汤。

二诊：初服 2 剂无效，继服 2 剂，周身如虫蚁蠕动，疼痛有所减轻，遂又连服 4 剂，自觉全身较前清爽舒畅，但仍易感疲劳。病人疼痛减轻，周身清爽，是风寒之邪，已被驱动；仍感疲劳，乃正气不足，拟加用益气之药，扶正祛邪，一鼓作气以收全功。前方去红花、延胡索，加党参 15 克、黄芪 30 克、姜黄 10 克，附片加至 30 克。

三诊：服药 6 剂，疼痛减轻甚多，精神转旺，嘱再服 10 剂后，原方加两倍改为丸药再服。

赏析 本方以温经逐寒、通络止痛为主。本案气血俱虚，阳气衰微，风寒入里，故重剂出击，以起沉疴，重点是辨证要准，药量要大，诊治过程中，黄芪、附片、乌梢蛇用至 30 克。其用药巧妙，以桂枝、白芍、生地黄、熟地黄、细辛协调气血，通营达卫，育阴养血，动而不凝；附片、黄芪起阳助气，上下兼顾；乌梢蛇、全蝎、地龙、石楠藤搜风通络；当归、川芎、红花、延胡索活血止痛。虽有本虚，总属阴寒证，故生地黄、熟地黄用量较小，避免滋腻妨碍阳气。组方充分体现了扶正与祛邪的相互关系，以及益气通卫、养血活血的动静结合，理法方药，丝丝入扣，与病证合拍，故取之有效。

方源 祝谌予，翟济生，施如瑜，等.施今墨临床经验集［M］.北京：人民卫生出版社，1982.

三十四、痿证

1. 舒筋汤 *（肝肾阴虚，湿热阻络证）

组成：北沙参 12 克，酒炒川黄柏 3 克，川牛膝 9 克，酒炒陈木瓜 4.5 克，杜仲 9 克，桑寄生 9 克，生薏苡仁 12 克，晚蚕沙 12 克（包煎），酒炒丝瓜络 9 克，虎潜丸 9 克（包煎）。用法：水煎服，早晚各一次。功效：养阴液，化湿热，补肝肾，强筋骨。主治：痿躄（肝肾阴虚，湿热阻络证）。

病例：荣某，男，1958 年 7 月 7 日就诊。症见左足痿软酸楚，不便步履，溲黄咽干，舌苔黄腻，脉细左沉。阴亏之体，湿热下注，痿躄之象已见。拟予养阴化湿热，补肝肾，强筋骨。取用舒筋汤治之。5 剂。

后经二诊、三诊，各服 6 剂，共计 17 剂。

赏析 治疗痿证，总以《黄帝内经》"治痿独取阳明"为准则，但宗筋不离肝肾，故补益肝肾亦是非常重要的。本例兼有湿热下注，肺胃阴虚，故治疗以润阳明、补肝肾、强筋骨、化湿热而取效。方药有四妙丸方义，补肝肾有杜仲、桑寄生；强筋骨有木瓜、牛膝；祛湿热有黄柏、晚蚕沙、丝瓜络；养肺胃之阴有北沙参等。

方源 上海中医学院.程门雪医案［M］.上海：上海科学技术出版社，1982.

2. 补肾温经汤 *（肾虚精亏证）

组成：独活6克，细辛3克，熟地黄30克，山萸肉12克，菟丝子12克，川断6克，杜仲12克，川牛膝12克，补骨脂9克，鹿角霜9克，胡桃仁2枚。用法：水煎服，早晚各一次。功效：温经补肾。主治：骨质疏松症（肾虚精亏证）。

病例：杨某，女，55岁，1973年11月17日就诊。素体虚弱，曾患胃下垂、结核性腹膜炎、肠粘连，多次住院治疗，体质未恢复。后于1972年11月感寒发热，全身疼痛，两肋腰部、两肩关节周围、两上臂及大腿痛重，活动时尤甚，走路需用拐杖，畏寒，天气变化时疼痛加重。1973年10月疼痛逐渐加重，活动困难，曾服大活络丹40丸及其他止痛药物，效果均不显，遂来院住院治疗。经各项检查，诊断为：骨质疏松、肠粘连。当时主症为全身活动则痛，两肋痛甚，腰及两腿痛，尿黄，大便少，舌苔薄白，脉弦细。骨属肾，予补肾温经法治疗。取用补肾温经汤治之。7剂。

二诊：服后疼痛减轻，身上轻快，两胁及腰腿痛均较前减轻，效不更方。

三诊：又按上方服用7剂，自己能穿衣、梳头，已能下地走路，原所服的止痛片停服，嘱出院后将原方再服一段时间，以巩固疗效。

赏析 《素问·长刺节论》云："病在骨，骨重不可举，骨髓酸痛，寒气至，名曰骨痹。"骨痹成因是风寒湿伏于骨骼间。本例是虚寒之体，初治不合，内传于肾，肾之合为骨，故全身凡肩臂腰腿，无处不痛。大活络丹系驱皮脉筋肉间寒邪之方，故无效验。岳老取助阳补肾之专方青娥丸加菟丝子、熟地黄、山萸肉兼补肾阴，以增生骨之能力；更加与骨同类之鹿角霜，同气相求以助之；再加独活、细辛以温经；川断、牛膝以止痛。虽系标本兼治，而主旨在于滋填。肾阳日壮，肾精日充，骨自坚强，其痛自止。用补肾法治疗骨痹，虽此一例，但有理有法，足资借鉴。

方源 陈可冀.岳美中医学文集［M］.北京：中国中医药出版社，2000.

3. 复痿方 *（血虚络阻证）

组成：当归12克，炙僵蚕9克，牛膝12克，杭白芍9克，旱莲草9克，豨莶草12克，蝎尾3克（研分3次吞），桑枝12克。用法：水煎服，早晚各一次。功效：养血除热通络，强筋壮骨。主治：痿证（血虚络阻证）。

病例：陈某，男。家人深以痿躄为虑，殊不可能。下肢神经失其作用者谓之痿躄，其病多在脊髓。今步履仅软弱乏力，神经失其营养则有之。古人治风先治血，血行风自灭，亦无非促进神经恢复而已。取用复痿方治之。

另：健步虎潜丸60粒，分10次吞服。

赏析 痿证大都属热、属虚，多见于温热病后或久病元气败伤者。有明显病因可查者，亦有无因而突发者。此例病人以足软无力、步履艰难为主症，显系虚劳病候。故用当归、白芍、旱莲草以补血养筋；豨莶草、桑枝、僵蚕、蝎尾以通络；牛膝强壮筋骨。健步虎潜丸系朱丹溪所创，由熟地黄、龟甲、当归、白芍、锁阳、虎骨（多用狗骨代之）、牛膝、黄柏、知母、干姜、陈皮组成，能补益肝肾，滋阴清热，为治疗精血不足、阴虚内热所致下肢痿弱之良方。

方源 朱良春.章次公医案［M］.南京：江苏科学技术出版社，1980.

三十五、厥证

1. 解闭汤 *（肝热痰郁证）

组成：石决明30克，郁金9克，辛夷9克，桑寄生24克，白蒺藜9克，旋覆花9克，代赭石9克，莲子心6克，鸡内金9克，菖蒲9克，枳实4.5克，厚朴3克，砂仁9克，知母9克，黄柏9克，合欢皮12克，焦六曲9克，鲜荷叶1张，龙胆草4.5克，石膏24克，藕30克，珍珠母24克，玄明粉3克（2次化入），救苦还魂丹1粒（分6角，每次1角）。用法：水煎服，早晚各一次。功效：镇肝泻火，启闭调厥。主治：厥闭（肝热痰郁证）。

病例：王某，男，八月十三日就诊。肝热痰郁，邪入心包络，心悸怔忡，甚则闭厥，痰涎上犯，遗尿口渴，烦躁易怒，不能用心，或遇饱皆能致复，脉弦数，先予滋柔芳化。取用解闭汤治之。

  赏析 孔老所说的"滋柔芳化"，是指滋阴、柔肝、芳香化浊等法。此方，滋阴药有知母、黄柏、藕等；柔肝药有合欢皮、郁金、白蒺藜等；而芳化药有荷叶、砂仁、菖蒲、厚朴、辛夷、莲子心等；还有镇肝清肝之品，如石决明、代赭石、石膏、珍珠母、龙胆草、玄明粉等；以及一些补肾健脾理气药。所用救苦还魂丹，系北京同仁堂所制的中成药，其药物组成有麝香、沉香、丁香、安息香、乳香、降香、藿香、郁金、冰片、朱砂等，功效为醒脑开窍，祛秽除风等，具体用量不详。从药名上看，其应当是醒脑开窍药；多用于厥证、闭证、中风、中恶等。所言"分6角"，是将一粒药分为6份，每份为1角，每次服"1角"，即一份。

  方源 北京中医学会《孔伯华医集》整理小组．孔伯华医集［M］．北京：北京出版社，1988.

2. 通脉养营汤 *（阳虚寒凝证）

  组成：熟附片2.4克，淡干姜1.5克，煅龙齿12克（先煎），灵磁石12克（先煎），茯神9克，炙远志3克，桂枝1.5克，炒白芍4.5克，制半夏3克，北秫米6克（包煎），橘红4.5克，全当归4.5克，炙甘草2.4克，淮小麦12克。用法：水煎服，早晚各一次。功效：温阳散寒，化痰安神。主治：阳厥（阳虚寒凝证）。

  病例：熊某，男，成年，1943年11月22日就诊。四末欠温，寐不安，夜则身冷，痰壅色白，脉虚细。此乃脾肾阳气两亏，非温不可。取用通脉养营汤治之。

  二诊：四末欠温，寐不安，夜则身冷，均见减轻。温阳通脉之剂甚合，再参入温补奇脉之品。鹿角霜4.5克，大熟地9克，熟附片2.4克，全当归4.5克，茯神9克，炙远志3克，煅龙齿12克（先煎），灵磁石12克（先煎），盐水炒巴戟天3克，炙甘草2.4克，桂枝1.5克，炒白芍4.5克。

  赏析 本方以通脉四逆汤、桂枝汤通阳祛寒，养营复脉。阳虚四末不达而厥冷，非附子等辛热不能奏效。脉虚不充，阳虚不散，周身不温，心神不安，故以白芍、当归等养血充脉。血脉充盈，阳气外达，厥冷自除。故治阳虚厥冷者，温阳散寒、养血复脉二者结合，效果更佳。

方源 上海中医学院.程门雪医案［M］.上海：上海科学技术出版社，1982.

3. 平肝甘麦大枣汤 *（肝风失疏，心脉不宁证）

组成：明天麻 4.5 克，杭白芍 9 克，穭豆衣 9 克，广郁金 4.5 克，炙远志 4.5 克，潼蒺藜、白蒺藜各 9 克，旋覆花 9 克（包煎），茯神 9 克，佩兰梗 4.5 克，清炙草 4.5 克，生麦芽 15 克，红枣 10 枚（去核）。用法：水煎服，早晚各一次。功效：平肝熄风，养心安神。主治：肝厥（肝风失疏，心脉不宁证）。

病例：冯某，女。每遇拂逆，其病便易发作。病将发，呼吸紧张，四肢麻木；既发则龄齿，语言难出，神志不清，面色潮红，历二小时许而回苏；既而胸中窒闷异常，善太息。今持其脉大而弦，此为肝厥，亦属"脏躁"一类。取用平肝甘麦大枣汤治之。

赏析 《金匮要略·妇人杂病脉证并治》篇说："妇人脏躁，喜悲伤欲哭，象如神灵所作，数欠伸，甘麦大枣汤主之。"其病即西医学所称之癔症。中医认为此证属肝郁日久，化火生风。治以平肝熄风，佐以养心安神法。前者用天麻、白芍、穭豆衣、潼蒺藜、白蒺藜等；后者用茯神、远志、红枣、炙甘草等；再用郁金、旋覆花、佩兰、生麦芽以理肝气。生麦芽可疏肝气，用代小麦，与甘草、大枣亦成甘麦大枣汤。这里用生麦芽代小麦，是因其既有养心作用，又有疏肝理气功效，可谓一举两得。

方源 朱良春.章次公医案［M］.南京：江苏科学技术出版社，1980.

三十六、汗证

1. 珠石枣仁汤 *（阳气浮越，心脉不宁证）

组成：酸枣仁 9 克，知母 3 克，川芎 3 克，茯神 6 克，炙甘草 3 克，白蒺藜 9 克，珍珠母 12 克（打），石决明 12 克（打），女贞子 9 克，怀牛膝 6 克，地骨皮 6 克，龟甲 12 克（打）。用法：水煎服，早晚各一次。功效：滋阴潜阳，养心安神。主治：自汗（阳气浮越，心脉不宁证）。

病例：许某，女，48 岁，已婚，1960 年 9 月 24 日就诊。素体阴虚，症见突然昏倒，不省人事，醒后仍心慌气短，头晕目眩，嗜睡汗多，夜间汗出更甚，饮食尚佳，舌淡无苔，脉两寸尺沉细有力、两关弦数。证属营阴不固，肝阳不潜，心血不足。治宜固阴潜阳，养血宁心，取用酸枣仁汤治之。

二诊：数剂见效，略作加减，改制丸剂服用。后病情渐愈，恢复正常。

赏析 《金匮要略·血痹虚劳病脉证并治》篇："虚劳虚烦不得眠，酸枣仁汤主之。"心血宜活，心阴宜养，心肝阴血不足，阴不敛阳，则心烦不得眠，故用酸枣仁汤养心肝之阴血，加白蒺藜、珍珠母、石决明之品潜阳，女贞子、龟甲滋阴，牛膝引火归原，地骨皮清虚热。

方源 中医研究院．蒲辅周医案［M］．北京：人民卫生出版社，1972.

2. 仁叶汤 *（肺气不利证）

组成：冬瓜仁9克，薏苡仁12克，杏仁6克，芦根18克，竹叶6克，煅石膏9克，知母3克，炙枇杷叶6克，荷叶6克，粳米12克。用法：水煎服，早晚各一次。功效：清泻胃热，疏利肺气。主治：自汗（肺气不利证）。

病例：俞某，女，72岁，1964年6月9日初诊。病人因肺炎后湿热余邪未清，症见胃脘烘热外窜，继而汗出浸衣，日发数次，汗后畏冷，口干不渴，微咳，舌红，苔黄腻，脉沉细、两关洪数。证属邪遏肺胃，热迫汗出。治当清泻肺胃郁热。取用仁叶汤治之。

二诊：服本方后，汗出减少，自觉热气下行，两腿有蚁行感。煅石膏改为生石膏，加茵陈、豆卷、防己、通草因势利导。药后则热平汗止。

赏析 热病之后，余热留邪未清，邪留肺胃，湿热汗蒸。可用白虎汤、竹叶石膏汤清泻胃热，疏利肺气，加杏仁、冬瓜仁、薏苡仁宣上、畅中、渗下，以除湿热之邪。枇杷叶降肺胃之热，荷叶轻透开清。后将煅石膏改为生石膏，是因生石膏辛散之力优于煅石膏，透解郁热效果更好，可使热清汗自止。

方源 中医研究院．蒲辅周医案［M］．北京：人民卫生出版社，1972.

3. 桂枝加龙骨牡蛎汤与当归六黄汤化裁（营卫失和证）

组成：桂枝加龙骨牡蛎汤（桂枝、白芍、甘草、大枣、生姜、龙骨、牡蛎），当归六黄汤（当归、生地黄、熟地黄、黄芩、黄柏、黄芪、黄连）（具体用量见治验）。用法：两方合用，水煎服。功效：调和营卫，滋阴清热。主治：汗证

（营卫失和证）。

病例：徐某，女，41 岁，1958 年 3 月 31 日初诊。心悸烘热，自汗盗汗，汗后恶寒，胃纳不香，脉濡苔薄。营卫不和，心神不安。拟方以安虚神，和营血。取用桂枝加龙骨牡蛎汤与当归六黄汤化裁。桂枝 1.5 克，炒白芍 10 克，炙甘草 2.4 克，淮小麦 15 克，辰茯神 10 克，炙远志 3 克，炒枣仁 10 克，煅牡蛎 18 克（先煎），碧桃干 10 克，煅龙骨 10 克（先煎），红枣 4 枚，糯稻根须 120 克（煎汤，代水煎药）。3 剂。

二诊：烘热汗出，夜不安寐，胃纳不香。再拟安神止汗。淮小麦 18 克，炙甘草 2.4 克，辰茯神 10 克，炙远志 3 克，炒枣仁 10 克，煅牡蛎 12 克（先煎），煅龙骨 6 克（先煎），碧桃干 5 克，夜交藤 12 克，红枣 6 枚，糯稻根须 120 克（煎汤，代水煎药）。6 剂。

三诊：烘热汗出依然不减，胃纳尚香，夜寐欠安，口干。再拟当归六黄汤加味。炙黄芪皮 10 克，生地黄、熟地黄各 10 克，白归身 6 克，大白芍 10 克，酒炒黄芩 3 克，酒炒川黄连 1 克，地骨皮 10 克，绿豆衣 12 克，熟女贞子 10 克，墨旱莲 10 克，泡麦冬 10 克，五味子 1 克，糯稻根须 120 克（煎汤，代水煎药）。6 剂。

四诊：按当归六黄汤法，诸症均减。效不更方。原方去绿豆衣，加原金斛 10 克（米炒，先煎）。6 剂。

赏析　本例首诊用桂枝加龙骨牡蛎汤，次诊去桂枝汤加入甘麦大枣法，效果不显。这可能是未注意阴液亏耗，而单纯用调和营卫法，"阴虚生内热"，内热不除，阴液不能谧静，汗何不出？三诊起转用李东垣当归六黄汤法，以二地黄（生地黄、熟地黄）养阴之不足，二黄（黄芩、黄连）折阳之有余，滋阴降火，使水火平衡；再有黄芪益气固卫，当归养血生营，使营卫得和；又配入二至丸轻补肝肾；麦冬、五味子甘酸化阴，以生津液。组合简练，用药有序，这是程老用药之惯例。

方源　上海中医学院．程门雪医案［M］．上海：上海科学技术出版社，1982.

三十七、血证

1. 及珠汤 *（血热火浮证）

组成：白及 6 克，阿胶珠 12 克，杭白芍 9 克，麦冬 9 克，小蓟炭 9 克，干地榆 18 克，地骨皮 9 克，洋菜 9 克，炙桑白皮 9 克，墨旱莲 9 克，粉甘草 3 克。用法：水煎服，早晚各一次。功效：滋阴降火，凉血止血。主治：咳血（血热火浮证）。

病例：王某，女。肺有宿疾，今咳剧咯吐鲜血，两脉细数无伦。以止血为主。取用及珠汤治之。

赏析 本方适用于肺阴亏虚，虚火炽盛，灼伤脉络之咳血。白及对肺、胃出血有良好效果。洋菜，学名豆瓣菜，亦称水蔊草、西洋菜，原产欧洲，由意大利传教士利玛窦引入我国。洋菜是一种含有丰富胶质的海藻类植物，生于溪流浅滩，种子可榨油供工业用，鲜茎叶可做蔬菜；在食品加工上，可做布丁、果冻、茶冻、咖啡冻等；因含胶质，与阿胶合用，能增强血液凝固力，促进止血。地榆清热凉血，又对结核菌有抑制作用，章老治结核病喜用之。

方源 朱良春.章次公医案［M］.南京：江苏科学技术出版社，1980.

2. 加味补肺阿胶汤 *（阴虚血燥证）

组成：桑叶、桑白皮各 9 克，蜜炙牛蒡 9 克，生侧柏叶 12 克，蜜炙兜铃 9 克，阿胶珠 9 克，杏仁泥 12 克，蒸百部 9 克，肥知母 9 克，清炙枇杷叶 9 克，夏枯草 9 克，黛蛤散 9 克（包煎），小蓟 12 克。用法：水煎服，早晚各一次。功效：滋阴润燥，镇咳止血。主治：咳血（阴虚血燥证）。

病例：潘某，女。每日午后四时许，即凛寒潮热，已经匝月；面容逐渐消瘦，咳痰不爽，胸胁为之牵痛；昨因咳剧而痰中带血，脉弦数，非细故也。取用加味补肺阿胶汤治之。

赏析 本例阴虚内热证比较明显，故治疗以滋阴润燥为主，佐以镇咳止血。方中桑叶与枇杷叶为对药，陆士谔说："桑叶为肺家之肝药，枇杷叶为肝家之肺药，二味同用，大能清肝肺之热，降气通络止嗽。"用白话说：桑叶为肝经药，兼入肺经；枇杷叶为肺经药，兼入肝经。两者合用，大能清肝肺之热，能肃降，能透发，能清热，为章老常用之对药。

方源 朱良春.章次公医案［M］.南京：江苏科学技术出版社，1980.

3. 清润化痰汤 *（肺燥气逆证）

组成：炙苏子 4.5 克（包煎），白杏仁 9 克，竹沥半夏 6 克，薄橘红 4.5 克，炙紫菀 4.5 克，炙百部 4.5 克，炙远志 3 克，云茯苓 9 克，浙贝母 9 克，黛蛤散 12 克（包煎），生薏苡仁 12 克，冬瓜子 12 克，嫩白前 4.5 克，清炙枇杷叶 9 克（去毛包煎）。用法：水煎服，早晚各一次。功效：润肺清燥，化痰止咳。主治：咳血（肺燥气逆证）。

病例：凌某，男，33 岁，1954 年 2 月 18 日就诊。咳嗽气逆，痰多黏沫，时或带红，苔薄脉浮。此系痰浊阻肺，肺失清肃之令，咳震损络之故。拟肃肺化痰为治。取用清润化痰汤治之。3 剂。

二诊：咳嗽气逆，痰多黏沫，间或带红，较见轻减。仍从原方出入。炙苏子 4.5 克（包煎），杏仁 9 克，竹沥半夏 4.5 克，橘红 4.5 克，炙紫菀 4.5 克，炙远志 3 克，茯苓 9 克，浙贝母 9 克，黛蛤散 12 克（包煎），冬瓜子 12 克，海浮石 12 克，嫩白前 4.5 克，天花粉 9 克，清炙枇杷叶 9 克（去毛包煎）。6 剂。

三诊：咳嗽气逆、痰多带红均已减轻。再与前法续进宜治。南沙参 9 克，霜桑叶 9 克，甜杏仁 9 克，浙贝母 9 克，黛蛤散 12 克（包煎），瓜蒌皮 6 克，生薏苡仁 12 克，冬瓜子 12 克，玉蝴蝶 2.4 克，蜜炙薄橘红 4.5 克，清炙枇杷叶 9 克（去毛包煎）。6 剂。

赏析 方中药物多有润肺理气、化痰止咳功效，一方面润肺生津，助痰咳出，一方面下气止咳，平肃肺逆之气，恢复肺宣发肃降之功。全方用药轻灵，温助痰化，润不生热，为程老常用之方。

方源 上海中医学院.程门雪医案［M］.上海：上海科学技术出版社，1982.

4. 山药汤 *（肝脾两虚，恐伤肺络证）

组成：土炒怀山药 9 克，丹参 9 克，朱茯神 12 克，全当归 9 克，鲜生地 12 克，血琥珀 6 克（先煎），麦冬 4.5 克，稆豆衣 9 克，阿胶珠 4.5 克，生牡蛎 15 克（先煎），党参 4.5 克，龟甲 9 克（先煎），盐菟丝子 4.5 克，珍珠母 30 克（先煎），茯苓 12 克，西洋参 4.5 克（另煎取汁分 2 次兑入），黄土汤煎。用法：水煎服，早晚各一次。功效：摄神养心，兼补肝脾。主治：吐血（肝脾两虚，恐伤肺络证）。

病例：唐某，女，十月二十日诊。禀赋素弱，肝脾皆虚，近因卒受惊恐而损于肺络，宗气不敷，心包亦伤，遂致吐血盈口，心悸，怔忡，气短，脉细数，当摄神养心，兼补肝脾。取用山药汤治之。2剂。

赏析 古时医者将吐血列为难治之疾。本例病机，孔老先言"肝脾皆虚"，又言"卒受惊恐"，终致宗气不敷，心包受损，而吐血盈口。从脉象细数来看，有内热隐伏。内热损络，络脉伤故吐血。补养肝脾，肝藏血，脾统血，血自归经。补肝药如丹参、当归、麦冬、鲜生地、龟甲、菟丝子等；补脾药如山药、茯神、茯苓、党参、阿胶、西洋参等；牡蛎、琥珀收敛止血；珍珠母镇肝潜降，不使阴血上浮；稽豆衣清热凉血；另取黄土汤补脾摄血。药虽多但有序，仅开2剂，可见孔老对此疾心中有数。

方源 北京中医学会《孔伯华医集》整理小组.孔伯华医集［M］.北京：北京出版社，1988.

5. 滋阴润燥保肺汤 *（肺阴虚火旺证）

组成：阿胶珠12克，五味子5克，炙紫菀9克，熟地黄18克，浮小麦30克，麦冬9克，百部9克，海蛤壳18克，核桃肉9克，北沙参9克，白芍9克，龟甲12克，生侧柏叶12克，当归9克，砂仁3克（后下）。另：琼玉膏180克，两仪膏180克，川贝母末24克（和入膏中），早晚各服一食匙。用法：水煎剂与滋膏剂同时服用。功效：滋阴降火，静养心神。主治：咯血（肺阴虚火旺证）。

病例：朱某，男。三年前曾大量咯血。今脉细数，形质消瘦，盗汗、潮热、痰中带血，病势在进展中。首当注意静养，药饵倒为其次。取用滋阴降火保肺汤治之。

赏析 消瘦、盗汗、潮热、痰中带血、脉细数，为肾阴亏损、虚火亢炎之肺痨的特点。古人谓"滋阴即所以降火"。其治疗，不宜苦寒直折，只宜甘寒养阴。方用两仪膏（生地黄、熟地黄）、阿胶、麦冬、龟甲等以滋肾阴。盖肾水充足，则肺得其润，心肝之火亦潜。并用当归、白芍养血调营；浮小麦、五味子养心敛汗；沙参、琼玉膏、百部、紫菀、川贝母等润燥宁嗽。用少许砂仁，以行补药之滞。案中说"首当注意静养，药饵倒为其次"。静养，实是治疗虚劳失血的一大原则。但今日治疗虚劳，只重视药物效应，不注重心理调养，是舍本求末。如果心寄杂念，想入非非，暗耗真阴，虚火何能平息！所以程老将静养放在第一位是正确的。

方源 朱良春.章次公医案［M］.南京：江苏科学技术出版社，1980.

6. 杏仁二母汤 *（阴虚络脉内溢证）

组成：杏仁泥30克，知母9克，粉葛根18克，全当归6克，象贝母9克，云苓9克，淡竹茹5克，玉竹9克，黑木耳12克，生侧柏叶30克（煎汤代水）。用法：用侧柏叶煎汤代水，煎煮他药。功效：滋阴和胃，养血宁络。主治：吐血（阴虚络脉内溢证）。

病例：伍某，男。据其吐血之情态，乃胃出血。色紫量多一也；平素不能进硬固食物二也。腰部胀硬已久，疑是十二指肠溃疡。取用杏仁二母汤治之。

赏析 此案重用杏仁达30克之多，是很少见的。取用杏仁一是取其降胃气之逆，二是取其油滑之性，能保护胃肠黏膜，弛缓痉挛，润肠通便。其他如葛根、知母、玉竹并用，能养阴、生津、消炎；象贝母解郁制酸，促进溃疡愈合；茯苓和胃宁神；余为养血宁络之品。原案说"此方用于溃疡偏于阴虚者"，既然是阴虚，舌质应当是嫩红，脉象应当是细数，若苔厚而腻者，则另作他图。

方源 朱良春.章次公医案［M］.南京：江苏科学技术出版社，1980.

7. 健脾止血汤 *（脾虚失摄证）

组成：蛤粉炒阿胶珠6克，炮姜炭1.5克，条芩炭3克，炒冬术4.5克，辰茯苓9克，炙远志3克，炒枣仁9克，净槐米9克（包煎），炙黑甘草2.4克，侧柏炭4.5克，焦白芍4.5克，藕节炭4枚，灶心黄土9克（包煎）。用法：水煎服，早晚各一次。功效：健脾益气，养血止血。主治：便血（脾虚失摄证）。

病例：许某，男，成年，1948年8月24日就诊。先便后血，血色暗黑，腹胀不舒，动则头眩。此谓远血，乃阴络损伤，脾失统血之能所致。拟黄土汤出入。取用健脾止血汤治之。2剂。

二诊：进黄土汤加味，便血色黑较前轻减，腹胀亦瘥，动则头眩，夜不安寐，苔薄腻，脉虚弦。仍从原法出入。蛤粉炒阿胶珠9克，炒冬术4.5克，炙黑甘草2.4克，土炒白芍6克，辰茯苓9克，炒枣仁9克，炮姜炭1.5克，侧柏炭6克，条芩炭4.5克，槐花炭9克，藕节炭4枚，淮小麦12克，荷叶边1圈，灶心黄土12克（包煎）。2剂。

三诊：便血止，腹胀减，夜寐安，头蒙不清。血去阴伤，肝阳上亢之故，再拟柔肝潜阳。大白芍4.5克，稆豆衣12克，熟女贞子9克，炒杭菊4.5克，煅石决明 15 克（先煎），辰茯神 9 克，炙远志 3 克，炒枣仁 9 克，薄荷炭 2.4 克，霜桑叶 9 克，炒白蒺藜 9 克，嫩钩藤 9 克（后下），荷叶边 1 圈。3 剂。

赏析 本方由黄土汤加减而成，去附子减其辛热耗血动血之瘀；改炮姜虽辛热，但能固守中焦，温阳健脾，更合中焦虚弱，失于统摄出血之根本；配槐米、侧柏叶、藕节等止血之品，起标本兼顾作用。程老常用炮姜代附子用之，以引血归经。因值盛夏，故不用地黄，可见程老用药之慎。

方源 上海中医学院．程门雪医案［M］．上海：上海科学技术出版社，1982.

8. 百合固金汤（肺肾阴亏，虚火上炎证）

组成：百合 12 克，熟地黄 9 克，生地黄 9 克，当归 9 克，白芍 3 克，甘草 3 克，桔梗 6 克，玄参 6 克，贝母 6 克，麦冬 9 克。用法：水煎服，早晚各一次。功效：养阴清热，润肺化痰。主治：咳血（肺肾阴亏，虚火上炎证）。

病例：郭某，男，44 岁，1976 年 5 月 18 日来诊。初诊：1973 年发现胸闷，偶咳少量血带泡沫，背部怕冷；1974 年 10 月 28 日经上海市结核病医院检查诊断为右肺上叶支气管扩张。经中西医治疗效果不明显来诊。就诊时自觉咳嗽胸闷作痛，手足心发热，最近两日咯血两次，量较多。舌质红，苔薄，脉细数。辨病为咳血，证属久咳伤肺，肺阴不足，络脉受损，痰热阻肺，清肃失令；治以养阴润肺，宁咳化痰止血；用百合固金汤加减治之。生地黄 15 克，阿胶珠 10 克，玄参 10 克，川贝母 5 克，海蛤壳 12 克，款冬花 10 克，紫菀 10 克，当归 10 克，白芍 10 克，丹参 12 克，牡丹皮 10 克，炙甘草 5 克，蜂蜜 1 匙（冲）。

二诊（1976 年 6 月 10 日）：服上方 20 剂，咳嗽减轻，咯血止，唯晚上咳嗽尚剧，痰黏稠，胸痛，肝区不适，口渴，手足心热，视力差，时觉耳后抽搐，复以上方出入。天冬、麦冬各 6 克，紫菀 10 克，款冬花 10 克，百部 10 克，海蛤壳 12 克，杏仁 10 克，清半夏 10 克，黄芩 10 克，川贝母 5 克，冬虫夏草 5 克，橘红 5 克，五味子 5 克，炙甘草 5 克，蜂蜜 1 匙（冲）。

三诊（1977 年 8 月 15 日）：上方加减服用 40 多剂，咳嗽胸痛基本控制，咯血一直未再发作。1977 年因外出工作，连日坐车颠簸，过度劳累，又发咳嗽、大口咯血，即按上方服十多剂，咯血即止。后按上方加味，以四倍量配制成膏剂，每天两次，每次一汤匙，随访观察八年，病情未见波动。

赏析　董老根据其胸闷咳嗽，气憋咯血痰稠，手足心热，舌红脉细数，辨证为阴虚肺热，络脉损伤，故治疗以滋阴润肺、化痰止血为法。所用药物如生地黄、阿胶、玄参、川贝母、蜂蜜等可滋阴润肺；海蛤壳、款冬花、紫菀可化痰止血；当归、白芍、丹参、牡丹皮可养血活血。先使肺得清润，则血止气调，后继以冬虫夏草、天冬、麦冬、五味子、蜂蜜养阴润肺；更有橘红、半夏、甘草等化痰止咳而兼清润；佐以黄芩清上焦肺中之火，使肺得肃降，诸证平息。最后以调养清补肺、脾、肾之膏剂而收功。

方源　董建华.临证治验［M］.北京：中国友谊出版公司，1986.

三十八、虚劳

1. 加减复脉汤＊（气阴两虚证）

组成：炙甘草18克，白芍12克，干生地12克，麦冬12克，阿胶15克（烊化），生牡蛎30克，西洋参9克。用法：水煎服，早晚各一次。功效：养阴益气生津。主治：虚劳（气阴两虚证）。

病例：苟君，男，35岁。其人清瘦，素有咳嗽带血，精神疲乏，食欲不振，头晕微恶寒，午后微热，面潮红，咳嗽，神识不清，不能语言，每午排出青黑水一次，面色苍白不泽，目睛能转动，齿枯，口不噤，呼吸不便，胸腹不满硬，尿少，肌肤甲错，不厥不痉，腹额热，四肢微清，舌苔薄黑无津，脉沉伏而数。证属津枯液竭，热邪深陷，气液两伤，阴虚伏热。当益气养阴生津。取用加减复脉汤治之。

服用10剂后，病势无甚变化。同道问蒲老："只此一法？"蒲老说："津枯液竭，热邪深陷，除益气生津，扶阴救液，别无良法。"后坚持服用上方15剂，下利止；原方去牡蛎，服至20剂，齿舌渐润，服至23剂，脉达浮候，其人微烦。是夜其妻请蒲老出诊，说病有变。只见四肢厥冷，战抖如疟，脉闭，乃欲作战汗之象，嘱以原方热饮之，外以热敷小腹、中脘、两足，药后汗出如洗，神息气宁，脉象缓和。继以复脉汤全方加龟甲、枸杞子、西洋参，服十余剂而渐次康复。

赏析　加减复脉汤由炙甘草汤去甘辛温之品，入养血敛阴之芍药，构成纯阴之剂，具有养血敛阴、生津润燥之功。方加西洋参益气养阴清热，生牡蛎潜阳收敛。蒲老说："掌握初诊，是临床的要点，凡初诊必须详审有无新感。若有新感，无论阴虚阳虚，必先解表，庶免遗患。"

方源 中医研究院.蒲辅周医案［M］.北京：人民卫生出版社，1972.

2.参蛤散加减 *（肾气阴两虚证）

组成：高丽参15克，蛤蚧尾1对，熟地黄30克，山萸肉15克，上安桂3克，白术15克，五味子6克，仙鹤草30克，煅牡蛎30克，大寸冬15克，杭白芍15克。用法：上药共研细末，炼蜜为丸，如梧子大，早晚各服9克。功效：补肾纳气，滋养气阴。主治：虚劳（肾气阴两虚证）。

病例：方某，男。自患伤寒重病后，时心动悸，短气难以平卧，舌红，脉细数。曾经西医检查诊为心脏扩大。取用参蛤散加减方治之。

赏析 伤寒重病，必伤气阴，伤及心肺，则心悸怔忡；伤及肾之气阴，则短气难以平卧。人参、蛤蚧同用名参蛤散，对于肾不纳气之气喘有显著疗效；配合熟地黄、山萸肉、牡蛎、五味子等大滋肾阴，摄纳肾气；人参、麦冬、五味子三药又组成生脉散，可以益心营，补气阴；稍用肉桂以引火归原，并可温中使上药滋而不腻。此本属难证，非朝夕之功，章老用丸剂缓缓图之，如春雨滋润，秋必收获。

方源 朱良春.章次公医案［M］.南京：江苏科学技术出版社，1980.

3.双参生脉汤 *（肺损肾衰证）

组成：吉林参9克（另煎冲），西洋参4.5克（另煎冲），泡麦冬12克，五味子1.8克，天竺黄4.5克，真川贝6克（去心），阿胶珠12克（蛤粉炒），煅龙齿12克（先煎），煅牡蛎15克（先煎），枸杞子9克，大生地15克，北沙参12克，炙远志3克，淮小麦12克。用法：水煎服，早晚各一次。功效：养肺肾，清虚火，清痰热，安神明。主治：虚损（肺损肾衰证）。

病例：杜某，男，成年，1960年诊。肺损及肾，肾阴亏耗，金水两伤，虚风内煽，浊液凝痰，清肃之令不行。上为喘呼，下为尿少，头面汗多，舌短缩，神识昏蒙不清，面浮，脉下垂入尺泽。证脉相参，已属危笃时期，恐难以挽回。今拟生脉散加味，大养肺肾阴液，佐以熄虚风、安神明之品，以作最后挽回。取用双参生脉汤治之。2 剂。

二诊：进双参生脉汤，以育肾阴，养肺气，安虚神，化痰热，后神蒙渐清，喘呼亦平，小溲较多。苔光舌绛，脉左弦细，右软弱。肺肾阴亏，虚风内动，挟痰热上蒙清窍，毫无可疑。前方既合，毋庸改弦更张，仍当守原法出入。唯虚证善变，是否续有变化，须视今后数日情况而定。西洋参 9 克（另煎冲），天冬、麦冬各 9 克，五味子 1.8 克，大生地 15 克，北沙参 15 克，阿胶珠 12 克（蛤粉炒），枸杞子 9 克，煅龙齿 12 克（先煎），煅牡蛎 15 克（先煎），炙远志 3 克，真川贝 9 克（去心），天竺黄 4.5 克，淮小麦 15 克。3 剂。

三诊：据述诸恙尚平善，唯小溲短少，舌深黄，气促汗多，仍从肺肾两虚着手。西洋参 6 克（另煎冲），天冬、麦冬各 9 克，五味子 1.8 克，大生地 15 克，北沙参 9 克，阿胶珠 12 克（蛤粉炒），枸杞子 9 克，墨旱莲 9 克，熟女贞子 9 克，炙远志 3 克，真川贝 9 克（去心），天竺黄 4.5 克，煅牡蛎 18 克（先煎）。3 剂。

四诊：每见小溲短少，则病势必转剧。先溲少，继则胸烦闷，渐次昏蒙不清，面浮色紫。今诊脉虚弦带数，舌红紫少苔，神识时蒙时明。因思肺为水之上源，源不清则流不洁，心与小肠相表里，痰热内蕴，火府不宣，则溲混赤。拟养肺、清心、导赤法，以作挽回之剂。西洋参 9 克（另煎冲），北沙参 15 克，天冬、麦冬各 9 克，小生地 12 克，阿胶珠 9 克（蛤粉炒），益元散 12 克（包煎），炙远志 3 克，干菖蒲 1.5 克，细木通 2.4 克，淡竹叶 4.5 克，真川贝 9 克（去心），天竺黄 4.5 克。局方牛黄清心丸一粒，和入药内化服。

五诊：据述神识已清，小溲畅多，唯仍汗多，烦闷阵作。再依原方增减，冀持续得效，不变乃佳。西洋参 9 克（另煎冲），北沙参 15 克，天冬、麦冬各 9 克，小生地 12 克，阿胶珠 9 克（蛤粉炒），益元散 12 克（包煎），野百合 12 克，炙远志 3 克，淮小麦 15 克，真川贝 9 克（去心），天竺黄 4.5 克，淡竹叶 4.5 克。局方牛黄清心丸一粒，化服。

赏析 本例为危重病证，经五次诊治，得以转危为安。所用方药以生脉散为主方，随证加入滋阴养血、清心导赤之品；后又用牛黄清心丸法。方中重用益气养阴药，大补心肺肾之阴液，佐以潜阳熄风、镇静安神；中途由于心移热于小肠，加用清心导赤法；由于虚实夹杂，内闭外脱，所以方药在不离滋养气阴的前提下，有所增减，有是证，用是药，此为对证施治。

方源 上海中医学院 . 程门雪医案［M］. 上海：上海科学技术出版社，1982.

4. 升阳益胃汤（气虚发热证）

组成：黄芪、人参、白术、甘草、黄连、半夏、陈皮、羌活、独活、柴胡、茯苓、泽泻、白芍、防风。用法：按原方剂量比例，研粗末，总剂量460克（十五两），分为30包，每日煎服1包。功效：益气温阳，祛风升清。主治：低热（气虚发热证）。

病例：某女，低热两年有余，消化不好，不欲饮食，疲乏无力，身痛，关节疼痛，月经不调，或前或后，多方调治无效。取用升阳益胃汤，服用一个月后，食欲渐佳，低热亦渐降低。共进3剂，连服三个月而恢复健康。

赏析　升阳益胃汤是李东垣的代表方剂，出自《内外伤辨惑论》，原方所治为"脾胃虚弱，怠惰嗜卧；时值秋燥令行，湿热方退，体重节痛，口苦口干，心不思食，食不知味，大便不调，小便频数；兼见肺病，洒淅恶寒，惨惨不乐，乃阳气不升也"。由于阳气不升，所以用黄芪、人参、白术补气温阳，用柴胡升举阳气；阳气不升，则湿气潴留，故取茯苓、泽泻淡渗祛湿；李氏用药特点是"祛风胜湿"，方中羌活、独活、防风，即为此用；而陈皮、半夏，为直接健脾祛湿药；选用黄连，意在清利由湿浊所生的热邪，也是防止诸药偏于温燥而生火；白芍与甘草配伍，为疏肝解郁之用。全方补而升清，泻而祛湿，有利于中焦脾胃之升降；而本例脾胃虚弱，升降失序，湿聚生热，阳气不升，浊阴不除，低热难于清除，故用之必有效验。

方源　中医研究院. 蒲辅周医疗经验［M］. 北京：人民卫生出版社，1976.

5. 都气丸加柴芍桂 *（阴虚发热证）

组成：六味地黄汤加柴胡、白芍、肉桂、五味子。用法：水煎服，早晚各一次。功效：滋肾调肝。主治：低热（阴虚发热证）。

病例：郭某，女，40岁，1973年6月17日就诊。三年来下午低热，常达37.7~37.8℃。每到夜间两腿发麻，精神萎顿不振，舌略红无苔，脉细而微数、左关稍弦。证属真阴亏损，肝阳偏旺。予本方后，取得满意效果。生地黄24克，山萸肉12克，怀山药12克，牡丹皮12克，泽泻9克，茯苓9克，柴胡9克，五味子6克，白芍9克，紫肉桂6克。水煎服，嘱进7剂。

二诊：低热下至37℃，再嘱服前方10余剂，以巩固疗效。

赏析　岳老所用经验方来自陆晋笙《存粹医话》，原文云："《医贯》治虚疟方兼治久热不退之经验案""余见发疟有面赤口渴者，俱作肾中真阴虚治，无不立应。凡见病人寒来如冰，热来如烙，唯面赤如脂，渴欲饮水者，以六味加柴胡、白芍、肉桂、五味子，大帖一服而愈"。岳老所用方药与原书所载一致，由此可见，岳老用方谨慎心细。对于前人之经验（特别是经方），应当在尊重前人经验的基础上随证加减，不可一开始就将原方改得面目皆非，而结果往往适得其反，岳老乃我们学习的楷模。

方源　陈可冀.岳美中医学文集［M］.北京：中国中医药出版社，2000.

6. 柴胡鳖甲汤 *（肺阴虚发热证）

组成：水炒银柴胡 3 克，炙鳖甲 9 克，竹沥半夏 6 克，酒炒黄芩 4.5 克，酒炒肥知母 4.5 克，薄橘红 4.5 克，甜杏仁 9 克，浙贝母 9 克，生薏苡仁 12 克，水炙远志 3 克，水炙紫菀 6 克，炒谷芽、炒麦芽各 9 克。用法：水煎服，早晚各一次。功效：滋阴清热，宣肺化痰。主治：虚劳（肺阴虚发热证）。

病例：史某，男，成年，1955 年 2 月 19 日就诊。虚热不清，缠绵已久，口苦，咳嗽有痰，胃纳不香。拟以和解宣化为治。取用柴胡鳖甲汤治之。

二诊：和解宣化，虚热较减，咳嗽未清。仍以原方出入。水炒银柴胡 3 克，竹沥半夏 4.5 克，酒炒黄芩 4.5 克，炙鳖甲 9 克，水炒白薇 4.5 克，酒炒肥知母 4.5 克，广陈皮 4.5 克，甜杏仁 9 克，浙贝母 9 克，水炙远志 3 克，水炙紫菀 6 克，清炙枇杷叶 9 克（去毛包煎），大腹皮 6 克，炒谷芽 9 克。

赏析　本方具有养肺阴、清肺热、化痰止咳功效，适用于肺阴亏虚、虚热留恋之发热、咳嗽、咳痰等症。程老认为，虚热咳嗽减退以后，可采用沙参麦冬汤、麦门冬汤以补肺，或三甲复脉汤、大补阴丸等法以滋阴，作为善后之举。

方源　上海中医学院.程门雪医案［M］.上海：上海科学技术出版社，1982.

7. 清肺救痨汤 *（肺虚痨证）

组成：陈阿胶 24 克（烊化），蜜炙兜铃 9 克，杏仁泥 12 克，川贝母 4.5 克，麦冬 9 克，桑白皮 9 克，地骨皮 9 克，嫩白薇 12 克，茜草炭 9 克，旱莲草 9 克，仙鹤草 15 克。用法：水煎服，一日一剂，分两次服用。功效：养阴润肺，清热止血。主治：肺痨（肺虚痨证）。

病例：陈某，男。两脉细数，见于英年，便有损怯之可能，何况肌热盗汗，痰中带有小血点。凡损证之热最难遽退，而痰中之小血点，比狂吐更不易止。此二者皆非绝对静卧不为功。取用清肺救痨汤治之。

赏析 潮热、盗汗、咳嗽、咳血为肺结核病四大主证，其病机皆为阴虚火旺。先生认为，此种痨损虚热最难退，痰中带血不易止，除用养阴润肺、清热止血的药物外，还必须卧床静养，这都是经验之谈。

此方阿胶、麦冬养阴润肺，白薇、地骨皮、旱莲草、桑白皮清肺热，马兜铃、杏仁、川贝母润肺止咳，仙鹤草、茜草炭止血。此案两脉细数，为阴虚火旺之确证，故滋阴清热为大法，依法选用方药，方可对证取效。

方源 朱良春.章次公医案［M］.南京：江苏科学技术出版社，1980.

8. 六神散加味 *（脾虚、营卫不和证）

组成：炒潞党参 10 克，炒冬术 6 克，炒怀山药 6 克，炒香白扁豆 6 克，酒洗白归身 6 克，桂枝 1.5 克，炒白芍 6 克，煅龙骨 10 克（先煎），生黄芪 10 克，云茯苓 10 克，广陈皮 5 克，炙甘草 2.4 克，制半夏 5 克。用法：水煎服，一日 2 次服用。功效：健脾和胃，调和营卫。主治：低热（脾虚、营卫不和证）。

病例：许某，男，儿童。1943 年 10 月 18 日就诊。寒热不退，胃纳不香，色萎不华，脉象虚弦。此虚热也。病势缠绵依旧，一时不易速痊。书云："和其胃气，则热自除。"用六神散法加味，扶正以退虚热。

赏析 此是气血不足的虚热。气血之所以不足，是因为脾胃虚弱。凡饥饱、劳倦所伤，大便虚溏，或长期胃纳不良，运化不健，皆可致之。童幼年尤为易患。

程老用六神散以健脾和胃，扶正气而退虚热；配合桂枝加龙骨牡蛎汤和营固卫，以敛虚热，是"甘温能除大热"之法；又佐二陈汤化湿和胃，使纳食能香，气血得可以渐复。

六神散有数方，每方组成并不同，如《世医得效方》是四君子汤加扁豆、山药，《奇效良方》是四君子汤加扁豆、黄芪。《证治准绳·幼科》均载录之，故相传此方为王肯堂健脾胃、退虚热之名方。此例，程老选用了四君子汤加黄芪、扁豆、山药三味药。《证治准绳·幼科》的第三个六神散方由人参、甘草、当归、芍药、桔梗、陈皮组成，程老又选用了其中五味药（除去桔梗），故此例实际上选用了三张六神散方。加用桂枝、龙骨，是取桂枝加龙骨牡蛎汤义，义在扶助正气，以敛虚热。

方源　上海中医学院.程门雪医案［M］.上海：上海科学技术出版社，1982.

三十九、肿瘤

1. 营卫返魂汤加减 *（血瘀湿注证）

组成：何首乌、当归、木通、赤芍、白芷、小茴香、乌药、枳壳、甘草，各等分（见《仙传外科集验方》）。用法：水酒合煎，早晚各一次。功效：和气养血，通脉调营。主治：多发性脂肪瘤及慢性淋巴结炎（血瘀湿注证）。

病例：林某，男，34岁，1975年1月25日就诊。病人素体阴虚，症见皮下有针刺疼痛，可触及许多结节及索条状物，按摸均疼痛，四肢疼痛，午后2~10时尤甚，易出汗，不时心慌气短，善太息，手足热而乏力，大便先干后溏，每2~3天1次，舌苔白腻，脉短，病理检查为多发性脂肪瘤及淋巴结慢性炎症。证属邪热内生，津血被烁，凝聚于皮肉关节。先予《医宗金鉴》当归饮子加减治疗，后改为营卫返魂汤加减治之。方药如下。何首乌15克，白芷9克，炒乌药6克，炒小茴香6克，当归12克，木通6克，炒赤芍9克，枳壳6克，独活6克，天南星9克，甘草6克。水酒各半煎服。

服用14剂后，皮下结节变小，疼痛减轻，上方加半夏服用14剂；后去木通服14剂，背胁及身痛减轻，自觉皮下结节减少，脉象柔和；后又加减服药22剂，疼痛基本消失，皮下结节消失未发。后以《证治准绳》十宣散善其后。

赏析　岳老认为，本例病情当为"痰注"。朱丹溪指出："凡人头面颈颊身中有结核，不痛不红不作脓者，皆痰注也，宜随处用药消之。"是痰积所致，自当散之消之。初诊时脉短、苔白腻，中气已是大虚。此时攻邪则伤正，扶正又畏助邪，遣方用药，稍有不慎，如同抱薪救火。故开始以当归饮子调和营卫，待营卫有所恢复，改用营卫返魂汤加减以消除宿痰。营卫返魂汤又名通顺散、何首乌散，首见明代杨清叟《仙传外科集验方》，后收入王肯堂《证治准绳·外科》中，遂得流传，原文记载"此药大能顺气匀血"。岳老认为本方对痰注、痰核疗效可靠，遂予原方加减，病人服用56剂而愈。此疾虽为痼疾难治，而用方却平淡无奇，仅是"顺气匀血"。可见辨证准确，平方亦能治大疾。

方源 陈可冀.岳美中医学文集［M］.北京：中国中医药出版社，2000.

2. 鳖甲汤 *（肝热脾湿证）

组成：生鳖甲9克（先煎），威灵仙9克，知母9克，木瓜9克，生石膏12克，栀子炭9克，黄柏9克，盐橘核12克，桑寄生18克，醋炒嫩茵陈7.5克，竹茹15克，甜葶苈子6克，川牛膝9克，川草薢9克，首乌藤30克，淮小麦30克，旋覆花3克，代赭石3克。用法：水煎服，早晚各一次。功效：清疏和化，达络和肝。主治：积聚（肝热脾湿证）。

病例：张某，女，八月十九日诊。肝热脾湿，由来已久，渐及经络，胁右结痞，拒按作痛，腿痛颇甚，夜常不寐，咳嗽亦盛，面浮肿，肢亦微胀，舌苔滑白，脉弦滑而细数。治以清疏和化，达络柔肝。取用鳖甲汤治之。

赏析 积聚是涉及腹腔脏器多种疾病，而在临床又比较常见的一类病证。依据积聚的临床表现，西医的腹部肿瘤、肝脾肿大以及增生型肠结核、胃肠功能紊乱、不完全性肠梗阻等疾病，出现类似积聚证候时，皆可参阅积聚辨治。

本例为肝积聚，病在右胁，有"结痞"，拒按作痛，显系肝络瘀滞所致。故孔老拟"清疏和化，达络柔肝"法。方药包括清肝药知母、黄柏、茵陈、栀子炭、生石膏；疏肝药橘核、木瓜、旋覆花；柔肝药鳖甲、首乌藤、竹茹、小麦；通络药威灵仙、川牛膝等；还有补肾之桑寄生、草薢；泻肺之葶苈子；降逆的代赭石等。

方源 北京中医学会《孔伯华医集》整理小组.孔伯华医集［M］.北京：北京出版社，1988.

3. 莪术消瘕汤 *（肝经淤积证）

组成：肉桂心2.4克，焦白芍9克，枳实炭4.5克，香白芷3克，荆三棱2.4克，荔枝核15克，制川朴3克，莪术3克，沉香曲4.5克（包煎），黄柏炭6克，椿根炭9克，乌贼骨12克。用法：水煎服，早晚各一次。功效：破气散结止带。主治：少腹瘕块（肝经淤积证）。

病例：山某，女，50 岁，1969 年 12 月 21 日就诊。右少腹瘕块，攻冲酸楚，发则带多质稠，脉弦细涩苔腻。法当破气散结止带。取用莪术消瘕汤治之。3 剂。

二诊：药后带止，右少腹瘕块攻冲酸楚得减。肉桂心 3 克，焦白芍 9 克，荆三棱 3 克，莪术 3 克，云茯苓 9 克，荔枝核 15 克，制川朴 3 克，枳实炭 4.5 克，沉香曲 4.5 克（包煎），煅牡蛎 15 克。3 剂。

赏析　本例为少腹部出现瘕块，与妇科疾患有关。所用之药以三棱、莪术、荔枝核、原朴、枳实、白芷等行气破瘀散结，白芍、乌贼骨酸敛止痛，肉桂、沉香温散，黄柏炭、椿根炭清敛。全方辛温与苦寒并用，以温散为主，散中有守，无伤正之痹。

方源　上海中医学院. 程门雪医案［M］. 上海：上海科学技术出版社，1982.

四十、噎膈

1. 降气润燥汤＊（阴亏气滞证）

组成：代赭石 15 克（旋覆花 6 克同布包），全瓜蒌 18 克，薤白头 10 克，清半夏 10 克，炒枳实 6 克，广陈皮 6 克，杏仁 6 克，炒桃仁 6 克，火麻仁 15 克，油当归 12 克，川郁金 10 克，天冬、麦冬各 5 克，茜草根 10 克，淮牛膝 10 克。用法：水煎服，日 1 剂，分 2 次温服。功效：顺气开郁，养阴润燥。主治：噎膈（阴亏气滞证）。

病例：贾某，男，79 岁。平素嗜酒，数月来情怀抑郁，食减便燥，渐至进食有时作噎，咽下困难。现只能进半流质食物，硬食已有 2 个月不能进矣。胸际闷胀微痛，饭后尤甚，有时吐白黏沫，口干，不思饮，大便干燥四五日一行，夜寐多梦，精神萎顿，体重减轻，经某医院检查，谓食管狭窄，未发现癌变。舌苔白而燥，脉沉涩。治宜顺气开郁，养阴润燥，并酌加活血之品。取用降气润燥汤治之。

二诊：前方服 3 剂，诸症如前，胸际略畅，大便仍燥。加晚蚕沙 10 克，皂角子 10 克，再服 5 剂。

三诊：服药 5 剂，自觉诸症有所减轻，能稍进馒头类食物，大便仍微干，两日一行，身倦少力。代赭石 12 克（旋覆花 10 克同布包），溏瓜蒌 25 克，薤白头 10 克，晚蚕沙 10 克（炒焦皂角子 10 克同布包），炒枳实 6 克，桃仁、杏仁各 6 克（同捣），郁李仁 6 克，火麻仁 18 克，野于术 10 克，川郁金 10 克，油当归 12 克，茜草根 10 克，怀牛膝 10 克。

赏析 本方以旋覆代赭汤合瓜蒌薤白半夏汤加减，佐以桃仁、杏仁、油当归、郁李仁、火麻仁等滑润之药，并给予二冬（天冬、麦冬）滋阴养津，郁金、枳实、陈皮等开郁顺气。从滋阴润燥、开郁降气，到活血化瘀、引血下行，皆合噎膈病的病机要点。

方源 祝谌予，翟济生，施如瑜，等.施今墨临床经验集［M］.北京：人民卫生出版社，1982.

2. 噎膈汤 *（气滞痰阻证）

组成：全当归、香甘松、广陈皮、沉香曲、香橼皮、旋覆花（包）、姜半夏、杭白芍、台乌药、香谷芽各 9 克。用法：水煎服，早晚各一次。功效：降逆理气，和营缓痉。主治：噎膈、呕吐（气滞痰阻证）。

病例：何某，男。病之经过凡五阅月，初起饮食作噎，最近匝月饮食有所阻隔，有时呕吐，但有时则通行无阻。暂作食管痉挛治之。取用噎膈汤治之。

二诊：往日中午不能进食，药后中午能进糜粥。全当归 15 克，香甘松 3 克，大贝母 15 克，旋覆花 9 克（包），杭白芍 15 克，香谷芽 12 克。

赏析 本例在未确诊以前，按食管痉挛治疗，亦算对应之策。药取降逆之半夏、旋覆花，理气之甘松、陈皮、沉香曲、香橼、乌药，及养血和营、缓解痉挛之当归、白芍。服后即收小效，说明不是食管器质性病变。如在今天，必会做内窥镜检查，以便确诊疾病的性质。

方源 朱良春.章次公医案［M］.南京：江苏科学技术出版社，1980.

四十一、血液病

1. 加味当归补血汤 *（脾肾亏虚，气虚失摄证）

组成：炙黄芪 25 克，当归身 10 克，生地炭 30 克，熟地炭 30 克，沙蒺藜

10克，白蒺藜10克，川杜仲10克，川断10克，二仙胶10克（另烊兑服），陈阿胶10克（另烊兑服），祈艾炭10克，侧柏炭12克，紫丹参10克，朱茯神10克，朱寸冬10克，炒远志10克，漂白术6克，炙甘草6克。用法：水煎服，日一剂，分温再服。功效：补益心脾，益气养血止血。主治：鼻衄、齿衄、紫癜等（脾肾亏虚，气虚失摄证）。

病例：时某，女，19岁。两年来齿龈经常出血，时发鼻衄，两腿均现出血点，月经量多，经期不定。近时头晕而痛，心跳气短，全身乏力，来诊时曾化验血小板$80×10^9$/升。经某医院诊断为：原发性血小板减少症。舌质淡，脉沉弱。拟补益心脾，益气养血摄血为治。取用加味当归补血汤治之。

二诊：前方服20剂，除出血减少外，余症无大进退。近日睡眠不良。前方去祈艾炭、侧柏炭，加仙鹤草15克，五味子10克，生枣仁、熟枣仁各10克，服2日，停1日，再进20剂。

三诊：自从就诊以来，共服汤药40剂，月经量大减，只来四日即净，两年间无此佳象。齿龈出血停止，鼻衄只见一次，量亦少，两腿出血点已消退。头晕、心跳、气短均好转，检查血小板数仍为$80×10^9$/升，未恢复正常。炙黄芪25克，酒当归10克，西党参10克，漂白术10克，老紫草10克，仙鹤草12克，小蓟炭10克，生地炭20克，熟地炭20克，二仙胶12克（另烊兑服），陈阿胶10克（另烊兑服），朱茯神10克，朱寸冬10克，炙甘草10克。用米醋60克入药同煎为引子。

四诊：前方服14剂，检查血小板已增至$140×10^9$/L，饮食睡眠均好，精神旺健，要求常服方。三诊方加5倍，研细末和枣泥为丸，每日早晚各服10克。

赏析 本方以当归补血汤、龟鹿二仙胶合用，加陈阿胶、紫草、仙鹤草、生地炭、熟地炭，治之多效。丸方或膏方中，加入大红枣，或枣泥为丸，效果更佳。

方源 祝谌予，翟济生，施如瑜，等.施今墨临床经验集［M］.北京：人民卫生出版社，1982.

2. 五味消毒饮 *（毒热炽盛证）

组成：金银花10克，野菊花、蒲公英、紫花地丁、紫背天葵各5克。（《医宗金鉴》）用法：清水煎，煎至八成，加无灰酒半盅，再滚二三沸，热服，渣如法再煎服，被盖出汗为度。功效：清热解毒。主治：疔毒（毒热炽盛证）。

病例：王某，男，20岁，农民。因发高热不退而入某医院，检查体温，高达40℃，血细菌培养：金黄色葡萄球菌，铜绿假单胞菌生长。诊断为败血症。用各种抗生素未效，数日间高热持续在40℃不降。因约我会诊。抚按病人皮肤烙手，形削骨立，脉数疾，舌干口红，是毒热炽盛之候。为疏五味消毒饮。金银花15克，蒲公英9克，紫花地丁9克，野小菊9克，紫背天葵根9克。酒引、水煎热服，取微汗。

二诊：服药5剂后，体温减至39℃上下，细菌培养未见控制，脉仍数，舌红略减。考虑前方虽对症而病重药轻，故加入金线重楼9克、半枝莲9克，以增解毒清热之力。再进5剂。

三诊：高热下降到38℃以下，细菌培养（－）。

四诊：高热基本消失，脉微数，舌质接近正常，为疏清养之剂，以善其后。

赏析 五味消毒饮所用均为清热解毒药物，后加金线重楼，即草河车（又名蚤休、七叶一枝花），同紫花地丁、半枝莲配合，治疗毒甚捷。半枝莲可治一切大毒疔毒。据现代药理研究，金银花、蒲公英、紫花地丁、野菊花对葡萄球菌皆有抑制作用，为治疗疮毒之要药。

岳老在唐山时，为友人张某的岳父治疗疔毒走黄，曾用五味消毒饮，取得捷效。当时，病人左上臂近腕处生一紫色疔毒，麻痒特甚。经割治后，漫肿无度，并有一红线上延至肩，神识昏迷，势甚危急，邀岳老于百里外赴滦县城里诊治。岳老见病人昏睡，臂肿甚，高热，脉数疾，亟投五味消毒饮。病人于上午11时服下，至下午4时，神志即清醒，能识人，继续服药而愈。

方源 中医研究院.岳美中医案集［M］.北京：人民卫生出版社，1978.

四十二、神经衰弱（脏躁）

1. 胆草三虫汤 *（气郁化火证）

组成：龙胆草5克，白僵蚕5克，酒川芎5克，金银花10克，黄菊花10克，生龙骨10克，忍冬藤10克，生蒲黄10克（包煎），生牡蛎10克，双钩藤12克，制全蝎10克，酒地龙10克，九节菖蒲10克，明天麻5克，炒远志10克，炙甘草3克。用法：水煎服，早晚各一次。功效：清肝止痉，通瘀活络。主治：神经症（气郁化火证）。

病例：田某，男，37岁。两个月前，因受重大刺激，竟致神志迷蒙，健忘殊甚，目呆语迟，口唇颤抖，四肢动作失灵，舌颤苔白，脉弦有力。经北京大学某附属医院检查，诊断为神经症。证属肝气郁结，气郁化火，脉络瘀阻。治以通瘀活络，疏肝镇静。取用本方治疗后，取得满意效果。

赏析　原病例治疗有几次更方，但以三诊时所用方药最好，即胆草三虫汤，故此处略去前面一二诊方。此方有宋代许学士惊气丸意，取全蝎、僵蚕诸药，以冀解除神经痉挛。纵观全方，有清热化痰药，有镇静安神药，有祛痰开窍药，还有活血通络药，可谓表里兼治，齐头并进。

方源　祝谌予，翟济生，施如瑜，等.施今墨临床经验集［M］.北京：人民卫生出版社，1982.

2. 蒲黄汤 *（心脑受损证）

组成：嫩桑枝18克，桑寄生18克，茺蔚子10克，首乌藤25克，双钩藤12克，九节菖蒲10克，白薇12克，酒川芎5克，炒远志10克，苏地龙10克，白蒺藜12克，怀牛膝10克，夏枯草10克。用法：水煎服，早晚各一次。功效：通络开窍安神。主治：神经症（心脑受损证）。

病例：张某，女，60岁。病人煤气中毒，经急救治疗后，生命无虞，但精神失常，不说话，不睡觉，人似痴呆，经常以手抱头，吃饭穿衣均由家人照顾，二便不能控制。六脉均弦，沉取则有涩象。证属心脑受损，控制无权，气血阻滞。取用蒲黄汤治疗。

二诊：服药10剂，神志渐好转，虽仍不语、不睡，已非痴呆之状。不再以手抱头，动作尚迟钝，大便较干。在一诊方的基础上加入朱寸冬10克，朱茯神10克，制全蝎3克，龙胆草5克，酒当归10克，蒲黄粉10克（包煎）；减去首乌藤、怀牛膝、夏枯草三药。

三诊：前方服用16剂，甚见功效，已能说话，但声音甚低，神志较前清楚，睡眠似有好转，二便自行；自云：心闷头晕，上肢不灵活，下肢弯腿困难。改方如下。茺蔚子10克，生蒲黄10克（布包），九节菖蒲10克，酒川芎5克，双钩藤12克，嫩桑枝18克，白蒺藜12克，桑寄生18克，苏地龙10克，炒远志

10 克，川独活 5 克，朱寸冬 10 克，朱茯神 10 克，制蝎尾 3 克，祁蛇肉 3 克，酒当归 10 克，甘草节 6 克，血琥珀粉 3 克（分 2 次冲）。

四诊：服用前方 12 剂，见效甚速，说话如常，自云：心闷而乱，头时昏，烦躁时睡眠不好，四肢动作仍不灵活。改方如下。草决明 10 克，橘红 5 克，嫩桑枝 18 克，石决明 18 克，橘络 5 克，冬桑叶 6 克，茺蔚子 5 克（酒炒），蒲黄粉 10 克（布包），九节菖蒲 10 克，朱茯神 10 克，炒远志 10 克，制全蝎 3 克，白蒺藜 12 克，朱寸冬 10 克，川黄连 3 克，酒川芎 5 克。

赏析 本例为一氧化碳中毒后遗神经症。治疗先以石菖蒲、茺蔚子、白蒺藜、地龙、川芎等通络脉、调气机为法；后略改方药，特别是二诊方、四诊方中加入蒲黄之后，语言恢复进展很快。施老认为蒲黄熟用止血，生用活血，可作用于舌根，治不语症，屡试屡效。此亦为经验之谈。施老用的是生蒲黄粉，而且要包煎，这一点很重要，不可有差异。

方源 祝谌予，翟济生，施如瑜，等．施今墨临床经验集［M］．北京：人民卫生出版社，1982.

3. 泻肝汤 *（肝火妄动证）

组成：霜桑叶 9 克，炒杭菊 6 克，白蒺藜 9 克，炒丹皮 4.5 克，竹沥半夏 4.5 克，黑栀子 4.5 克，枳实 1.5 克，炒竹茹 4.5 克，泡麦冬 6 克，浙贝母 9 克，酒炒丝瓜络 6 克，盐水橘红 4.5 克，嫩钩藤 4.5 克（后下），荷叶边 1 圈。用法：水煎服，早晚各一次。功效：平肝泻气，清热化痰。主治：烦躁（肝火妄动证）。

病例：董某，男，57 岁，1955 年 2 月 21 日就诊。肝经气火有余，流窜无定。症见痰多，烦躁善怒，臂臑经筋瞤惕不安。苔腻脉弦。法当平肝泻火。取用泻肝汤治之。

赏析 本例主症为经筋瞤惕不安，为肝经气火有余，流窜经络，非血不养筋所致，故不用滋阴养血药，而用平肝泄火药。程老用辛凉通络药以散之，如霜桑叶、菊花、白蒺藜、钩藤等；以苦寒药以泄之，如牡丹皮、栀子等；还有化痰通络药，如半夏、橘红、丝瓜络等，值得效法。

方源 上海中医学院．程门雪医案［M］．上海：上海科学技术出版社，1982.

4. 百合甘麦汤 *（心肺阴虚证）

组成：野百合 30 克（先煎），大生地 12 克，淮小麦 30 克，炙甘草 4.5 克，炒酸枣仁 9 克，川贝母 6 克，合欢花 6 克，珍珠母 15 克（先煎），红枣 4 枚。用法：水煎服，早晚各一次。功效：益肺阴，养心营。主治：烦躁（心肺阴虚证）。

病例：庄某，男，37 岁。1965 年 4 月 13 日就诊。肝升太过，右降不及，烦躁不宁，头痛偏右，眩晕不清，筋脉拘挛，夜寐不安，大便艰，脉虚弦，苔薄腻。取用百合甘麦汤治之。5 剂。

二诊：烦躁不宁、头痛、眩晕已瘥；唯筋脉拘挛依然，原方去川贝母，加生牡蛎 15 克（先煎），5 剂。

赏析 人体之气，肝左升，肺右降，太过不及均会生病。本方取用百合地黄汤与甘麦大枣汤，加介类药治之，颇有效果。方中百合、地黄滋养心肺之阴，且百合补肺以助右之降；珍珠母、牡蛎抑肝以制其左升，相辅相成，以冀两脏的相对平衡。方中合欢花与川贝母相配，可以清解肺部之热痰，亦可解郁安神，对治疗精神烦躁有益。

方源 上海中医学院.程门雪医案［M］.上海：上海科学技术出版社，1982.

5. 百合知母汤加味 *（心肝肾阴虚证）

组成：知母 12 克，百合 30 克，茯苓 15 克，五味子 12 克，沙参 30 克，麦冬 12 克，炙甘草 9 克，小麦 30 克，大枣 10 枚。用法：水煎服，早晚各一次。功效：清热养阴，养心安神。主治：神经症（心肝肾阴虚证）。

病例：赵某，女。哭笑无常，汗出心悸，为神经症。投百合知母汤加味治之。服药 16 剂后上症大减，但手足发热，汗出。改投下方。生甘草 9 克，牡丹皮 12 克，沙参 30 克，地骨皮 12 克，小麦 30 克，大枣 10 枚，知母 12 克，百合 30 克，生地黄 12 克。

三诊：上方连服 8 剂，手足热止，但尿黄而有热感。改投以下方。五味子 9 克，麦冬 12 克，沙参 30 克，知母 12 克，百合 30 克，生地黄 12 克，生甘草 9 克，小麦 30 克，大枣 10 枚，滑石 12 克。8 剂即病情告愈。

赏析 本例病情似兼有百合病、脏躁病，所以治疗方药始终不离百合知母汤

大医千金方

与甘麦大枣汤，还用到百合地黄汤、百合滑石汤等。说明此疾心肺阴虚明显，阴虚生内热，内热不除，心神不宁，故见哭笑无常、手足发热等症。百合知母汤、百合地黄汤以及甘麦大枣汤，具有滋阴清热、安神宁心之效；麦冬、沙参、茯苓、五味子，均系滋阴宁心之品；后用百合滑石汤，是为清利内热之用。方药简练，义明不杂，故取效亦爽。

方源 中医研究院西苑医院.赵锡武医疗经验［M］.北京：人民卫生出版社，1980.

6.半夏天麻秫米汤加味＊（肝肾虚弱，痰湿上扰证）

组成：明天麻9克，山萸肉9克，抱木神9克，半夏9克，稆豆衣12克，潼沙苑9克，炒枣仁9克，北秫米15克。用法：水煎服，早晚各一次。功效：养益肝肾，和胃安神。主治：神经衰弱（肝肾虚弱，痰湿上扰证）。

病例：仇某，男。目眩肢软，食欲呆滞，胸中梗梗然不舒，时有忧郁恐惧，夜寐亦不宁贴。凡此种种，皆神经衰弱之证候。取用半夏天麻秫米汤加味治之。

赏析 此案食欲呆滞，胸闷不舒，系由痰湿蕴于中焦，气机不展所致；头眩、肢软、情志不安、夜寐不宁，则肝心亦病矣。神经衰弱症，其虚者多从肝肾论治，其实者多以心神不宁、胃中不和论治。此案则虚实兼见，故用天麻、山萸肉、潼沙苑、稆豆衣养益肝肾以熄风；枣仁、茯神以安心神；半夏、秫米以和胃。抱木神即茯苓块中间有细松根穿过的茯神，为健脾渗湿、宁心安神之妙品。

方源 朱良春.章次公医案［M］.南京：江苏科学技术出版社，1980.

四十三、杂病

1.资生丸＊（脾胃虚弱，消化不良证）

组成：人参、白术各90克，陈皮、山楂各60克，茯苓、薏苡仁、白扁豆各45克，山药、莲子、芡实各45克，藿香、桔梗、炙甘草各15克，黄连10克，泽泻13克，白豆蔻12克，炒麦芽30克，神曲30克。用法：水丸，每次3克，一日3次。服药期间，忌食生冷油腻。功效：健脾化湿，消食止泻。主治：纳呆，消瘦（脾胃虚弱，消化不良证）。

病例：戈某，女，12 岁。因其母亲体弱多病，晚生此女，先天不足，累及后天。从襁褓时即发育不够好，身矮肌瘦，稍一动作即感劳累气短，懒于玩耍，且目力非常衰弱，一读书写字，不超过 10 分钟，即感觉目抽而痛，因之休学。在沪治疗一个时期，无效，于 1973 年 11 月初来北京就诊。切其脉虚软，舌淡，面色㿠白，目白睛过白，大便有时不成条，食极少，每顿不过 25 克（半两许）。认为脾胃不足，并无其他疾患。为治疗这种功能衰减性疾病，用资生丸化裁以培养后天之本。处方如下。人参 45 克，茯苓 30 克，白术 45 克，山药 30 克，薏苡仁 22.5 克，莲子肉 30 克，芡实 22.5 克，甘草 15 克，陈皮 30 克，麦芽 30 克，神曲 30 克，白豆蔻 12 克，桔梗 15 克，藿香 15 克，川黄连 6 克，砂仁 22.5 克，白扁豆 22.5 克，山楂 22.5 克。此方原为丸剂，微嫌蜜丸稍碍消化，改作煎剂用。共为粗末，每次 6 克，煎 2 次合在一处，午、晚饭后 1 小时左右各服 1 次。

服 20 天后，即食量大增，一月后，每餐可进 150 克（三两），面色红润，精神焕发，喜玩乐动，目力亦见强，能看书写字持续半小时以上。因令她坚持服下去，并请眼科为诊视目疾，云系远视眼，因营养不足所致，可配眼镜帮助目力，未予开方药治疗。

赏析 资生丸出自缪仲淳《先醒斋医学广笔记》。资生二字出自《易经》："至哉坤元，万物资生，乃顺承天。"是说万物的生命是由于顺从"坤元"之气而生的。大地为自然界之坤元，脾胃则为人身之坤元。资生丸正是从健脾益胃入手，若脾胃纳谷运化正常，五脏六腑就会从"坤元"中得到充足的营养。

资生丸是在参苓白术散的基础上加味而成的。方以人参、白术、甘草、白扁豆温健脾阳；芡实、莲子、山药滋脾阴且扶脾阳；兼用陈皮、豆蔻香燥以舒之；茯苓、泽泻、薏苡仁淡渗以利之；山楂、神曲、麦芽助其消食；藿香开胃气，桔梗升清气，黄连清理胃肠之湿热。其功效补中寓消，补消兼施，正如清代名医顾松园所说，其方"健脾开胃，消食止泻，调和脏腑，滋养营卫"，是治疗慢性胃炎、溃疡病、慢性肠炎、慢性肝炎之良药。

方源 中医研究院．岳美中医案集［M］．北京：人民卫生出版社，1978．

2.一味茯苓饮＊（湿注证）

组成：茯苓 500~1000 克。用法：研细末冲服。为细末，每服 6 克，白开水冲服，一日两次，要坚持服一个比较长的时期，以发根生出为度。功效：健脾祛湿。主治：脱发（湿注证）。

病例：徐某，男，21岁，于1974年7月6日来诊。病人系发秃症，头顶上如核桃大圆圈，连接成片，渐成光秃。见者多说此症难愈，故病人心情懊恼，忧郁得很。切其脉濡，舌稍白，无其他痛苦。约服上方两个月，来复诊，发已丛生，基本痊愈。

忆及其父十余岁时，亦患发秃，脱去三五片，当时即曾投以一味茯苓饮，三个月后发生。

赏析 脱发的形成，多因水气上泛，侵蚀发根，使发根腐而脱落；而茯苓能上行渗水湿，导引下行，使湿气从小便排出，湿去则新发生。此虽非直接生发，但亦符合"先其所因，伏其所主"的治疗原则。

张石顽说："茯苓得松之余气而成，甘淡而平，能守五脏真气，其性先升后降。"这里所说的"先升后降"，就是指茯苓能升清气而后降浊气。浊气去发根无扰，则新发自生。

方源 中医研究院.岳美中医案集［M］.北京：人民卫生出版社，1978.

3. 桑麻荣发丸 *（肾虚血亏证）

组成：黑芝麻120克（生用），冬桑叶60克，鹿角胶60克，紫河车60克，血余炭30克，生地黄、熟地黄各30克，女贞子30克，酒川芎30克，制首乌60克，桑椹30克，白蒺藜60克，酒当归30克，酒杭芍30克，黑豆衣30克，炙甘草30克。用法：共研细末，炼蜜为小丸，每日早晚各服10克，白开水送服。功效：补肾养血，乌发止脱。主治：脱发（肾虚血亏证）。

病例：徐某，男，34岁。两年前去广州出差，旋即发现头发脱落，日渐增多，头皮不痒不痛。返京后，经某医院检查，病因不明，施以理疗等，治疗3个月余未见效果。饮食、二便、睡眠均正常。舌苔正常，六脉沉弱。"肾者，其华在发""发为血之余"，故脱发治以补肾养血法。黑芝麻30克（生研），冬桑叶6克，黑豆衣12克，酒当归6克，紫河车6克，鹿角胶6克（另烊兑服），生地黄、熟地黄各10克（酒炒），败龟甲10克，阿胶珠6克，血余炭10克（包煎）。

二诊：前方服10剂，甚平和，病无进退，拟用丸方缓图。丸剂与制法、用法见前。

三诊：丸药服3个月，已见效，头发新生如胎发，柔弱不长，仍用丸方图治。

赏析　本案取效的关键有两点，一则补肾养血，主药选黑芝麻、冬桑叶（来自验方桑麻丸），并酌加血肉有情之品；二则守方缓图，徐徐收功。脱发是皮肤科常见的疾患，却又无一固定有效方药，但多以滋补肝肾、养血凉血为法。若是脂溢性脱发，则可加入甘淡渗湿、清热凉血之品，如茯苓、薏苡仁、荷叶、石斛、泽泻、猪苓等，或牡丹皮、玄参、地骨皮、紫草、大黄等。避开急躁的心理因素则是治疗取效的前提，否则药物是很难奏效的。

方源　祝谌予，翟济生，施如瑜，等．施今墨临床经验集［M］．北京：人民卫生出版社，1982.

4. 生发汤 *（血热证）

组成：大生地9克，玄参心9克，升麻3克，柴胡6克，忍冬藤15克，穭豆衣9克，牡丹皮3克，黄柏6克，桑寄生15克，鸡血藤9克，知母9克，白芍9克，辛夷3克，鲜荷叶1张，当归12克，生侧柏叶9克，桑麻丸6克（分2次吞）。用法：水煎服，早晚各一次。功效：养血清热。主治：脱发（血热证）。

病例：陈某，男，七月二十七日诊。血分虚嫩，发忽暴落，新者色白，足证血不能上泽，脉细数，当养血清热，使之上泽。取用生发汤治之。

赏析　孔老的经验是，治脱发勿忘滋润其血之燥，生地黄、玄参、穭豆衣诚为上品。桑叶、黑芝麻亦皆治脱发之要药。本例除用养血清热药外，还用升清药，如升麻、柴胡、荷叶等。脱发是比较难治的，笔者认为治疗脱发，应以养血滋阴为本，清热化瘀为标，利湿药也是不可缺少的。

方源　北京中医学会《孔伯华医集》整理小组．孔伯华医集［M］．北京：北京出版社，1988.

5. 加味化肝煎 *（肝胃津耗证）

组成：细石斛10克，瓜蒌皮10克，象贝母10克，炒丹皮5克，抱茯神10克，炙远志3克，炒枣仁10克，黑山栀5克，炒陈皮5克，煅瓦楞子12克，炒竹茹5克，肥知母5克，生甘草2.5克。用法：水煎服。功效：生津清肝，和胃安神。主治：口中碎痛（肝胃津耗证）。

病例：毛某，女，56岁。1969年11月15日就诊。口中碎痛，眠欠安，大便不润，口苦。苔腻，脉细弦。治予生津清肝，和胃安神之法。取用加味化肝煎治之。

二诊：口中碎痛已见轻减，眠较酣，大便已润，胃脘时胀。前法有效，再予原方加减。

赏析 本例采用景岳化肝煎，加入安神生津、和胃润肠之品。《景岳全书》化肝煎由青皮、陈皮、白芍、牡丹皮、栀子、泽泻、土贝母组成，主治怒气伤肝，气逆动火，胁痛胀满，烦热动血等。

化肝煎中牡丹皮、栀子清肝，泽泻泻热，青皮、土贝母解郁化痰（郁则气结，可以聚津为痰），白芍柔肝，陈皮和胃。方中需特别一提的是栀子，其解郁结之火有特长，古方越桃散即是一味栀子。这里瓜蒌与贝母同用，是《温疫论》蒌贝养荣汤的主要配伍；而《医学心悟》中有贝母瓜蒌散，二味相合，能清气化痰，宽胸解郁。这说明口中碎痛与肝火妄动有关，故取清肝泻热的化肝煎为主方，是为有是证，用是药。

方源 上海中医学院.程门雪医案［M］.上海：上海科学技术出版社，1982.

6. 三黄降压汤 *（火毒炽盛证）

组成：熟大黄9克，干地黄30克，茺蔚子9克，粉丹皮9克，川雅连4.5克，淡昆布12克，京赤芍9克，海藻18克，草决明15克。用法：水煎服，早晚各一次。功效：苦寒直折，甘寒泻火。主治：火嘈（火毒炽盛证）。

病例：朱某，男。检查小便并无糖质，而其善饥嗜食，每日竟达十次之多，世俗谓之"火嘈"。是否与高血压（200/110毫米汞柱）有联系，尚需研究。取用三黄降压汤治之。

二诊：服药后血压稍降，而善饥嗜食亦有明显改善。再拟原法扩充。粉丹皮9克，肥知母9克，京玄参9克，川雅连2.4克，草决明9克，制首乌15克，茺蔚子12克，京赤芍9克，怀牛膝9克，干地黄18克。

赏析 处方本着辨证论治的精神，用大黄、黄连清泻胃火；干地黄养阴保津；草决明、茺蔚子、牡丹皮、赤芍清肝泻热；复入海藻、昆布以清痰火。药后血压下降，多食易饥的症状亦获改善。因此，二诊去大黄，仍一面清泻肝胃之热，一面滋养胃肾之阴。

临床实践表明，大黄、黄连、地黄三味，均有降糖、降压作用。三者具有清热、通腑、滋阴、燥湿等功效，其配伍后突显清热增液之力；方中之海藻、昆布，为软化血管药，也为常用软坚化瘀之对药。

方源　朱良春.章次公医案［M］.南京：江苏科学技术出版社，1980.

7. 灵仙寄生汤 *（肝肾亏虚，湿邪入络证）

组成：威灵仙 9 克，桑寄生 15 克，生石决明 24 克，生海蛤 24 克（先煎），知母 9 克，狗脊 9 克，山萸肉 6 克，黄柏 9 克，天仙藤 9 克，忍冬藤 12 克，金银花 12 克，酒胆草 6 克，砂仁 4.5 克，川牛膝 9 克，滑石 12 克。用法：水煎服，早晚各一次。功效：滋益肝肾，通经活络。主治：足跟痛（肝肾亏虚，湿邪入络证）。

病例：张某，男，七月二十日诊。肝肾两经热郁，兼有血虚湿乘之患，久则渐注下焦，足跟痛，不良于行，左关尺两脉弦滑而数，治当清通滋益兼达经络。取用灵仙寄生汤治之。

赏析　本方适用于肝肾两经热郁，兼有血分湿乘的足跟痛病人。病例由肝肾阴虚，湿热内袭所致，故所用之药既有补益肝肾之品，如桑寄生、山萸肉、狗脊等；又有清热利湿之味，如石决明、知母、黄柏、金银花、龙胆草、滑石、海蛤等；还用了祛风通络药，如天仙藤、忍冬藤、川牛膝等；另有砂仁和胃，又利于药物的吸收。

方源　北京中医学会《孔伯华医集》整理小组.孔伯华医集［M］.北京：北京出版社，1988.

8. 血府逐瘀汤加减 *（血瘀发热证）

组成：当归尾 4.5 克，赤芍 4.5 克，干生地 9 克，川芎 4.5 克，桃仁 6 克，红花 4.5 克，牛膝 6 克，枳壳 4.5 克，桔梗 3 克，生甘草 3 克，柴胡 4.5 克，没药 4.5 克，干地龙 6 克。用法：水煎服，早晚各一次。功效：活血祛瘀。主治：发热（血瘀发热证）。

病例：王某，男，11 岁。1959 年 2 月 23 日就诊。症见持续高热月余，最高体温 42℃，午后热势上升，早则稍降，虽然体温在 40℃以上，但病人自觉不热，面无热色。会诊时，见右胁下疼痛不移，口不渴，大便自调，小便赤利，舌色暗，脉弦涩。证属血瘀发热。当活血化瘀，方用血府逐瘀汤加减。服用 1 周，其中加生鳖甲、生牡蛎，或延胡索、血竭，发热有下降趋势。又服 1 周，体温逐渐下降，并佐以小金丹，早晚各服一丸而收功。

赏析 《医林改错》对瘀血发热有详细描述，如"身外凉，心里热""晚发一阵热"。午后和前半夜发热亦属瘀则发热。血府逐瘀汤复加没药，助其化瘀之功，加之地龙清热通络，则血行瘀散内热自退。此方活血化瘀而不伤血，疏肝解郁而不耗气。

方源 中医研究院．蒲辅周医案［M］．北京：人民卫生出版社，1972.

9. 附子苍术汤 *（寒湿侵营证）

组成：炮附块 6 克，生苍术 6 克，生薏苡仁 30 克，全当归 9 克，北细辛 2.4 克，葫芦瓢 30 克，秦艽 9 克，带皮苓 12 克，赤豆 30 克。用法：水煎服，早晚各一次。功效：散寒化湿。主治：脚气（寒湿侵营证）。

病例：彭某，女。两腿麻木不仁，为时虽仅一周，但既往两足浮肿，不良于行者已久。其为脚气，已无所讳。取用附子苍术汤治之。

赏析 此为湿脚气而寒湿偏盛，故在燥湿、利湿之外，加附子、细辛以祛寒凝；行履不便，故加当归、秦艽以活血通络。葫芦瓢的作用为清热解毒，润肺利尿，越是陈的效果越好。此方重在温阳利湿。

方源 朱良春．章次公医案［M］．南京：江苏科学技术出版社，1980.

10. 五皮饮合鸡鸣散 *（阳虚湿侵证）

组成：带叶苏梗 5 克，广陈皮 6 克，大腹皮 10 克，连皮苓 12 克，五加皮 5 克，淡姜皮 2.4 克，淡吴茱萸 2.4 克，酒炒陈木瓜 5 克，生薏苡仁、熟薏苡仁各 10 克，冬瓜皮 12 克，福泽泻 5 克。用法：水煎服。功效：温阳开郁。主治：脚气（阳虚湿侵证）。

病例：陶某，男，41 岁。1958 年 6 月 17 日就诊。两足肿胀，腹胀不舒，胸闷，手指麻木，苔腻白，脉弦。先拟五皮饮合鸡鸣散出入。4 剂。

二诊：祛风化湿，通利节络，尚觉合度。足肿已减，坚硬未消，仍从原方加减之。羌活、独活各 3 克，防风、防己各 5 克，连皮苓 12 克，酒炒陈木瓜 5 克，海桐皮 6 克，五加皮 6 克，冬瓜皮 12 克，带皮槟榔 6 克，京赤芍 6 克，炒枳壳

3克，豨莶草10克，怀牛膝6克，赤豆30克。5剂。

三诊：恙势已和，原方出入，续进以治。上方加入生薏苡仁12克，冬瓜皮12克。

赏析　脚气一般以鸡鸣散为主方（鸡鸣散由苏叶、吴茱萸、桔梗、生姜、木瓜、橘皮、槟榔组成。原方规定在鸡鸣时服药，是取空腹则药力易行之意），合以五皮饮或五苓散等治疗。病人服药后多能腹鸣作泻，使水从下泄。

本例有腹胀、胸闷等症，已有上冲之势，除用醒脾、利湿、祛风、通络之品外，更有吴茱萸、苏梗、槟榔等开胸降逆的要药，治其上冲。

方源　上海中医学院.程门雪医案［M］.上海：上海科学技术出版社，1982.

第二章 外科常见病

一、痈疽丹毒

1. 蝉荷汤 *（血热生风证）

组成：生石膏30克（先煎），地肤子9克，知母9克，白僵蚕3克，鲜茅根30克，桑白皮9克，黄柏9克，木贼草9克，金银花12克，白芷1.5克，薄荷3克，蝉蜕9克，鲜荷叶1张，犀黄丸1.5克（分吞）。用法：水煎服，早晚各一次。功效：清热凉血，平肝止痒。主治：粟疮（血热生风证）。

病例：贾某，女，八月初三日诊。血分湿热，遏于皮肤，泛于上，清窍亦被熏蒸，面鼻目部均发粟疮，下及腿部，脉象弦滑而数，宜从血分清化之，兼平肝胃。取用蝉荷汤治之。

赏析　粟疮指主要生于胞睑内面，以下睑内面有累累颗粒为主的眼部疾患。本病因颗粒大小均匀，色黄而软，状如粟米粒，故名。此病多因过食辛辣肥甘，脾胃湿热，眼部不洁，感受风毒之邪，壅积胞睑引起。孔老所用方药以清热凉血为主，如生石膏、知母、茅根、黄柏、金银花、荷叶、犀黄丸等；余药为祛风药，如地肤子、薄荷、白芷、蝉蜕、僵蚕等。其中僵蚕、蝉蜕为"升降散"的主要成分，有解毒升清的作用。热毒伏于血分，故孔老说"从血分清化之"；但此方清肝除风药较多，而入阳明胃经药较少，孔老可能是从肝治胃，使肝和则胃安。

方源　北京中医学会《孔伯华医集》整理小组.孔伯华医集［M］.北京：北京出版社，1988.

2. 连翘汤 *（湿热生毒证）

组成：生石膏24克，金银花15克，旋覆花6克，代赭石6克，全瓜蒌18克，青竹茹18克，青连翘9克，生知母3克，生黄柏3克，蒲公英12克，藕30克，酒大黄3克（开水泡兑），玄明粉24克（分冲），梅花点舌丹4粒（分2次吞下）。用法：

水煎服，早晚各一次。功效：清热解毒。主治：腋痈（湿热生毒证）。

病例：金某，男，七月二十五日诊。血分湿热外达，皮肤发有湿颗，近则痈发右腋，兼作呕恶，大便燥秘，脉弦滑而数，宜清化毒热，佐以苦降。取用连翘汤治之。

赏析 腋痈是生于腋窝内的急性化脓性疾病，又名夹肢痈，俗名夹痈。孔老认为此例为血分湿热外达所致，故方取知母、黄柏清解血分之热（黄柏还有燥湿作用）；生石膏、金银花、蒲公英清解气分之热；连翘清热散结解毒；又取酒大黄、玄明粉、代赭石清解大肠燥热；还用旋覆花、全瓜蒌、青竹茹、藕清胃降逆。病在气分为多，故所用药物偏走气分，亦利于湿邪的消散。所用梅花点舌丹出自《外科全生集》，药物组成比较复杂，主治恶疮、肿毒、痈疖等，为临床常用外科成药。

孔老还有一治腋痈方：血竭6克，梅片0.9克，净硼砂1.8克，珍珠粉1.2克，麝香0.6克，生石膏15克，粉甘草3克，象牙屑3克，荔枝核6克，牛黄心1.5克。上药共研极细粉，瓷瓶收贮，方中切勿加入乳香、没药。用时可取适量开水调匀外涂之。

方源 北京中医学会《孔伯华医集》整理小组.孔伯华医集［M］.北京：北京出版社，1988.

3. 人参败毒散 *（气虚风湿毒侵淫证）

组成：人参、茯苓、甘草、柴胡、前胡、川芎、枳壳、羌活、独活、桔梗各等分（具体用量见治验）。用法：为粗末，每服6克。加生姜、薄荷，水煎服，寒多则热服，热多则寒服。功效：益气解表，散风除湿。主治：疮疖顽癣（气虚风湿毒侵淫证）。

病例：李某，男，39岁，干部。患皮肤病，遍体生疮疖，终年此愈彼起，并患顽癣。于1970年春季就诊。视其疮疖，项部为多，顽癣则腰、腹部及大腿部丛生，粘连成片如掌大，时出黄水，奇痒难熬，久治不愈。已用过内服、外擦多种方药，迄无效果。脉稍数而中露虚象，舌边有齿痕。因予人参败毒散作汤用。党参9克，茯苓9克，甘草6克，枳壳6克，桔梗4.5克，柴胡6克，前胡6克，羌活9克，独活6克，川芎6克，薄荷1.5克，生姜6克。嘱服数剂。

半月后复诊，察顽癣有收敛现象，嘱再服半月后，察大腿部顽癣痂皮脱落，露出鲜红嫩肉，腰腹部脓汁亦减少，故令他长期服用。3个月后，只腰部之癣疾未愈，而频年惯发之疮疖从未发生。

1972 年冬季追询，腰部顽癣仍存在，而疮疖则终未再发。

赏析 人参败毒散主治"伤寒时气，头痛项强，壮热恶寒，身体烦痛，及寒壅咳嗽，鼻塞声重，风痰头痛，呕哕寒热"。这里所说的"时气"，包括感受疫疬之气所生的瘾疹疮疖。方中羌活入太阳而散游风；独活入少阴而理伏风，兼能除痛；柴胡解热升清，协助川芎以和血祛湿；前胡、枳壳降气，协助桔梗、茯苓以除湿消肿；甘草和里安中；人参扶正攘邪；引用薄荷、生姜达表透邪。方意是疏导经络，表散邪滞，故名之曰"败毒"。治瘾疹加入蝉蜕更妙。

对于惯生疮疖的轻症，及湿疹疮疖体质者，日本大塚敬节等所著《中医诊疗要览》之"十味败毒汤"［荆芥、防风、桔梗、柴胡、川芎、樱皮（若无则以白鲜皮代之）、甘草、茯苓、独活、生姜］加连翘，有祛毒功效。故疮疖初期可内消，即不内消，亦可大减其毒。本方，对于疮疖体质，则可以改善体质为目的用之；对于湿疹，亦常有卓效；由疮疖毒气内攻所致之肾炎，亦可使用。

岳老在书中还推荐一首出自《证治准绳》的当归饮，方由四物汤加荆芥、防风、白蒺藜、黄芪、何首乌组成。四物汤养血活血，荆芥、防风祛风解毒；白蒺藜能除皮肤瘙痒；黄芪、何首乌，为皮肤之营养强壮剂。当归饮适用于皮肤瘙痒及日轻夜重之荨麻疹。

方源 中医研究院.岳美中医案集［M］.北京：人民卫生出版社，1978.

4. 清化汤 *（湿热生风证）

组成：茯苓块 12 克，白芷 3 克，防风 3 克，栀子炭 9 克，地肤子 9 克，蒲公英 12 克，知母 9 克，忍冬藤 12 克，芥穗炭 6 克，朱莲心 4.5 克，滑石 12 克，黄柏 6 克，地骨皮 9 克，桑叶 9 克，薄荷叶 4.5 克，首乌藤 30 克，桑白皮 9 克，六神丸 30 粒（分吞）。用法：水煎服，早晚各一次。功效：清热利湿，疏风止痒。主治：游丹（湿热生风证）。

病例：王某，妇，九月十三日诊。血分湿热，遏于皮肤，发为游丹，两关脉大而滑数，心脉亦盛，兼有邪扰心包络，夜不能寐，舌赤苔白，治当从血分清化之。取用清化汤治之。

赏析 游丹之治常与斑同，白虎汤加犀角名化斑汤。孔老治温热伤营动血发斑，常于险中见效。此游丹之例确系血分湿热，从用药中不难看出尚有外风相合，且有心气稍弱而不眠，否则防风、芥穗炭、首乌藤不用在其中矣。此方集中了众多祛风除湿解毒药，如祛风解毒药防风、白芷、蒲公英、桑叶，祛皮肤之风药地肤子、桑白皮、地骨皮、薄荷叶，除湿解毒药茯苓、滑石、黄柏；病在热伤营血，故取栀子炭、芥穗炭、朱莲心清营透热解毒；方中首乌藤、忍冬藤有清热安神之效。所用六神丸为清热解毒、消炎止痛之中成药，用于各种热毒壅盛的疮疡肿痛病，可内服，也可外敷。孔老用药看似杂乱，但仔细分析可以看出，杂乱中调理有序，众味中有主有次。

方源 北京中医学会《孔伯华医集》整理小组.孔伯华医集［M］.北京：北京出版社，1988.

5. 五味异功散加减 *（疫毒侵营证）

组成：金银花9克，连翘9克，野菊花9克，牡丹皮9克，赤芍9克，小蓟12克，夏枯草9克，紫花地丁9克，蒲公英9克，芫蔚子9克。用法：水煎服，早晚各一次。功效：凉血解毒。主治：大头瘟，丹毒（疫毒侵营证）。

病例：余某，男。3日来面部红肿而痛，本人以为疖腮，用靛青外敷，其肿更甚。其实是大头瘟，亦丹毒一类也。取用五味异功散加减治之。

赏析 大头瘟系感受时邪疫毒而致，以其头部红肿如斗，甚者咽痛、耳聋，故名。此证似属颜面丹毒。此病初起多从耳下开始，易与疖腮混淆，然继之则向面部、头额、颈项发展，且全身症状较疖腮严重。医家多用普济消毒饮，先生立方偏重凉血解毒，以其面部红肿，为血分之热毒肆扰，故以五味消毒饮立方，加用活血化瘀之赤芍、牡丹皮、小蓟，以及清热解毒散结之连翘，药味虽轻，但药力透背，且无大剂量的苦寒伤胃之品，故起效当速。

方源 朱良春.章次公医案［M］.南京：江苏科学技术出版社，1980.

二、肠痈

1. 加味赤小豆饮 *（湿热蕴结大肠证）

组成：赤小豆15克，川楝子4.5克，焦六曲9克，槐实炭6克，生牡蛎9克，延胡索6克，炒枳实2.4克，台乌药4.5克，杭白芍9克，黄连2.4克，盐橘核9克，牡丹皮3克，益元散9克，知母9克，醒消丸1.2克。用法：水煎服，早晚各一次。功效：清热利湿，散瘀止痛。主治：肠痈（湿热蕴结大肠证）。

病例：萧某，妇，七月十七日诊。肠痈日久，大便下脓血，腹痛结痞，舌苔黄垢，运纳不和，脉滑实而大。取用赤小豆饮加味治之。

赏析 赤小豆、牡丹皮旨在入血，用以化其瘀；醒消丸由乳香、没药、雄黄、麝香组成，具有消坚积、除痰湿、止疼痛之功效，出自《外科全生集》，为治疗痈疽肿痛之要药。

方源 北京中医学会《孔伯华医集》整理小组.孔伯华医集［M］.北京：北京出版社，1988.

2. 肠痈方 *（阳虚寒凝证）

组成：炮附片9克，杭白芍9克，青皮6克，全当归9克，潞党参9克，延胡索9克，五灵脂9克（洗），两头尖9克（洗），炮姜炭3克，炙乳香、炙没药各3克，炙甘草5克，败酱草30克（煎汤代水）。另，川乌12克、草乌12克、红花6克、骨碎补9克、升麻2.4克、白芷9克，共研细末，葱汁、白蜜调敷腹部。用法：内服加外敷。功效：回阳救逆，和营理气止痛。主治：肠痈（阳虚寒凝证）。

病例：葛幼，据其目前之证候，最危殆处有二：①多汗，脉伏，肢冷；②腹壁板硬而痛，手不可近。上者心脏衰弱，下者腹膜发炎，此二者危症也。取用肠痈方治之。

赏析 此症颇似急腹症所引起的中毒性休克，所谓腹膜炎、心衰正是此意。病情危殆，方用党参、附片回阳救逆，振奋心力；当归、白芍养血；青皮、延胡索、炮姜炭理气和营；乳香、没药和营止痛；五灵脂、两头尖、败酱草攻瘀导浊消炎。外敷剂用葱汁、白蜜，取其消炎镇痛作用。

此属危候、急症，非胆大心细者，不敢接诊这样的病人。

方源 朱良春.章次公医案［M］.南京：江苏科学技术出版社，1980.

三、疝

1. 疏肝行气汤 *（肝郁湿阻证）

组成：连皮苓15克，槟榔炭3克，代赭石4.5克，炒秫米15克，小茴香4.5

克，川楝子 6 克，盐炒橘核 15 克，旋覆花 4.5 克，大腹绒 4.5 克，苏子霜 4.5 克，升麻 0.6 克，车前子 6 克，佛手片 4.5 克，山楂核 15 克，荔枝核 9 克，法半夏 9 克，柴胡 0.9 克。用法：水煎服，早晚各一次。功效：柔肝宣化，以通膀胱。主治：疝气（肝郁湿阻证）。

病例：徐某，男，九月十八日诊。肝气郁滞，迫湿邪下行入络，发为狐疝，业经数月，脉关中弦滑，两尺细伏，当柔肝渗化，以通膀胱。取用疏肝行气汤治之。

赏析 本方以疏肝行气为主，适用于肝气郁滞，迫湿邪下行入络之疝气。方中川楝子、橘核、旋覆花、佛手、荔枝核、柴胡、槟榔、小茴香、山楂核等，均有疏肝行气作用；其他为通膀胱之气的药，如连皮苓、大腹绒、车前子、升麻等；还有和胃降逆药，如半夏、代赭石、秫米、苏子等，方药虽繁杂，但层次分明。

方源 北京中医学会《孔伯华医集》整理小组.孔伯华医集［M］.北京：北京出版社，1988.

2. 加味乌头桂枝汤 *（寒凝厥阴证）

组成：桂枝 12 克，芍药 12 克，甘草 9 克，生姜 12 克，大枣 10 枚（擘），乌头 24 克，白蜜 60 克。用法：乌头与白蜜先煎，煎至减半，去渣，桂枝汤另煎，煎好去渣再与前药混合，分 2 次服。服用后病人如醉状者为妥。功效：温经散寒。主治：寒疝（寒凝厥阴证）。

病例：韩某，男，50 岁。因寒疝发病 2 年，曾去河南、山东等地治疗，无效。刻诊，舌苔薄白，脉象弦细。每日发作下腹部痛急、坚硬，两腿强直，四肢逆冷，身出冷汗。先予乌头桂枝汤一剂见效。但连服二三十剂不愈，后改为当归生姜羊肉汤多剂而愈。

赏析 先予乌头桂枝汤有效，后无效而改为当归生姜羊肉汤而愈，说明乌头桂枝汤是攻邪的，是散风寒为主的；而当归生姜羊肉汤为扶正剂，补养剂。前后结合起来，就是攻补兼施剂，先攻后补，这是临床用药之法度及用药之巧处。此例既是经验，又是教训，我们应当汲取。

方源 中医研究院西苑医院.赵锡武医疗经验［M］.北京：人民卫生出版社，2005.

3. 健脾和营汤 *（脾虚寒凝证）

组成：全当归 12 克，绿升麻 4.5 克，小茴香 9 克，淡吴萸 2.5 克，橘核、橘皮各 6 克，潞党参 9 克，台乌药 9 克，荔枝核 12 克，焦白术 9 克，川楝子 9 克，延胡索 9 克。用法：水煎服，早晚各一次。功效：温经散寒，和营止痛。主治：寒疝（脾虚寒凝证）。

病例：潘某，男。此古人所称之疝气痛，牵及睾丸故也。致此之由，仍在痢后。古人以痢后健脾。健脾者，恢复肠之蠕动能力，使痉挛者恢复弛缓；而有气体蓄积者，则排泄之。取用章氏寒疝汤治之。炮附块 4.5 克，补骨脂 9 克，制香附 9 克，杭白芍 12 克，鸡内金 12 克，全当归 12 克，生白术 9 克，晚蚕沙 15 克（包），炮姜炭 6 克，粉甘草 6 克。

二诊：其便已能自行通畅，而腹之癥块牵引睾丸掣痛者如故；自觉两睾皆痛而坠，则不同于偏疝。仍守和营行气，健脾升提之法。拟健脾和营汤治之。全当归 12 克，绿升麻 4.5 克，小茴香 9 克，淡吴萸 2.5 克，橘核、橘皮各 6 克，潞党参 9 克，台乌药 9 克，荔枝核 12 克，焦白术 9 克，川楝子 9 克，延胡索 9 克。

赏析 张子和有"诸疝皆归肝经"之说，因为按照经络学说，肝经络于阴器，上行少腹，所以阴寒内甚，致腹痛牵及睾丸，便责之于肝经为病。本案为寒疝，初诊用温经燥湿散寒、理气和营之剂。二诊其痛如故，考虑到久病气虚下陷，肝失疏泄，乃以健脾和营汤治之。方中党参、白术、升麻等以补气升陷；吴茱萸、荔枝核、橘核等以疏肝理气止痛，是虚实兼顾之法。先生谓："健脾者，恢复肠之蠕动能力，使痉挛者恢复弛缓，而有气体蓄积者，则排泄之"，这里说的排泄，即疏肝理气化浊法。

方源 朱良春.章次公医案［M］.南京：江苏科学技术出版社，1980.

四、痔疮、脱肛

1. 地槐汤 *（脾湿肝热证）

组成：生牡蛎 12 克，生地榆 9 克，盐知母 9 克，盐黄柏 9 克，大腹绒 4.5 克，石决明 2.4 克，黄连 6 克，鲜茅根 30 克，盐橘核 12 克，生槐实 9 克，血余炭 9 克，生侧柏 9 克，茯苓皮 12 克，藕 30 克，益元散 12 克，炒稻草 9 克，炒谷芽 9 克。用法：水煎服，早晚各一次。功效：凉血止血，清热利湿。主治：痔漏（脾湿肝热证）。

病例：王某，妇，十二月初四日诊。脾湿肝热，郁注大肠而发便血，兼有痔患，口苦、腹痛不适，舌苔白腻，脉滑弦而数，亟宜清滋渗化。取用地槐汤治之。

赏析 痔漏之疾，当从痔漏科医治，或扎线，或枯痔，或手术割取，或下药捻，往往因久痔而漏，因痔漏而气血渐耗，形体不支，又非外治可愈者，必求之于内治也。内治之法，应辨明证候性质，拟定治法，方可有的放矢地用药。本方凉血药比较多，总以清热利湿、凉血止血为法，使药走下焦。

方源 北京中医学会《孔伯华医集》整理小组.孔伯华医集［M］.北京：北京出版社，1988.

2. 养气阴化湿热方 *（气阴两虚，湿热下注证）

组成：生黄芪 5 克，北沙参 10 克，大麦冬 10 克，怀山药 10 克，云茯苓 10 克，象贝母 10 克，广橘白 3 克，生薏苡仁 12 克，冬瓜子 10 克，功劳叶 5 克，干荷叶蒂 2 枚。用法：水煎服。功效：益气养阴，清化湿热。主治：痔漏、脱肛（气阴两虚，湿热下注证）。

病例：石某，男，成年。1935 年 7 月 8 日就诊。痔漏脱肛已久，气阴本亏，湿热下注。苔虽腻，胃纳尚佳。拟以养气阴为主，少佐化湿热之品治之。

赏析 针对此案例，程老从整体出发而予以全面的考虑，这也是他治病的特点之一。肺与大肠相表里，用沙参、麦冬等清养肺阴，亦具润肠清热之意。阴虚有热者，不用升麻、柴胡升举气坠，而选荷叶蒂升清降浊。辛香以燥湿，与阴虚之体固不利；然以大苦大寒清化湿热，对本例也不相宜。一则苦泄耗气，无益于脱肛；二则湿热流入肠末，再以苦寒压之，反易促成瘘管。因而仅用茯苓、薏苡仁、橘白等平淡渗化之品，以治湿热。巧妙的是程老取用一味黄芪益气，量虽小，却有填宗气、升清阳之力，与滋阴药相配，使其滋而不腻，气阴并增。

方源 上海中医学院.程门雪医案［M］.上海：上海科学技术出版社，1982.

3. 三奇散加味 *（气虚失摄证）

组成：生黄芪10克，防风炭5克，炒枳壳3克，炒槐花10克，地榆炭10克，樗白皮10克，大白芍10克，炙升麻2.4克，炙刺猬皮5克。用法：水煎服。功效：益气、止血。主治：脱肛出血（气虚失摄证）。

病例：张某，女，54岁。1970年3月10日就诊。肛门作痛出血，脱肛，少腹痛，带下多，苔薄，脉濡。取用三奇散加味治之。

赏析 三奇散出自《普济方》，由黄芪、枳壳、防风三味组成，具有益气、升阳、固脱的作用，主治痢疾后里急后重。本例为脱肛出血，故又加用清热止血药，如炒槐花、地榆炭、樗白皮等；刺猬皮，有行气止痛、化瘀止血的功效，用于胃脘痛、痔疮出血，还有固精缩尿作用。

方源 上海中医学院.程门雪医案［M］.上海：上海科学技术出版社，1982.

4. 黄芪升麻汤 *（气虚不收证）

组成：生黄芪12克，升麻4.5克，苎麻根12克，脱力草15克，全当归9克，十大功劳叶9克，炙乳香、炙没药各3克，乌药9克，粉甘草4.5克。用法：水煎服，早晚各一次。功效：补中益气。主治：偏坠（气虚不收证）。

病例：徐某，男。俗所谓偏坠者，其病有发作性，肠端弛缓不收之故也。其轻者茴香橘核丸、补中益气丸皆能上升；其重者不用刀圭，便有危殆。重症多见老年人气血衰者。此症女子亦有之。不细加考察，便致误事。取用黄芪升麻汤治之。

赏析 脱力草即仙鹤草，有补益气血之功。此案用之，即取其补益气血。民间常将此药与大枣配伍，治疗劳伤脱力，或气虚自汗者。每取仙鹤草30克，大枣10枚（擘），煎汤服用。

方源 朱良春.章次公医案［M］.南京：江苏科学技术出版社，1980.

五、瘰疬

1. 消瘰汤 *（痰热内结证）

组成：生牡蛎9克（先煎），玄参心9克，夏枯草9克，桑寄生15克，川贝母9克，旋覆花3克，鲜竹茹15克，黄芩6克，代赭石3克，鲜茅根30克，知母9克，牛膝3克，藕30克。用法：水煎服，早晚各一次。功效：清热化痰，软坚散结。主治：瘰疬（痰热内结证）。

病例：蒋某，女，九月十四日诊。肝气夹痰，入于经络，项发结核，停经数月。脉滑而数大，左关较盛，当咸软内消之。取用消瘰汤治之。

赏析 本方适用于肝气挟痰入于经络之瘰疬。结核发于项部，而项部外属于少阳经，内与厥阴经相连。此案即肝气与痰相结，发为瘰疬，出于少阳经所过之项部。孔老所用之药，以清热化痰为主，如川贝母、知母、牡蛎、黄芩、竹茹、白茅根等；以软坚散结为辅，如玄参、夏枯草、藕、牛膝；方中有旋覆花、代赭石可以平肝气；桑寄生一味，可起到补肾养肝的作用。原文"内消之"三字，是说从本而治，不急于解毒消散。

方源 北京中医学会《孔伯华医集》整理小组.孔伯华医集［M］.北京：北京出版社，1988.

2. 软坚消瘿方 *（肝郁痰积证）

组成：昆布10克，海藻10克，山甲珠10克，贝母6克，小蓟10克，山慈菇10克，玄参10克，远志10克，牛蒡子10克，茯神10克，柏子仁10克，夏枯草10克，三七3克（研粉二次冲）。用法：水煎服，日一剂，分温再服。功效：软坚散结，平肝养心。主治：瘿瘤（肝郁痰积证）。

病例：陈某，女，29岁。病已年余，初起未予注意，当时只发觉颈部逐渐粗大，有时心慌而已。本年1月，感觉症状日益增多，脉搏速（110～120次/分），眼目发胀，易汗头昏，月经行期无定。经北京大学某附属医院检查诊断为甲状腺功能亢进（以下简称"甲亢"），曾住院治疗一个半月，现求诊于中医。舌苔薄黄，六脉弦数，颈部显著肿大。治以软坚散结，平肝养心。取用软坚消瘿汤治之。

二诊：药服11剂，心跳好转，脉搏每分钟不越百次，汗出渐少，颈间舒畅，已不堵闷。草决明10克，海藻10克，生牡蛎12克（生龙骨12克同打先煎），石决明20克，昆布10克，山甲珠10克，生鹿角15克，远志10克，夏枯草10克，龙眼肉10克，茯神10克，浙贝母6克，山慈菇10克，小蓟10克，黑玄参10克，三七粉3克（分2次冲服）。

三诊：前方连服5剂，诸症更见好转，睡卧时脉搏恢复正常，起立、行动又稍增速。前方去龙眼肉加黄菊花 10 克。

四诊：前方已服 22 剂，中间曾停药数次观察。停药时，脉搏增速，颈间堵胀，连服数剂，诸症即大见好转，拟用丸方缓图，以冀巩固。生龙齿 60 克，生牡蛎 60 克，淡昆布 30 克，淡海藻 30 克，润玄参 30 克，浙贝母 30 克，夏枯草 30 克，仙鹤草 60 克，苦桔梗 15 克，山甲珠 30 克，大蓟、小蓟各 30 克，杭白芍 30 克，炒远志 30 克，柏子仁 30 克，旱三七 15 克，白人参 15 克，川当归 30 克，桂圆肉 30 克。共研细末，炼蜜为小丸，每日早晚各服 10 克，白开水送服。

随访：丸药连服 2 料，甲状腺显著缩小，症状消失。

赏析　本方于软坚散结中，加用平肝疏肝、养心定悸之品，其中玄参、贝母有软坚之力；远志、茯神、柏子仁、生龙骨、生牡蛎有养心安神定悸之用，牡蛎还能软坚散结。因时代不同，且随着含碘盐的推广，目前缺碘性单纯性甲状腺肿日益减少；而甲亢、甲状腺结节、甲状腺炎等可能由碘过剩所致的疾病越来越多，所以，方中碘含量较高的昆布、海藻还需辨证应用。

方源　祝谌予，翟济生，施如瑜，等.施今墨临床经验集［M］.北京：人民卫生出版社，1982.

3. 章氏消瘰方 *（痰火内结证）

组成：大贝母 9 克，桔梗 3 克，冬桑叶 9 克，前胡 9 克，夏枯草 9 克，海藻 9 克，炙僵蚕 9 克，冬瓜子 9 克，甘草 2.4 克。用法：水煎服，早晚各一次。功效：清热化痰，软坚散结。主治：瘰疬（痰火内结证）。

病例：孙某，女。平素喉间多痰，左颈有小核，但不咳。最近 3 日痰多，夜间有倏忽无定之热。取用章氏消瘰方治之。

赏析　瘰疬多以痰火论治。此案平素喉间有痰，近三日痰多，夜间有不定之热，为瘰疬兼有外感。方用桑叶、前胡、桔梗微宣其表；冬瓜子、大贝母消痰；夏枯草、海藻、僵蚕散结。海藻与甘草同用，取其相反相成，以攻凝结之坚痰。

瘰疬应属颈部淋巴结核，以痰火夹肝郁者为多。近年来，甲状腺结节增多，若无超声波检测，早期亦难发现。此疾亦可按痰核论治，但要注意舌苔，苔厚腻者，多数为痰火；若苔白湿润，则为痰湿。

方源　朱良春.章次公医案［M］.南京：江苏科学技术出版社，1980.

六、神经痛、神经炎

1. 三叉汤 *（肝火上炎证）

组成：生石膏 24 克，葛根 18 克，黄芩 9 克，赤芍 12 克，荆芥 9 克，钩藤 12 克，薄荷 9 克，甘草 9 克，苍耳子 12 克，全蝎 6 克，蜈蚣 3 条，柴胡 12 克，蔓荆子 12 克。用法：水煎服，早晚各一次。功效：清热泻火，平肝止痉。主治：三叉神经痛（肝火上炎证）。

病例：用此方治疗三叉神经痛多例。

赏析 本方为赵老治疗三叉神经痛的特效方，特录之。临床运用时，若见目痛甚者加桑叶、菊花；牙痛甚者加细辛、生地黄、牛膝。

本方以石膏、黄芩、葛根清阳明之热；柴胡清肝胆之热；荆芥、钩藤、薄荷、苍耳子、蔓荆子祛风散火；全蝎、蜈蚣以止痉挛；赤芍、甘草活血消肿而止痛，"屡试屡验"。

方源 中医研究院西苑医院.赵锡武医疗经验［M］.北京：人民卫生出版社，1980.

2. 鹿僵散 *（阳虚寒凝证）

组成：炮附块 18 克，当归 60 克，黄芪 60 克，金毛狗脊 60 克，川断 60 克，补骨脂 60 克，杜仲 30 克，鹿角霜 30 克，三七 18 克，仙茅 30 克，炙僵蚕 30 克，木瓜 30 克。用法：共研细末，每服 3 克，日 3 次。功效：温阳补肾，通络止痛。主治：坐骨神经痛（阳虚寒凝证）。

病例：张某，女。症见坐骨部常有紧束之感，多于行走与久站之后出现，静坐片刻即可缓解，夜间未能熟睡，踝关节偶一牵引，可从睡中惊醒。取用鹿僵散治之。

赏析 病例治疗以补养肝肾为主，加用强腰壮骨之品。本方适用于肝肾亏损，风湿所犯之坐骨神经痛。

方源 朱良春.章次公医案［M］.南京：江苏科学技术出版社，1980.

3. 坐骨丸 *（气血亏虚，络脉阻滞证）

组成：党参60克，当归60克，续断90克，炙全蝎30克，炙蜈蚣20条，炙蜂房2只，落得打30克，延胡索60克，木瓜60克，甘松30克，甘草60克。用法：研末为丸，如梧子大，每服6克，日3次。功效：益气活血，舒筋止痛。主治：坐骨神经痛（气血亏虚，络脉阻滞证）。

病例：张某，女。坐骨、腰背及两臂关节酸痛，无论阴晴皆然，曾服人参再造丸无效。取用坐骨丸治之。

赏析 本例用虫类药通痹止痛；以党参、当归、续断、甘草扶正增力；用甘松、木瓜、延胡索舒筋止痛。本方适用于气血两虚，寒湿痹阻及坐骨神经痛。

方源 朱良春.章次公医案［M］.南京：江苏科学技术出版社，1980.

4. 清热解毒化丹汤 *（火毒侵营证）

组成：金银花10克，连翘10克，生甘草3克，车前子10克（包），草薢10克，原蚕沙10克（包），紫花地丁10克，蒲公英10克，丹参10克，炒枣仁10克，瓦楞子10克（先下）。用法：水煎服。功效：清热化湿，解毒通络。主治：缠腰火丹（带状疱疹）（火毒侵营证）。

病例：刘某，女，73岁，1985年1月12日就诊。患带状疱疹二十余天，左胸胁灼痛、瘙痒，不敢呼吸、活动，夜不能寐，十分痛苦，皮损处充血糜烂，局部有疱疹，沿左胸胁呈带状分布，食少，神情不安。舌红，苔黄腻，脉象弦数。辨证为湿毒内蕴，血络不和。治法为清热化湿，解毒通络。方用清热解毒化丹汤，药物见上，服6剂。

二诊：药后患处灼痛与瘙痒逐渐减轻，纳谷增，夜眠安。自己又按原方续服6剂，带状疱疹已愈。唯感乏力，胃脘隐痛，苔腻已化。湿毒化而未净，腑气不畅，转从清热利湿通腑法调治。方药如下。山栀10克，黄芩10克，瓦楞子10克（先煎），马尾连6克，全瓜蒌15克，枳壳10克，茯苓皮15克，赤小豆20克，功劳叶10克，仙鹤草10克，焦三仙各10克。6剂。

赏析 带状疱疹，中医名为缠腰火丹。西医病因不清，但中医认为是热毒与湿毒互结而生。《素问·至真要大论》云："诸痛痒疮，皆属于心。"既痛且痒，当为心火蕴积日久所致。故治疗以清心火、解热毒为上策，佐以清利湿热。方以金银花、连翘、蒲公英、紫花地丁、生甘草清心火、解热毒；而以萆薢、蚕沙、车前子清利湿热；丹参凉血活血；瓦楞子渗湿；酸枣仁安神宁心。湿去热除，自然数剂即可痊愈。

方源 姜良铎，杨晋翔．国医大家董建华医学经验集成［M］．北京：中国中医药出版社，2010.

第三章 常见皮肤病

一、湿疹

1. 清热祛湿法 *（湿毒浸润证）

组成：以厚朴、苍术、黄芩、黄柏、茯苓、陈皮、黄连、甘草为主药；随证选用祛风的荆芥、防风、蝉蜕，清热的石膏、知母、柴胡，燥湿之半夏等。（原书未注明剂量）用法：水煎服，早晚各一次。功效：清热祛湿，疏风化痰。主治：慢性湿疹（湿毒浸润证）。

病例：用清热祛湿法治疗5例慢性湿疹，年龄在50~70岁，均以皮肤水疱疹为主症，经治后均痊愈。最短治疗32天，最长治疗58天。

某男，30岁。后颈部皮肤起小丘疹，局部奇痒，并有灼热感，每因食羊肉、饮酒或情绪变化而反复发作，经久不愈。有高血压病史。脉濡，舌净。药用：厚朴、陈皮、黄连、黄芩、茯苓、防风、黄柏、苍术等。治疗32天而愈。

某女，51岁。右下眼睑起红色小丘疹及水疱，渗液且奇痒，迄今二年余。治以清热祛湿化痰，药用法半夏、橘红、茯苓、炙甘草、黄柏、黄芩、苍术等。治疗21天而愈。

赏析 湿疹是常见病、多发病，尤以夏季、长夏、秋季多见。中医治疗有着丰富的经验。岳老所用方药包含有二陈汤、二妙散等，心热加黄芩、黄连；肺胃热加石膏、知母；中焦不和加厚朴；体弱抗病能力低下者，可用人参败毒散治之。这是岳老的经验，在临床中有非常好的实用价值。

方源 陈可冀.岳美中医学文集［M］.北京：中国中医药出版社，2000.

2. 四妙散加减方 *（风湿犯营证）

组成：苦参3克，地肤子3克，苍术3克，黄柏3克，牛膝5克，薏苡仁18克，草薢6克，冬瓜子、冬瓜皮各6克，金银花6克，山栀皮9克。用法：

水煎服，早晚各一次。功效：清利湿热。主治：湿疹、风疹（风湿犯营证）。

病例：舒某，幼。湿疹一身皆是，痒不可耐，口糜。凡皮肤病，用药清其肠胃一也；局部保持清洁二也。取用四妙散加减方治之。

赏析　先生认为，风疹、湿疹一类皮肤病，在稚子多因胃肠不洁引起。此案用四妙散加苦参、地肤子、金银花、山栀皮等清热利湿。

方源　朱良春.章次公医案［M］.南京：江苏科学技术出版社，1980.

3. 祛风凉营汤 *（湿热侵营证）

组成：鲜生地12克，粉丹皮5克，京赤芍5克，西河柳5克，浮萍草10克，地肤子10克，白鲜皮10克，净蝉蜕2.4克。用法：水煎服，早晚各一次。功效：祛风凉营，化湿热。主治：湿疹（湿热侵营证）。

病例：朱某，女，20岁。1969年2月19日就诊。两手掌作痒、作胀、脱皮，血虚湿热入营之故。治与祛风凉营而化湿热。取用祛风凉营汤治之。3剂。

二诊：左手作痒已减，右手掌如故。仍以原法出入治之。鲜生地12克，全当归10克，粉丹皮6克，京赤芍6克，霜桑叶10克，浮萍草10克，地肤子10克，净蝉蜕3克。3剂。

三诊：手痒已趋愈，再守原方。3剂。

赏析　程老治皮肤湿疹，常用桑叶、蝉蜕、百部、荆芥炭等作为引经药，这些药除具有祛风散热之作用外，每能使全方药力透达肌肤，收效更大。如脂水多者，湿多，可用桑叶、蝉蜕、浮萍等；色红而痛者，热多，为在血，可用荆芥炭，因荆芥炭入血分；痒多者，用百部，因其兼能杀虫。方以凉血、祛风药物组成，方虽简而用意明，故能如期取效。

方源　上海中医学院.程门雪医案［M］.上海：上海科学技术出版社，1982.

4. 祛湿止痒汤 *（湿热生风证）

组成：制首乌12克，粉草薢6克，冬桑叶9克，粉丹皮4.5克，净蝉蜕2.4克，生薏苡仁12克，炙僵蚕4.5克，大贝母9克，瓜蒌仁12克，梗通草2.4克，豨莶草4.5克，白鲜皮4.5克，炒赤芍4.5克。用法：水煎服，早晚各一次。功效：清热化湿，祛风止痒。主治：湿疹（湿热生风证）。

病例：丁某，女，成年，1955年6月22日就诊。大便不爽，湿疹瘙痒。以润腑化湿热法治之。取用除湿止痒汤治之。

二诊：凉营润腑而化湿热，湿疹已减。仍宗原法出入为治。上方去通草，加陈皮5克，茺蔚子6克。

赏析 本方以清热化湿、祛风止痒为主，以首乌、瓜蒌仁养血润肠通便，使湿热从下而出。根据临床情况可加用当归、生地黄、麻仁等养血润肠通便，热重者可用大黄泻热。程老治湿疹以润肠通腑、凉营润燥为主。

方源 上海中医学院.程门雪医案［M］.上海：上海科学技术出版社，1982.

二、荨麻疹

1. 荆防消疹汤 *（血热风淫证）

组成：北防风5克，黑芥穗6克，淡豆豉12克，桑寄生20克，赤芍、白芍各10克，北细辛1.5克，嫩桑枝20克，炒栀子5克，绿升麻1.5克，蝉蜕5克，甘草梢5克，北柴胡3克，川桂枝1.5克，白薇6克，川当归6克，川黄柏6克，沙蒺藜10克，白蒺藜10克，蒲公英10克，紫花地丁10克。用法：水煎服，早晚各一次。功效：清血热，疏风邪。主治：荨麻疹（血热风淫证）。

病例：赵某，女，42岁。症见全身瘙痒，遍起红疹，逐渐连及成片，面手均肿，皮肤灼热，头晕腰酸，夜难入眠，小便深黄，舌苔薄黄，脉浮数。病机为血热受风，遍身痒疹，素蕴湿邪，随风而发，故作浮肿，急用清血热、疏风邪法。取用荆防消疹汤治之。

二诊：服药4剂，疹痒全消。后对原方略作调整，以通络利湿为法，症状消失。

赏析 此方祛风药甚多，如黑芥穗、北防风、北柴胡、蝉蜕、白蒺藜、桂枝、白薇、淡豆豉等；"治风先治血，血行风自灭"，所以方内又选用赤芍、白芍、当归养血活血；"诸痛痒疮，皆属于心"，血热生风，故又用炒栀子、升麻、黄柏、蒲公英、紫花地丁清热解毒；另有桑寄生补肾；细辛、桑枝通络；甘草梢和中。总之，施老善于利用药物的特性，来祛除身体所不应该有的"邪风"；另一方面，又用药物的本能来恢复机体抗病能力，即"扶正"，这样"扶正祛邪"

并用，就会达到"祛邪不伤正、扶正不留邪"的最佳地步。这种巧妙的构思，合理的布局，应当是我们后辈学习的。

方源　祝谌予，翟济生，施如瑜，等.施今墨临床经验集［M］.北京：人民卫生出版社，1982.

2. 地肤子汤 *（风湿热浸润证）

组成：鲜芦根30克，地肤子9克，连翘9克，白芷3克，地骨皮9克，金银花12克，黄柏9克，薄荷4.5克，焦栀子9克，川牛膝9克，滑石9克，蒲公英12克，石决明18克，酒黄芩4.5克，鲜藕30克，鲜荷叶1张，紫雪丹1.2克（分冲）。用法：水煎服，早晚各一次。功效：疏风清热，利湿止痒。主治：风包风疹（风湿热浸润证）。

病例：温某，男童。六月初十日诊。汗出当风，湿邪泛滥，身发风包，面部浮肿作痒，身热，脉弦滑而数，亟宜清渗疏化。取用地肤子汤治之。

赏析　这里所说的"风包"，从症状上看，仍然是风疹；中医有"风包"病名，是指丹毒，非风疹。原书将风包、风疹并列为病名，但未注明，病例上也分得不清楚。作为"异病同治"而言，孔老所拟定的方药，对风包、风疹均有效。读者不必在病名上求分明，唯在疗效上求真格即是。

方源　北京中医学会《孔伯华医集》整理小组.孔伯华医集［M］.北京：北京出版社，1988.

3. 胃热风疹汤 *（胃肠热证）

组成：槟榔12克，桃仁9克，草决明12克，蒲公英18克，当归12克，牡丹皮9克，赤芍9克，茅根30克。用法：水煎服，早晚各一次。功效：清热凉血。主治：风疹（胃肠热证）。

病例：孙某，女。连日夜间发热，每热必发风疹，痒不可耐。凡风疹发于稚孩，多属胃肠病，以往曾七日一更衣。此其候也。取用胃热风疹汤治之。

赏析　风疹属于胃热证，不是没有根据的。风疹当用当归、蒲公英、桃仁、牡丹皮、赤芍、茅根清热凉血；胃热证，则用槟榔、草决明清肠通便。尝见一便秘病人，身发痒疹，大便得通，其痒疹亦渐次而愈。

方源　朱良春.章次公医案［M］.南京：江苏科学技术出版社，1980.

4.清热润燥消疹汤 *（肺胃郁热证）

组成：绿升麻1.5克，北细辛1.5克，朱茯神10克，朱寸冬10克，晚蚕沙10克（炒皂角子10克同布包），川黄柏10克，酒玄参12克，火麻仁15克，紫花地丁6克，蒲公英10克，桃仁、杏仁各6克，紫草根5克，炒蒲黄10克，东白薇6克，炒远志6克，生甘草5克。用法：水煎服，日一剂，分温再服。功效：清热，养阴，润燥，发斑。主治：荨麻疹或斑疹、湿疹（肺胃郁热证）。

病例：汪某，女，25岁。病起于两年前，初时口唇发痒，夜晚尤甚，继而形成溃疡，流水结成黄痂，经久不愈，饮食俱痛，苦恼异常。北京协和医院诊断为维生素 B_2 缺乏症。近来两腿出现红斑，有热痛之感，头晕痛，心悸，睡眠多梦，习惯性便秘，饮食正常。舌质红，苔薄白，脉沉数而细。应以养阴、清热、润燥、活血为法。绿升麻1.5克，北细辛1.5克，朱茯神10克，朱寸冬10克，晚蚕沙10克（炒皂角子10克同布包），川黄柏10克，酒玄参12克，火麻仁15克，紫花地丁6克，蒲公英10克，桃仁、杏仁各6克，紫草根5克，炒蒲黄10克，东白薇6克，炒远志6克，生甘草5克。

二诊：服药10剂，口唇痒止，溃疡也极见好转，睡眠安稳，心悸、头晕均效，腿上红斑未现，希望用常方巩固。仍遵前法，每周服2剂，至愈为度。绿升麻1克，北细辛1克，紫花地丁6克，蒲公英6克，紫浮萍5克，紫草根5克，川黄柏10克，青连翘10克，东白薇6克，桃仁、杏仁各10克，夏枯草10克，火麻仁15克，炒蒲黄10克，晚蚕沙10克（炒皂角子10克同布包），生甘草5克。

赏析 本方特点是养阴、清热之中，兼顾本虚，并酌加升麻、细辛、浮萍升阳发散之品，取"火郁发之"之意。病例原属脾胃郁热日久，致口腔溃疡，大便燥结，积热之甚也，以证论之，似可用三黄石膏汤，但病人脉沉数而细，且心悸、失眠、多梦，为心阴耗伤的明证，若用苦寒泻下之品，反致热邪深入，则体力更见衰弱，心悸、多梦必不除。施老审脉识证，巧妙组方，两年凤疾，10剂大效。

方源 祝谌予，翟济生，施如瑜，等.施今墨临床经验集［M］.北京：人民卫生出版社，1982.

第四章 妇科常见病

一、月经不调

1. 桑寄生汤*（湿热郁阻证）

组成：石决明18克，炒秫米9克，延胡索9克，桑寄生15克，白蒺藜6克，土炒乌药9克，旋覆花6克，代赭石6克，炒丹皮4.5克，茯苓皮12克，赤小豆12克，川萆薢9克，黄柏9克，益元散12克，盐橘核9克，川牛膝9克，藕30克。用法：水煎服，早晚各一次。功效：理气调经，清热化湿。主治：月经不调（湿热郁阻证）。

病例：刘某，妇，十二月十三日诊。湿热郁阻，经水失调，带下黄而多，经色黑，少腹酸痛，舌苔黄腻，呕逆泛酸，脾家湿象较盛，脉滑弦而数，宜调经化湿郁。取用桑寄生汤治之。

赏析 月信不准，其因多矣。四物汤医家咸知，甚或未与经候相关，而当归、地黄、川芎、白芍必投方中，故必不能除患，或可反生他变。望读此案者，从"治病必求于本"入手，更勿忘"有者求之，无者求之"之训。

有人认为四物汤为治疗妇科病之首，凡女性疾患必选不可。孔老不同意这种观点。他说，治疗妇科病还是应遵循治病求本的理念，做到有的放矢。本例除有理气疏郁药外，还有多味化湿药，如茯苓、萆薢、赤小豆、益元散、黄柏、秫米等，还有一些平肝、镇肝的药物，可谓有章有序，各司其职。

方源 北京中医学会《孔伯华医集》整理小组.孔伯华医集［M］.北京：北京出版社，1988.

2. 疏肝调经汤*（肝郁胃壅证）

组成：春柴胡6克，陈皮6克，官桂皮6克，制香附9克，小青皮6克，生艾叶4.5克，淡吴萸4.5克，薤白头9克，小茴香6克，台乌药6克。另：平胃丸 60 克，分 10 次吞服。用法：水煎服。功效：疏肝理气，暖宫调经。主治：月经不调（肝郁胃壅证）。

病例：陈某，女。室女停经，多能引起胃障碍，古人用平胃散通经，即是此理。取用疏肝调经汤治之。

赏析　阳明为多气多血之经，月经过期不潮，乃胃气壅遏而致。此案为室女停经，在用疏肝理气、暖宫调经方药外，又用平胃散，意在通胃气。胃气通和，气血充足，月经自来。

方源　朱良春．章次公医案［M］．南京：江苏科学技术出版社，1980.

3.先期汤 *（阴虚血燥证）

组成：生牡蛎 24 克，血余炭 9 克，川草薢 12 克，知母 9 克，石决明 18 克，生侧柏叶 9 克，莲子心 6 克，黄柏 9 克，赤小豆 18 克，炒丹皮 4.5 克，延胡索 9 克，橘核 9 克，滑石 12 克，旋覆花 4.5 克，生赭石 4.5 克，藕 30 克。用法：水煎服，早晚各一次。功效：清热凉血，滋肝调经。主治：月经先期（阴虚血燥证）。

病例：丁某，妇，十月十二日诊。阴虚血燥，肝家阳盛，经事先期，行不自已，脉弦数兼滑，左关较盛，宜滋柔摄化。取用先期汤治之。

赏析　本方适用于阴虚血燥，肝阳旺盛，迫血先行之月经先期。方中生牡蛎咸寒，滋摄直入血室，偕血余炭、生侧柏叶、牡丹皮等以凉肝止血调经。黄柏清下焦湿热，凡月经先期量多由于血热引起者，佐用之每多奏效。

方源　北京中医学会《孔伯华医集》整理小组．孔伯华医集［M］．北京：北京出版社，1988.

4.逍遥散加味 *（肝郁脾亏证）

组成：当归 12 克，云苓 9 克，白术 15 克，薄荷 6 克（后下），白芍 9 克，柴胡 9 克，生姜 2 片，甘草 3 克，大黄䗪虫丸 12 克（分 2 次吞服）。用法：水煎服，早晚各一次。功效：疏肝健脾调经，祛瘀生新通经。主治：停经（肝郁脾亏证）。

病例：朱某，女，室女之停经：①由于内分泌障碍；②营养不如所需；③神经系统之变化。第三者最为普遍，即《黄帝内经》所谓"二阳之病"。取用逍遥散加味治之。

二诊：室女停经，萎黄病、子宫结核、内分泌障碍病，皆可从望、切两诊得之；惟神经系统之变化，则少迹象可寻。生白术9克，黄芪9克，茯神9克，酸枣仁9克，广木香24克，潞党参9克，当归9克，远志3克，龙眼肉9克，粉甘草3克，生姜2片，大枣4枚。

赏析　《黄帝内经》有"二阳之病发心脾"之说。"二阳"系指阳明（胃、肠）。意即精神抑郁，气机不舒等心脾之病，可以引起胃肠消化不良，而在妇女则可导致月经不调，甚至于闭经。逍遥散具有疏肝、健脾、调经作用；大黄䗪虫丸可祛瘀生新，以通经闭。二诊用归脾汤益心脾，充气血，乃取源足而经自行之意。

此例虽以逍遥散为主方，但由于瘀阻太重，所以加用大黄䗪虫丸祛瘀而生新，只是在用大黄䗪虫丸时，应从小剂量开始，缓缓图之。

方源　朱良春.章次公医案［M］.南京：江苏科学技术出版社，1980.

5. 调整卵巢功能方 *（宫寒血瘀证）

组成：全当归9克，补骨脂9克，炮姜炭3克，官桂皮4.5克，大川芎6克，巴戟天9克，淡吴萸4.5克，升麻4.5克，清炙草4.5克，来复丹6克（分2次吞）。用法：水煎服。功效：暖宫升陷，活血调经。主治：月经延迟（宫寒血瘀证）。

病例：周某，女。往日经过期不至，恒见崩中。今腹胀而腰酸，攻之不可；调整卵巢功能，斯可矣。取用调整卵巢功能方治之。

二诊：强壮剂只能间接恢复卵巢功能，假使经之须通者，则其力缓。往日经后时，大崩，攻补兼施可矣。桃仁承气加参归法。党参9克，桂枝3克，生枳实9克，制川朴3克，全当归9克，桃仁泥12克，生川大黄6克。

赏析　月经过期不至，有腰酸、腹胀之症，本可攻之，因有崩漏宿疾，攻之恐有崩变，则攻法暂不可用。初诊以暖宫升陷、活血调经之方，服后经未行。二诊乃用攻补兼施之法，补气养血与活血通经法俱用。古代书籍中有多个来复丹，不知章次公先生用的是哪个来复丹，在此存疑。

方源　朱良春.章次公医案［M］.南京：江苏科学技术出版社，1980.

6. 引逆循正汤 *（冲脉上逆证）

组成：泽兰叶9克，蓬莪术9克，赤芍9克，川芎6克，王不留行9克，紫丹参9克，桃仁泥12克，当归9克，牡丹皮9克，粉甘草3克，大黄䗪虫丸12克。

用法：水煎服。功效：养血活血，引逆归经。主治：倒经（冲脉上逆证）。

病例：谢某，女。经停四月，代偿于口鼻而出。经来腹感胀痛，色、脉皆无虚象，可攻。取用引逆循正汤治之。

赏析 倒经病究其来由，乃冲脉之气上扰，血随之逆行。本例明言"色脉无虚象"，却系有瘀无疑。故用养血活血、引血下行之药，使血各归其经，倒经自愈。

方源 朱良春.章次公医案［M］.南京：江苏科学技术出版社，1980.

二、月经过多

1. 生龙牡汤 *（阴虚血燥证）

组成：生牡蛎24克，生龙齿10克，生鳖甲9克，桑寄生30克，盐知母9克，盐黄柏9克，地骨皮12克，盐水炒杜仲炭9克，盐橘核12克，盐水炒芡实9克，赤小豆18克，炒丹皮4.5克，川萆薢12克，珍珠母30克，血余炭9克，干藕节7枚，台乌药9克。用法：水煎服，早晚各一次。功效：滋潜摄血，泻热调经。主治：月经过多（阴虚血燥证）。

病例：齐某，妇，九月十三日诊。阴虚血燥，经行颇多，止而后下，腰酸痛，口渴喜饮，脉象细数，亟宜滋育摄化。取用生龙牡汤治之。

二诊（九月十六日）：临经腹痛，加石决明18克，旋覆花10克，代赭石10克，荷叶1张，清半夏5克。

三诊（九月二十三日）：血下又多，色晦味臭，于前方加犀黄丸1.8克（分吞）。

赏析 本方适用于阴虚血燥，潜摄失职之月经过多，临经腹痛者。滋潜者，有利于阴血归经，如龙齿、牡蛎、珍珠母、鳖甲等；摄血者，使过多之血自归其经，如杜仲炭、血余炭、藕节等；泻热者，不使血受热迫，如知母、黄柏、地骨皮、牡丹皮等；其他多为理气补肾之品，不必悉述。

方源 北京中医学会《孔伯华医集》整理小组.孔伯华医集［M］.北京：北京出版社，1988.

2. 地骨皮汤 *（血热失摄证）

组成：鲜地骨皮120克（纱布包，干的用30克），瘦猪肉120克。用法：

慢火炖，少加盐，喝汤吃肉。功效：凉血止血。主治：月经过多，崩漏（血热失摄证）。

病例：蒲老用本方治疗因正虚血热迫血妄行的月经过多，崩漏和绝经期月经量过多等均有良效。

赏析 "药补不如食补"，地骨皮能清热凉血退骨蒸，猪肉性寒味甘咸，可润燥利便益人，素体阴虚，久病或失血伤阴者，用之均可。大剂量鲜地骨皮与猪肉同用，能治疗阴虚血热型月经过多、崩漏等证，但需注意，脾虚便溏者不宜使用。此方应脱胎于傅青主之两地汤，蒲老取其组方精义而用之。

方源 中医研究院.蒲辅周医疗经验［M］.北京：人民卫生出版社，1976.

3. 益脾和肝汤 *（肝脾失和证）

组成：黑升麻3克，川杜仲10克（炒炭），黑芥穗3克，川断10克，生牡蛎10克（生龙齿10克同打同布包），阿胶珠10克，生地黄、熟地黄各6克（砂仁5克同捣），杭白芍10克（醋柴胡5克同炒），山萸炭15克，厚朴花6克，莱菔子6克（炒），仙鹤草12克（炒），玫瑰花6克，莱菔缨6克（炒），茅根炭15克，谷芽、麦芽各10克，酒黄连3克，沙蒺藜10克，炒远志6克，酒黄芩6克，白蒺藜10克，米党参6克。用法：水煎服，早晚各一次。功效：益气血，和肝脾，调冲任。主治：月经过多（肝脾失和证）。

病例：臧某，女，20岁。素体脾虚，症见经期延长，淋漓不止，头晕目眩，心悸气短，胸闷胀，食不香，腰酸神疲，舌苔薄白，脉沉细有力。证属脾虚肝郁，气不摄血，冲任失固。取用益脾和肝汤治之。

二诊：服药3剂，月经已止，食欲转佳，胸腹闷胀已愈，唯头晕目眩，心悸气短，下午感觉烦热，脉象不似以前之沉细。气血已亏，来复需时，改服丸剂以善后。每日早上、中午各服人参归脾丸1丸，夜服玉液金丹1丸，共30日以巩固之。

赏析 经期延长，淋漓不断，脾肾气亏所致为多。本例除益气健脾、补肾固冲外，所用柴胡、麦芽、谷芽、白蒺藜等，以疏肝理气见长。后以丸剂缓缓补益。所用"玉液金丹"，系《良方集腋》所载，方药比较复杂，药物有三四十味之多，以治疗妇女月经不调为功效。现在这种中成药很难买到，但可以依原方制作，以让更多的女性病人受惠。

189

方源 祝谌予，翟济生，施如瑜，等．施今墨临床经验集［M］．北京：人民卫生出版社，1982．

4. 九炭温宫汤 *（气虚寒凝证）

组成：党参10克，干姜炭3克，蕲艾炭10克，苍术炭6克，川断10克，黑升麻5克，白术炭6克，川杜仲10克，黑芥穗5克，生地炭15克，五味子5克，熟地炭15克，赤石脂10克（血余炭10克同布包），五倍子5克，山萸炭18克，鹿角胶10克，陈阿胶10克，紫厚朴5克，炙甘草3克。用法：另以仙鹤草60克，荷叶30克，红鸡冠花炭60克，伏龙肝90克，煮汤澄清代水煎药。功效：升阳补中，固涩止血。主治：月经过多（子宫黏膜下肌瘤）（气虚寒凝证）。

病例：靳某，女，29岁。症见月经淋漓不断，时少时多，日无间断，色黑紫有血块，已多年，腰腿酸楚，少腹坠痛，头晕气短，倦怠无力，舌质淡并有齿痕，六脉沉迟而弱。证属脾肾两虚，气血亏损，统摄无权。取用十炭暖宫汤治之。

二诊：服用10剂，其间血止两日，为三年来未有之现象。后前方照服，另用仙鹤草60克，荷叶30克，红鸡冠花炭60克，伏龙肝90克，煎煮澄清代水煎药。

三诊：又服10剂，继嘱早服定神丹丸，夜服玉液金丹1丸以善后。

赏析 月经淋漓之证，常以清热凉血止血法取效，温阳之法，似为忌用。清代张石顽曾撰文驳斥。本例为温宫法，用干姜炭、蕲艾炭、苍术炭、熟地炭等温暖子宫，反使经血减少，血色鲜红。方中炭类药多，但不失其性，可见施老用药之巧。

方源 祝谌予，翟济生，施如瑜，等．施今墨临床经验集［M］．北京：人民卫生出版社，1982．

三、痛经

1. 调瘀汤 *（肝血瘀滞证）

组成：石决明24克，赤小豆30克，旋覆花9克，川牛膝9克，桑寄生18克，炒丹皮4.5克，代赭石9克，盐橘核12克，白蒺藜9克，川郁金4.5克，台乌药

9克（盐水炒），左金丸4.5克，藕30克，醒消丸1.5克（分吞）。用法：水煎服，早晚各一次。功效：温经通络，化瘀止痛。主治：痛经（肝血瘀滞证）。

病例：高某，女，九月二十九日诊。肝气郁逆，血分瘀阻，遂致经行腹痛，甚则晕厥，周身不适，六脉皆弦，舌白，亟宜和抑清血。取用调瘀汤治之。

二诊（十月初二日）：加制香附10克，改左金丸为6克，改川郁金为10克。

赏析 本方适用于肝气郁逆，血分瘀阻之痛经。孔老常配合使用盐橘核、荔枝核、乌药、延胡索以理气活血，治疗痛经疗效颇佳。荔枝核配合橘核为治疗少腹痛常用之品，除治疗痛经外，他如慢性结肠炎、疝气、妇科炎症等所引起的少腹疼痛，均可加用治之。

方源 北京中医学会《孔伯华医集》整理小组.孔伯华医集［M］.北京：北京出版社，1988.

2.丹栀逍遥散加味*（肝郁痰阻，胃气不和证）

组成：全当归12克，大白芍9克，牡丹皮9克，黑栀子4.5克，醋炒软柴胡3克，白芥子4.5克，肉桂心3克，炒川芎4.5克，制香附9克，左金丸2.1克（包煎），制半夏9克，淡海藻15克，淡昆布15克，大麦冬9克，川郁金4.5克。用法：水煎服，早晚各一次。功效：温血通经，化痰开郁。主治：痛经（肝郁痰阻，胃气不和证）。

病例：蔡某，成年。症见经行腹痛，呕吐阵作，乳间结核疼痛，少腹胀满，口干烦怒，苔薄，脉弦。证属寒血交凝，郁痰相结，肝经失畅。取用丹栀逍遥散加味治之。

二诊：经临腹痛，呕恶乳胀，均见减轻。再以宣郁通经、疏肝降逆法治之。全当归6克，大白芍5克，炒牡丹皮5克，黑栀子5克，醋炒软柴胡3克，炒川芎2.4克，制香附5克，炒川楝子5克，吴茱萸1.5克，炒延胡索3克，橘叶5克，橘核12克，青皮、陈皮各5克，川郁金5克。

赏析 痛经而见肝郁者，以逍遥散为首选方。因有肝气逆而犯胃，故加用左金丸。所用海藻、昆布二味，是为痰瘀互结而设。第二诊方中加入延胡索、川楝子等，是为疏肝止痛之用。所用剂量不大，意在不可扰动气血。

方源 上海中医学院.程门雪医案［M］.上海：上海科学技术出版社，1982.

3. 止痛方 *（寒凝血瘀证）

组成：炮附块4.5克，全当归9克，川断肉9克，金毛狗脊9克，菟丝子9克，生艾叶9克，延胡索9克，生麻黄4.5克，全蝎3克。用法：共研细末，每服3克，日服3次。功效：暖宫止痛。主治：痛经（寒凝血瘀证）。

病例：郑某，女。经将行，腹必痛，痛甚剧，量多更痛。取用暖宫止痛汤治之。

赏析　痛经一证，皆由气血运行不畅引起，而又以寒凝、气滞为多。月经量多，乃肝藏血、脾统血失职，治疗宜益气养血、补益肝脾。章老治疗痛经案，有温补的，盖为虚寒而设；有温通的，乃为经行重受寒，寒凝留瘀而设；有因瘀滞而用行血活血者；有因肝气不舒而用疏肝解郁者。章老用麻黄治痛经，以子宫痉挛为指征，如有炎症，则无效。先生常说："经来脉快，多属炎症之象"。若遇寒凝腹痛，用麻黄、羌活之属温经散寒、解凝止痛。

方源　朱良春.章次公医案［M］.南京：江苏科学技术出版社，1980.

4. 石英暖宫汤 *（冲任失和证）

组成：紫石英9克（打），肉桂心1.5克，酒洗全当归9克，淡吴萸2.4克，台乌药3克，酒炒大白芍6克，炒橘叶4.5克，橘核12克，桑寄生9克，炒杜仲9克，酒炒丝瓜络9克，川椒目2.4克，大麦冬9克。用法：水煎服，早晚各一次。功效：温补冲任，养血活血。主治：痛经（冲任失和证）。

病例：王某，女，20岁，1958年6月9日就诊。经事不调，色淡不鲜，腹痛，腰膝酸楚，苔薄，脉弦缓。治当温调冲任。取用石英暖宫汤治之。

二诊：经行腹痛、腰膝酸楚，投温调奇脉法，均见轻减。仍从原方出入。

赏析　方以紫石英、肉桂、吴茱萸、乌药、川椒目温经散寒，当归、白芍、麦冬滋养营血，桑寄生、杜仲等温肾，炒橘叶、橘核、酒炒丝瓜络理气通络。

紫石英甘温无毒，入于心、肺、肝三经，《神农本草经》说它能治"女子风寒在子宫"，具有温补肝血，入于奇经而祛风寒之力；又能补心气，镇惊悸，温肺止咳，为暖胞宫要药，常用于治疗冲任虚寒之妇科疾病。

方源　上海中医学院.程门雪医案［M］.上海：上海科学技术出版社，1982.

5. 温经汤加减 *（寒凝血脉证）

组成：炒党参9克，大麦冬9克，炒全当归9克，炒赤芍9克，肉桂心3克，淡吴茱萸3克，姜川黄连2.1克，炙甲片4.5克，小茴香2.4克，淡海藻3克，淡昆布3克，制半夏9克。用法：水煎服，早晚各一次。功效：温经散寒，活血散结。主治：痛经（寒凝血脉证）。

病例：姚某，女，33岁，1971年9月15日就诊。经行少腹胀痛，疲乏不振，形萎色㿠，乳痛，呕吐，口干。取用温经汤加减治之。

二诊：此次经行准期，腹痛、乳痛均减，容色萎㿠，仍有腹胀、呕吐之象。再用前法出入治之。

赏析 本例气虚血寒，以《金匮要略》温经汤为主方治之。温经汤具有温经散寒、养血活血、理气止痛之效。吴茱萸、小茴香亦可作为少腹引经药；党参、麦冬、当归等助其恢复体质；海藻、昆布、半夏等可化痰软坚散结，为乳痛、乳癖常用药物。

方源 上海中医学院.程门雪医案［M］.上海：上海科学技术出版社，1982.

四、闭经

1. 柴胡四物汤加味 *（肝郁血瘀证）

组成：柴胡5克，砂仁5克，玫瑰花5克，赤芍、白芍各6克，生地黄、熟地黄各6克，厚朴花6克，益母草12克（酒洗），酒川芎5克，酒当归10克，佛手花6克，佩兰叶10克，炒丹皮6克，月季花6克，泽兰叶10克，炒丹参6克，白蒺藜10克，沙蒺藜10克，炙甘草3克，桂枝3克，细辛1.5克。用法：水煎服，早晚各一次。功效：疏肝理气，活血通经。主治：闭经（肝郁血瘀证）。

病例：张某，女，23岁。因家事不顺，心情郁郁，闭经不行，腰背疼痛，食少，头晕，日渐消瘦，二便如常，舌质暗，苔薄白，六脉沉涩而细。证属情志抑郁，气结血瘀。取用柴胡四物汤加味治之。

二诊：予本方后经行，嘱再每日早服八宝坤顺丸1丸，晚服玉液金丹1丸，以巩固之。

赏析 此方以疏肝理气、养血活血为宗旨，选用柴胡、玫瑰花、佛手花、厚朴花、沙蒺藜、白蒺藜疏肝理气，以使肝气条达，血脉通顺；辅以四物汤与丹参养血活血，并以益母草、泽兰、牡丹皮、月季花等加重活血化瘀之力；又以砂仁、佩兰叶芳香和胃，以助药物之吸收；余用桂枝、细辛通络；甘草和中。全方用药思路清晰，层次分明，对于肝郁血虚血瘀之闭经者，可谓良方。

后所用八宝坤顺丸与玉液金丹，为传统调经中成药，所含药物均以养血祛瘀、理气调经为主，主治月经不调、闭经等。八宝坤顺丸载于《中华人民共和国药典》，玉液金丹见于《全国中药成药处方集》兰州方，两药孕妇均应忌服。

方源 祝谌予，翟济生，施如瑜，等.施今墨临床经验集［M］.北京：人民卫生出版社，1982.

2. 当归血竭汤 *（寒凝血瘀证）

组成：当归6克，川芎6克，鳖甲15克（醋制），吴茱萸4.5克，桃仁、赤芍各6克，肉桂3克，槟榔3克，青皮3克，木香、莪术、三棱、大黄各3克，延胡索6克，血竭3克。用法：水浓煎温服，早晚各一次。功效：温通活血，破坚散结。主治：石瘕（寒凝血瘀证）。

病例：陈某，23岁。某年春季3月，求蒲老诊治。因经期用力太过，复感寒邪，症见月经三月未潮，腹部胀痛，小腹坠而硬，拒按，连日下血，时多时少，食欲减少，面青，腹部坚大如箕，舌紫，脉沉弦涩。末次月经是去年12月中旬，正值经期，随夫运货，拉车于旅途之中，自此月经停止，下月应至不至。证属寒客子门，恶血留内。主以当归饮、血竭散合剂，名为当归血竭汤治之。取用当归血竭汤1剂。服药后，下掌大黑血一块，腹痛稍减，但坠胀不减，本方再进并送化癥回生丹1丸，次日下大量瘀黑血块，小腹胀痛俱减，但不思饮食，以异功散加味，服2剂后胃口已好，也不下血，下卵大硬块，色白，坚如石，后以十全大补调服而愈。

赏析 本例病例体现了癥瘕治疗过程中，首先辨气血、体质、虚实，以及根据疾病特征、性质和不同阶段的主要症结，审因论治。本病例气滞、寒凝、血瘀均有，方中集温通、活血、化瘀、理气之药于一方，量大力专，所以收效迅速。体质较强者，用药猛烈，宜攻宜破。体弱者可攻补兼施，衰其邪气大半而止，不可猛攻峻伐，免伤元气。

方源　中医研究院.蒲辅周医案［M］.北京：人民卫生出版社，1972.

3. 八珍汤加减 *（气血亏虚夹瘀滞证）

组成：孩儿参5克，生白术5克，全当归10克，大白芍6克，大川芎3克，制香附6克，广陈皮5克，紫丹参10克，椿皮炭10克，玫瑰花2.4克，柏子仁10克。用法：水煎服。功效：益气养血，理气通经。主治：闭经（气血亏虚夹瘀滞证）。

病例：沈某，女，成年。1970年2月17日就诊。经事不行已有九个月，带下，大便不爽，苔薄，脉濡滑。拟益气和营、理气调经。取用八珍汤加减治之。3剂。

二诊：带下减，大便已爽，经事仍未行。再当理气调经。大生地12克，全当归12克，大川芎3克，制香附10克，紫丹参12克，茺蔚子10克，橘皮、橘叶各5克，广郁金5克，泽兰叶10克。3剂。

三诊：经事已行，色紫有块，腹中痛胀。仍以原方进展。大生地12克，全当归10克，大川芎3克，制香附10克，广艾叶2.4克，紫丹参10克，茺蔚子10克，橘皮、橘叶各4.5克，泽兰叶10克，柏子仁10克。2剂。

四诊：经将及期，再以首诊方治之。3剂。

五诊：经行落后3日，色淡不鲜，腹中隐痛。再与前方加减。全当归10克，大白芍10克，大川芎3克，柏子仁10克，泽兰叶10克，制香附10克，紫丹参12克，茺蔚子10克，广艾叶3克，焦山楂10克。3剂。

赏析　本例停经九个月，乃气血不足所致，故用补气和营、理气祛瘀法，6剂而月经即通。次月过期而行，色淡不鲜，平时兼有带下与便艰之症，均属气血虚弱之征。后续治法，程老以归脾汤合胶艾四物汤出入。虽然此例用药前后有出入，但其治疗原则始终以益气养血为主线，佐以理气化瘀，药性平稳，与其证候相扣，故见效如期。

方源　上海中医学院.程门雪医案［M］.上海：上海科学技术出版社，1982.

五、崩漏

1.六炭止血汤*（血热妄行证）

组成：鹿角霜9克，大生地15克，炒条芩4.5克，大白芍12克，防风炭9克，血余炭12克，藕节炭7枚，贯众炭3克，牛角腮炭15克，炙升麻3克，生白术9克。用法：水煎服，早晚各一次。功效：调经涩血。主治：经漏（血热妄行证）。

病例：许某，女，32岁，1969年12月23日就诊。经事淋漓，半月不止，尾闾酸楚。予调奇脉法。取用六炭止血汤治之。

二诊：前症已愈，近日胸痞不舒，泛恶，神疲乏力，梦多纷扰，心烦不安。改用泻心法以为兼顾。太子参4.5克，淡干姜2.4克，川雅连0.9克，炒枣仁9克，制半夏9克，酒炒黄芩4.5克，生甘草3克，广陈皮4.5克，春砂壳3克，沉香曲9克（包煎）。

赏析 防风炭、炒条芩、血余炭、藕节炭、贯众炭、牛角腮炭具有祛风、凉营、活血、收涩、清热作用，炒炭后其收涩止血之力增强。虚是根本，故以鹿角霜、大生地、白芍温肾养血，白术、升麻健脾，升举清阳，此是调经、固经之源。

方源 上海中医学院.程门雪医案［M］.上海：上海科学技术出版社，1982.

2.生石决明汤*（肝旺血热证）

组成：生龙骨12克，生牡蛎18克，血余炭9克，生石决明30克，柴胡0.9克，赤小豆18克，川草薢12克，旋覆花6克，代赭石6克，炒丹皮3克，台乌药9克，盐知母9克，盐黄柏9克，鲜茅根30克，蒲黄炭9克，芡实9克，藕30克（带节须），犀黄丸1.2克（分吞）。用法：水煎服，早晚各一次。功效：潜阳固摄，泻热止血。主治：崩中（肝旺血热证）。

病例：梁某，妇，八月初五日诊。血分湿热，肝家阳盛，迫血下行，不能自已，进前方药后尚未能止，脉仍弦滑。取用生石决明汤治之。

赏析 血崩多由阴虚阳亢，湿热下迫血室，冲任失于固摄所致。孔老擅用生龙骨、生牡蛎以咸寒固涩入于下焦冲任以敛摄；并用升麻、柴胡小剂量轻清升提之；用藕节须、莲肉、莲房、芡实以清凉散瘀兼固涩。犀黄丸之用于崩下，是因离经之血每夹阻瘀，此丸能内清散瘀以净其源也。

血崩，今言功能失调性子宫出血，但就子宫出血而言，有良性，有恶性，必须做进一步检查，以确定出血的性质。中医对急性出血确有良效，若是恶性出血，单纯止血只是治标，必须清除恶性病灶，否则继续出血是必不可免的。

方源 北京中医学会《孔伯华医集》整理小组.孔伯华医集［M］.北京：北京出版社，1988.

3.参芪六炭汤 *（气不摄血证）

组成：炒潞党参9克，炙黄芪12克，炒白术4.5克，炙黑甘草2.4克，炙黑升麻1.2克，生地炭12克，蛤粉炒阿胶珠9克，炮姜炭1.5克，条芩炭4.5克，归身炭4.5克，酒炒大白芍6克，藕节炭4枚，陈棕炭9克，红枣4枚。用法：水煎服，早晚各一次。功效：补中益气，升阳举陷，收涩止血。主治：崩漏（气不摄血证）。

病例：蒋某，女，48岁，1955年3月17日就诊。经事淋漓多日，近反见多，腹胀隐痛，腰酸。拟用归脾、胶艾合方为治。取用参芪八炭汤治之。

二诊：经冲如崩，腹中隐痛未尽。拟补中益气法进一步治之。于上方加入陈棕炭10克，红枣4枚。

三诊：经事如崩，已见轻减，腹痛犹未尽，胃纳不香。再以原方出入，续进为治。上方加炒香谷芽12克，春砂壳2.4克。

四诊：经已净，腹痛止，头涨不清，纳不香，寐欠酣。再拟调理肝脾。酒炒大白芍4.5克，炒杭菊6克，薄荷炭2.4克，白蒺藜9克，茯苓9克，制半夏4.5克，广陈皮4.5克，春砂壳2.4克，炙远志3克，淮小麦12克，炒香谷芽12克，荷叶边1圈。

赏析 此为崩漏之虚证，以归脾汤、补中益气汤等益气固摄止血。因崩漏较多，以当归、白芍、地黄、阿胶等养血活血。本案治疗特点为运用大量炭类中药，意在通过炭药起收涩止血作用，与崩漏止血为先的原则一致。本例三诊即见效果，四诊乃经净后之余波，用平肝和胃法以收全功。

方源 上海中医学院.程门雪医案［M］.上海：上海科学技术出版社，1982.

4. 震灵丹合剂 *（肾虚血瘀证）

组成：熟地黄 12 克，炒当归 6 克，阿胶珠 12 克，金毛狗脊 9 克，仙鹤草 15 克，苎麻根 12 克，藏红花 6 克，川断 9 克，震灵丹 6 克（分 2 次吞）。用法：水煎服，早晚各一次。功效：补血祛瘀，温肾止漏。主治：崩漏（肾虚血瘀证）。

病例：张某，女。月经曾停止 3 个月有余，因登楼闪动而下血块，从此淋漓不净，4 个月有余。取用震灵丹合剂治之。

二诊：漏红止，腰酸，上膈隐痛，入夜微有惊惕，皆贫血使然也。改方如后。熟地黄 12 克，川断 9 克，党参 9 克，枸杞子 9 克，酸枣仁 9 克，黄芪皮 12 克，龙眼肉 9 克，菟丝子 12 克，仙鹤草 15 克。

赏析　震灵丹为南岳魏夫人方，药用禹余粮、赤石脂、代赭石、紫石英各 120 克，制乳香、制没药、五灵脂各 60 克，朱砂 30 克，依法为丸。其原来用治男子真元衰惫，五劳七伤，脐腹冷痛诸症。叶天士谓其"能止能行"，为"经带妙药"。先生认为此方有固涩凝血作用，治崩漏常喜用之。本例二诊所用之方，仍以健脾补肾为主，仙鹤草既有止血作用，又有益气扶正、恢复疲劳的功效，若只局限于止血，非也。

方源　朱良春.章次公医案［M］.南京：江苏科学技术出版社，1980.

六、带下

1. 鸡冠花汤 *（湿热下注，带脉不固证）

组成：生牡蛎 30 克，生海蛤 30 克，茯苓皮 15 克，炒知母 9 克，炒黄柏 9 克，芡实 12 克，旋覆花 9 克，川草薢 12 克，滑石 12 克，石决明 24 克，代赭石 9 克，炒秫米 12 克，泽泻 12 克，炒豆芽 9 克，炒稻芽 9 克，盐橘核 12 克，车前子 12 克，红鸡冠花 9 克，白鸡冠花 9 克，藕 30 克。用法：水煎服，早晚各一次。功效：清热利湿，固涩止带。主治：带下（湿热下注，带脉不固证）。

病例：张某，妇，八月初四日诊。脾湿肝热，带下颇多，色黄，头目不清爽，纳物不香，脉象滑数，宜清化滋摄。取用鸡冠花汤治之。

二诊：加赤小豆 30 克，炒丹皮 5 克，血余炭 10 克。

赏析 高年带下重在滋摄，生牡蛎、生海蛤、石决明、芡实共俱滋摄作用，红鸡冠花、白鸡冠花治黄白带下颇佳。此例为湿热下注所致，故必用清热利湿之品，如知母、黄柏、萆薢、滑石、泽泻、车前子等；方中秫米、豆芽、稻芽为醒脾祛湿之品；方中还有疏理肝气的药，如橘核、旋覆花等。孔老用药比较庞杂，但思路清晰，有的放矢，值得借鉴。

方源 北京中医学会《孔伯华医集》整理小组.孔伯华医集［M］.北京：北京出版社，1988.

2. 补肾固气养血汤 *（肾虚失封证）

组成：砂仁5克，川杜仲10克，五味子5克，大熟地10克，川断10克，五倍子5克，覆盆子10克，益智仁5克，山萸肉12克，炒远志10克，鹿角胶6克，米党参10克，桑螵蛸10克，生白果12枚，炙甘草3克，阿胶珠10克。用法：水煎服。功效：补肾，固气，养血。主治：老年带下（肾虚失封证）。

病例：曲某，女，69岁。天癸已断二十年，近岁带下日甚，时红时白，经年不绝，颇以为苦。腰酸楚，全身乏力，大便结，小便失禁，食少，睡不安。舌苔滑白，六脉濡弱。辨证立法：年将七旬，脉现濡弱，气血虚损之象；任脉主胞胎，其为病，带下瘕聚。更年期后时患带下者，任脉不充之故耳。腰为肾府，肾司二便，肾气虚则腰酸楚而二便失常，拟以补肾固气养血法为治。取用补肾固气养血汤治之。

二诊：服药10剂，带下大为减少，全身亦感有力，小便失禁好转，大便则仍干燥。年事已高，气血非一时可恢复。服药既效，可作常用方，并加服参茸卫生丸，每日1丸服之。

赏析 前世医家论带下云：赤者热入小肠，白者热入大肠，由是知带下赤白皆为热证。实际亦不尽然，施老所治此高年老妇，审脉察证则全属虚象，故从补肾固气养血着手，收效甚速。若属肿瘤引起带下者，则须另作考虑。

方源 祝谌予，翟济生，施如瑜，等.施今墨临床经验集［M］.北京：人民卫生出版社，1982.

3. 三妙丸合剂 *（湿热下注证）

组成：粉草薢9克，泽泻9克，云苓12克，冬葵子9克，瞿麦9克，白薇

9克，三妙丸12克，小生地12克，剪芡实9克，萹蓄草9克。用法：水煎服，早晚各一次。功效：清利湿热，养阴固带。主治：带下（湿热下注证）。

病例：邓某，女。黄带多属湿热下注，其质虽黏，却无腥臭。取用三妙丸合剂治之。另：海金沙9克，飞滑石12克，二味同泡代茶。

赏析　古人论带下，以色黄腥臭属湿热，以色淡清稀为体虚。本案黄带无腥臭，系湿热下注，损伤阴液，故治以清利下焦湿热为主，辅以小生地、芡实养阴固带。所用海金沙、滑石茶饮，系清利湿热之剂，有利于湿热从小便排出。

方源　朱良春.章次公医案［M］.南京：江苏科学技术出版社，1980.

4. 升清泄浊汤 *（脾湿下注证）

组成：炒苍术、炒白术各3克，广陈皮3克，制半夏5克，大腹皮5克，赤茯苓、白茯苓各10克，粉草薢5克，炒薏苡仁12克，佩兰梗6克，炒柴胡1.5克，春砂壳2.5克，熟谷芽12克，荷叶边1圈。用法：水煎服。功效：升清降浊，健脾除湿。主治：带下（脾湿下注证）。

病例：钟某，女，成年。1935年7月8日就诊。头眩，纳少，胸闷，腹胀，带下甚多。此脾湿有余，下注带脉，清阳不升，浊阴瞋胀所致。法当健脾化湿，和胃畅中，佐以升清泄浊。取用升清降浊汤治之。2剂。

二诊：带下已少，头眩、胸闷、纳少均已见轻。唯腹中胀，大便不爽。再从前法增以润肠通腑、畅中理气之品。上方去柴胡，加瓜蒌皮、瓜蒌仁各10克。

赏析　带下为带脉失束，脾湿健运所致。《傅青主女科》谓："带下俱是湿病。"此例带下兼有腹满、胸闷、纳少等证，均为脾湿所致。程氏所拟升清降浊汤，实为完带汤与平胃散之变方，为健脾化湿治则的体现。

完带汤中柴胡，傅氏谓："使风木不闭塞于地中，则地气自升腾于天上"，似可领会为，为不使清气陷于湿浊痞塞之中，用柴胡以升举其下陷之清阳。程老所用砂仁、佩兰梗、谷芽、荷叶等，均为芳香健脾、升清化浊之品，实可效法。

方源　上海中医学院.程门雪医案［M］.上海：上海科学技术出版社，1982.

七、不孕

1. 妇宝胜金丹 *（肾虚血瘀证）

组成：香附1000克，熟地黄270克，白薇240克，人参、当归、赤芍、白芍、川芎、白芷、茯苓、桂心、牛膝、牡丹皮、藁本各90克，赤石脂、白石脂、乳香、没药各60克，粉草45克，血珀30克，朱砂30克（飞）。先将赤石脂、白石脂醋浸3日，炭火上煅7次，再淬，醋干为度，研细末，统将各药用黄酒浸，春五、夏三、秋七、冬十二日，晒干共为细末，炼蜜为丸，存备用。用法：每服9克，早晚各一次。功效：调经，养精，育孕。主治：不孕症（肾虚血瘀证）。

病例：李某，女，37岁，1940年诊治。婚后生一女孩，后13年再未受孕，经期提前，量多而有白带，脉有濡象，投妇宝胜金丹，嘱早晚各服9克，2个月后经事如期，白带减少，未及一年，即生一子。

1943年治一徐某，女，成人，婚后10年未孕，体瘦，乳房发育如男性，经期趱前，先投四物汤加味数剂，后投妇宝胜金丹一料，服药3个月，乳房膨隆如常人，翌年9月生一女婴，后更生数胎。

赏析 岳老说："前人论求子之法，女莫重于调经，男莫重于养精。"以此数例证之，其论可信。但心理平淡、安和，饮食起居有规律，性生活有节制，也是非常重要的，不能仅仅以药求子，这是为医者应当告诉病人的知识。

方源 中医研究院.岳美中医案集［M］.北京：人民卫生出版社，1978.

2. 温宫调经方 *（精血不足，冲任虚寒证）

组成：全当归9克，补骨脂9克，熟地黄18克，肉豆蔻9克，肉桂末2克（分吞），淡吴萸4.5克，大川芎6克，厚杜仲9克，牡丹皮4.5克，炮姜炭3克。用法：水煎服，早晚各一次。功效：温宫调经。主治：不孕症（精血不足，冲任虚寒证）。

病例：沈某，女。经先期，如在旬日左右，是病态；仅二三日，无碍也。八年来，梦熊无征。其主因正在后：面色萎黄，一也；经将行，先腰酸腹痛，二也；带下频频，则头眩目暗，三也。今经将行。取用温宫调经方治之。

赏析 梦熊无征，即未能怀孕。从案中所列三条主因，可知病人精血不足，冲任虚寒。值此月经将行之际，先予温宫调经之方以调之，冲任既调，则孕育有望。方中用四物汤去活血之赤芍，加用温补肾阳的补骨脂、肉豆蔻、肉桂、吴茱萸、炮姜、杜仲；一味牡丹皮意在补中有消、有活，唯恐一派热性药物伤阴。案例中所说的经期"旬日左右"，即十日左右。

方源 朱良春.章次公医案［M］.南京：江苏科学技术出版社，1980.

八、妊娠恶阻

1. 青竹茹汤 *（肝胃不和证）

组成：生牡蛎9克，旋覆花6克，代赭石6克，大腹绒4.5克，清半夏3克，桑寄生15克，厚朴3克，炒枳壳3克，青竹茹24克，莲子心6克，丝瓜络3克，茯苓皮9克，知母9克，黄柏9克，藕30克。用法：水煎服，早晚各一次。功效：清热和胃，降逆止呕。主治：妊娠恶阻（肝胃不和证）。

病例：张某，妇，八月初三日诊。经停两月，脉滑实数大，食入即呕逆，两胁际满闷，舌苔白腻，脾湿肝强，孕后血分不足。宜清平滋和之品。取用青竹茹汤治之。

赏析 脉滑大而数，是肝之强；舌苔白腻，是脾之湿；肝强脾湿，胃气不和，故有恶阻。孔老之方，有生牡蛎、代赭石镇肝之品，且用量不大。应用时应注意，此类药不可随意加大用量，以防损伤胎气。

方源 北京中医学会《孔伯华医集》整理小组.孔伯华医集［M］.北京：北京出版社，1988.

2. 和胃汤 *（气阴不足，胃气不和证）

组成：太子参4.5克，米炒野白术4.5克，建莲肉9克（去心），川石斛9克，茯神9克，炙远志3克，炒枣仁9克，制半夏4.5克，姜川黄连0.9克，炙乌梅1.2克，炒竹茹4.5克，炒川断6克，桑寄生12克，炒陈皮4.5克，春砂壳2.4克。用法：水煎服，早晚各一次。功效：益气养阴，安胃止吐。主治：妊娠呕吐（气阴不足，胃气不和证）。

病例：周某，成年。妊娠呕吐频作，久而不已，纳食不香，夜寐不安，头晕，神疲乏力，形肉消瘦。治宜养气阴而安胃气。取用和胃汤治之。

后经二诊、三诊，方药出入不大。后加用佛手花、香谷芽以醒脾；木瓜以养肝；夜交藤以安神等，始终以养气阴、和胃气为主线。

赏析 妊娠呕吐，最伤胃腑。吐多则伤胃阴，气逆则伤胃气，气阴两伤，安能消谷，进而化生气血，以养胎儿？故程老以养胃阴、安胃气为方。方中太子参、炒白术、莲子肉、陈皮、砂壳补益中气；诸药经米炒则增加养胃气之功；取石斛、乌梅以养胃阴；半夏、黄连、竹茹三味，以降胃逆；妊娠呕吐，会引起病人心烦意乱，不得安宁，故取茯神、酸枣仁、远志三味，安神宁心；另取续断、桑寄生二味，补肾安胎。全方共奏养胃、补肾、安胎之功。

方源 上海中医学院.程门雪医案［M］.上海：上海科学技术出版社，1982.

3. 三花三壳汤 *（胃热不和证）

组成：白扁豆 30 克，北沙参 12 克，酒条芩 12 克，金石斛 10 克，香稻芽 10 克，炒枳壳 5 克，砂仁壳 5 克，厚朴花 5 克，豆蔻壳 5 克，玫瑰花 5 克，旋覆花 6 克（炒半夏曲 6 克同布包）。用法：水煎服，早晚各一次。功效：和胃清热。主治：妊娠恶阻（胃热不和证）。

病例：梁某，女，25 岁。妊娠三个月，有饥饿感而不欲食，饭后胸间堵闷欲吐，口干又喜多饮，舌苔薄微黄，脉滑数。证属郁热积滞，胃气不降。取用三花三壳汤治之。诸症缓解。

赏析 施老治疗恶阻，善用壳类、花类药性平和之品，不过用香燥之品，最常用的是具有缓和滋养作用的白扁豆。

方源 祝谌予，翟济生，施如瑜，等.施今墨临床经验集［M］.北京：人民卫生出版社，1982.

4. 加减二陈汤 *（肝胃不和证）

组成：杏仁泥 24 克，姜半夏 9 克，陈皮 6 克，白茯苓 9 克，省头草 9 克，旋覆花 9 克（包），春砂壳 4.5 克，佛手 6 克，沉香曲 9 克，伏龙肝 30 克（煎汤代水）。用法：水煎服，早晚各一次。功效：疏气、降逆。主治：妊娠恶阻（肝胃不和证）。

病例：王某，女。呕吐，水谷均不得下，迄今十余日。经停将及2个月，无子宫疾病及症状。其脉平，则此种呕吐，未必是病象。取用加减二陈汤治之。

赏析　章老认为杏仁泥、伏龙肝二药，对妊娠呕吐有一定的疗效，所以杏仁用量特大，且居于诸药之首。本病总以降逆气为主，不宜金石重镇之品，以免伤及胎气。

方源　朱良春.章次公医案［M］.南京：江苏科学技术出版社，1980.

九、胎动不安

1. 加味黄土汤＊（阳虚失护，阴血不足证）

组成：熟地黄60克，桂圆肉30克，当归12克，黄芪18克，白术9克，附子9克，甘草9克，黄芩9克，鹿角胶30克，伏龙肝12克。用法：以上十味，以水十二杯，先煎伏龙肝，取八杯去渣，再煎前八味，取二杯去渣，入鹿角胶，再上火候胶化尽，分两次服。功效：温阳益气，滋阴补血，收敛补血。主治：先兆流产、功能失调性子宫出血（阳虚失护，阴血不足证）。

病例：赵某。婚后初孕，患早期流产出血不止，索方求治。予黄土汤加味，数剂而愈。后生一女。二孕又显流产先兆。又服前方数剂，得保无恙，两女均甚健。

赏析　黄土汤为《金匮要略》治疗远血之主剂。原方中附子、白术、甘草、地黄、阿胶、黄芩各"三两"，六药补气温阳，清热养血，寒热均等；唯黄土（亦即伏龙肝）用至"半斤"，意在温中和胃，涩肠止泻。但在具体应用时，赵老对其用药与剂量做了修正，说："余用黄土汤意在止崩，故利用熟地之黏腻之短，将生地易为熟地，量至60克。"鹿角胶补督脉而性升，用于下血为宜；阿胶滋补任脉而性潜，用于吐衄为宜。今见流产出血，为下血，故取鹿角胶而不用阿胶。

方源　中医研究院西苑医院.赵锡武医疗经验［M］.北京：人民卫生出版社，1980.

2. 和胃保胎汤＊（脾肾亏虚证）

组成：鹿角胶6克，阿胶珠10克，山萸肉25克，砂仁3克，熟地黄10克，玫瑰花 10 克，桑寄生 9 克，代代花 5 克，炙甘草 1.5 克，白扁豆 25 克，党参 10 克，黄芪 12 克，白术 5 克，枸杞子 10 克。用法：水煎服，早晚各一次。每周一二剂，服至临产。功效：补肾健脾，调经固胎。主治：习惯性流产（脾肾亏虚证）。

病例：施某，女，22 岁。流产两次，每至天癸之期，经水特多，白带绵绵，全身酸软无力，精神萎靡，舌苔正常，脉象细弱。经、带均多，日久体质亏损，虽在壮年，脉象细弱，身酸软，仍属虚证。结婚两年，流产两次，子宫无力也。拟以丸剂补肾健脾调经。丸剂为定坤丹、参茸卫生丸、玉液金丹等。

二诊：服用一月，两届经期未至，时时恶心欲呕，已有怀孕现象。希望保胎，取用和胃保胎汤治之。

三诊：服用 6 剂，颇觉平妥，食欲好转，希予常方保胎。前方去升麻、荆芥穗、柴胡、杭芍，加党参 10 克，黄芪 12 克，白术 5 克，枸杞子 10 克，每周服一二剂，至临产时停服。

赏析　本方适用于脾肾亏损，固胎无力之习惯性流产者。是方以补肾、健脾、升清、和胃、疏肝为法。至于怀胎，与前所服用的丸剂有关，特别是定坤丹，其对继发性不孕者而言，为必用之品。

方源　祝谌予，翟济生，施如瑜，等．施今墨临床经验集［M］．北京：人民卫生出版社，1982.

3. 山药汤 *（肝气不疏，湿热下迫证）

组成：生牡蛎 9 克，芡实 9 克，盐橘核 9 克，血余炭 9 克，稆豆衣 9 克，怀山药 9 克，土炒乌药 4.5 克，川萆薢 9 克，茯苓皮 9 克，炒秫米 9 克，莲子心 9 克，炒谷芽 9 克，炒稻芽 9 克，炒木香 18 克，干藕节 3 枚。用法：水煎服，早晚各一次。功效：调气化湿，兼滋肾经。主治：流产（肝气不疏，湿热下迫证）。

病例：岳某，妇，九月十五日诊。流产后，经不自已，血分为湿热所迫，气分亦滞，腹痛，纳物不香，脉象弦滑，左关较大，治以调气化湿，兼滋肾经。取用山药汤治之。

赏析　湿热壅滞既使气滞，又使血滞；湿热相迫，月经不能自持，纳谷也会呆滞。治湿不调气，非其治也。故以调气为先，用木香、谷芽、乌药、橘核等，气行则湿化；月经为肾水所化，故当滋肾，用芡实、山药、生牡蛎、稆豆衣、秫米等；其他如血余炭、藕节等，为摄血之品。总之，孔老用药有层次，有主次，细细分析，收获颇多。

方源 北京中医学会《孔伯华医集》整理小组.孔伯华医集 [M].北京：北京出版社，1988.

4. 固胎方 *（肝肾阴虚证）

组成：杜仲9克，桑寄生12克，熟地黄18克，金毛狗脊9克，川断9克，绿升麻2.4克，仙鹤草15克。用法：水煎服，早晚各一次。功效：滋补肝肾。主治：胎动不安（肝肾阴虚证）。

病例：姜某，女。妊娠而见腹痛，已属可虑，腰脊酸楚，小便溲少，尤为可虑。急当静卧，以助药力，或可弥患于无形。取用固胎方治之。

赏析 妊娠期间腰酸、腹痛，有流产之虑，故用补肝肾之品以保胎。所用方药，均为补肾、壮腰之品，其中升麻升清，仙鹤草为补气所用，南方民间常用仙鹤草与大枣同煮，以补益元气，恢复体力。

方源 朱良春.章次公医案 [M].南京：江苏科学技术出版社，1980.

十、产后病

1. 加减五积散 *（气血不足，营卫不和证）

组成：党参3克，茯苓6克，炙甘草3克，苍术3克，厚朴3克，枳壳3克，陈皮3克，当归3克，川芎3克，白芍3克，桂枝3克，白芷3克，桔梗3克，防风3克，黑豆9克，生姜3片，大枣3枚。用法：上诸药，以好醋一小酒杯，水半杯，和匀，将药浸湿炒成黄色为度，再加水慢火煎服。功效：祛风除湿，调和营卫。主治：产后受风（气血不足，营卫不和证）。

病例：李某，女，29岁，1963年10月15日就诊。症见产后恶露未尽，头痛身疼，恶寒不发热，微汗出，背及两膝关节发凉，饮食如常，大便干结，小便通畅，舌质淡，苔薄白，脉浮缓尺弱。证属产后气血虚弱，外感风邪，瘀常未尽，营卫不和。取用加减五积散治疗。水煎服，3剂。

二诊：头痛身疼解除，但恶露未尽，继以胶艾四物汤与黄芪建中汤合方加续断、炮姜，水煎服，3 剂而愈。

赏析　五积散出自《仙授理伤续断秘方》，用于寒、湿、气、血、痰五积，与朱丹溪的"越鞠丸"有异曲同工之妙。方中均为益气养血、祛风散寒之品，可用于妇人产后血虚外感。需要注意的是产后以虚为主，但也有夹有外邪者，治疗时应调理气血，攻补兼施，不可一味地补虚，使邪留于内，也不可过用风药，造成经脉空虚。

方源　中医研究院.蒲辅周医案［M］.北京：人民卫生出版社，1972.

2. 加味二香饮 *（暑伤胃气证）

组成：鲜藿香 6 克，香薷 4.5 克，杏仁 6 克，扁豆花 9 克，滑石块 9 克（包煎），生甘草 3 克，鲜荷叶半张，金银花 9 克，藕节 30 克，茜草 9 克。用法：水煎，代茶饮。功效：清暑和胃，通瘀散滞。主治：产后伤暑（暑伤胃气证）。

病例：罗某，24 岁，产后受病。适逢六月盛暑。产后三日，恶露不下，饮食不进，面紫，鼻孔眼角渗出淡血，舌抵齿不收，大汗出，高热，烦渴引饮，饮后即吐，反复发作，二便不利，脉浮而无力。服生化汤加桃仁、红花数剂，瘀血仍不行，二便不利。蒲老寻思良久，考虑为中暑伤气。脉虚，口渴，汗出，为夏月中暑，为人参白虎汤证。但产后恶露不尽，饮后即吐，水不下行，又非白虎所宜。于是权变施治，以清为主，通瘀为佐。取用加味二香饮治之。服用 1 剂，热退渴止，汗亦减少。

第二剂去香薷、杏仁，加桃仁 6 克，童便半杯（入药兑服），服 1 剂，即下黑血块，舌收，眼鼻亦不渗血，能进稀粥，可安眠熟睡。

次日复诊，见神志安静，脉息迟缓，主以归芪建中汤加藕节、黑豆。处方如下。党参 10 克，桂枝 5 克，白芍 6 克，炙甘草 3 克，生黄芪 10 克，当归 5 克，藕节 15 克，炒黑豆 15 克。连服 2 剂瘀血已尽，食、便、眠均正常，停药休息。

赏析　产后恶露不下，又外感伤暑，瘀而发热，不用清热凉血之法，而用利湿化瘀之法，瘀去则热退。这符合"治病求本"之旨，与"救阴不在血而在津与汗，通阳不在温而在利小便"有相通之处。

方源　中医研究院.蒲辅周医案［M］.北京：人民卫生出版社，1972.

3. 延胡索汤 *（瘀血未尽证）

组成：鸡血藤 15 克，台乌药 9 克，旋覆花 4.5 克，全当归 9 克，川楝子 9 克，延胡索 9 克，真川芎 3 克，大腹绒 4.5 克，川牛膝 9 克，桃仁 3 克，橘核 12 克，黄酒 1 杯。用法：水煎服，早晚各一次。功效：调和气血，兼达经络。主治：儿枕痛（瘀血未尽证）。

病例：赵某，妇，闰月初八日诊。产后瘀血未净，结于少腹而为痛楚，拒按，两胁际气机横逆亦作痛，脉弦涩不和，当调和气血，兼达经络。取用延胡索汤治之。

赏析 产后恶露阻滞，气血瘀搏，少腹痛甚拒按，前人谓之"儿枕痛"，主以失笑散。此例兼肝气横逆，伴发两胁疼痛，故在活血化瘀方药中，配金铃子散（川楝子、延胡索），加乌药、橘核等理气止痛。

方源 北京中医学会《孔伯华医集》整理小组．孔伯华医集［M］．北京：北京出版社，1988.

4. 产后身痛方 *（产后受风证）

组成：当归 9 克，白芍 9 克，防己 12 克，羌活、独活各 4.5 克，秦艽 9 克，细辛 3 克，金毛狗脊 9 克，桑寄生 9 克，苍术 6 克，晚蚕沙 12 克（包），豨莶草 9 克。用法：水煎服，早晚各一次。功效：养血祛风。主治：产后身痛（产后受风证）。

病例：方某，女。产后百节空虚，风寒湿三气乘虚而入，遍体疼痛，肢端麻木。寓祛风于养血之中。取用产后身痛方治之。

赏析 章老治疗产后病，若产后少腹右侧硬而痛，为寒瘀内阻，治用通瘀散寒而止腹痛；产后自汗、便溏，为阳气虚不能卫外，治用桂枝汤加参、芪等味，益气固表；大便难，为失血阴伤，津血不能润肠，所以选用首乌、桑椹、生地黄、玄参、知母等甘寒濡润之品。

此案为产后体虚，而感受风寒湿气，以致遍体疼痛，故用药寓祛风于养血之中。当归、白芍养血固本，其他几味大都为祛风胜湿、通络止痛药。产后体质，若不注意养血固本，单纯地祛风湿，就会适得其反，不但风湿之邪祛不掉，反而会加重风湿的浸淫。只要抓住固本，辅以祛邪，就会事半功倍。

方源　朱良春.章次公医案［M］.南京：江苏科学技术出版社，1980.

5. 当归四逆汤加味 *（血虚寒凝证）

组成：全当归9克，川桂枝3克，大白芍4.5克，炙甘草2.4克，细木通3克，北细辛3克，木防己6克，晚蚕沙12克（包煎），川牛膝9克。用法：水煎服，早晚各一次。功效：养血温经，祛风散寒。主治：腰髀酸肿（血虚寒凝证）。

病例：汤某，女，成年，1970年2月17日就诊。腰髀酸肿，下延及足，行走不便，起自胎前，甚于产后。属血虚之体，寒入经络之故。拟当归四逆加味，养血温经，散寒通脉。取用当归四逆汤加味治之。3剂。

二诊：腰髀酸肿稍和，行走不便。再拟原法出入。细石斛9克，川桂枝3克，全当归9克，大白芍4.5克，炙甘草3克，北细辛3克，细木通4.5克，川牛膝9克，晚蚕沙12克（包煎），陈木瓜4.5克，汉防己6克，天仙藤9克。3剂。

三诊：原方有效，再以原方加减治之。原方去炙甘草，加威灵仙6克。3剂。

四诊：行走不便，腰髀酸肿已见轻减，惟舌光红无苔，转方如下。大生地12克，全当归12克，大白芍4.5克，细石斛9克，细木通4.5克，川牛膝9克，晚蚕沙15克（包煎），陈木瓜9克，汉防己9克，天仙藤12克。3剂。

五诊：髀肿酸楚，行走不便，大见轻减，舌光无苔。仍宗前法加减。大生地18克，全当归12克，大白芍9克，细石斛9克，细木通3克，川牛膝9克，晚蚕沙15克（包煎），陈木瓜9克，汉防己9克，天仙藤12克，川断肉9克。3剂。

赏析　本方针对血虚兼有寒湿证而设，以养血温经通络为主，兼顾祛风散寒除湿，扶正祛邪。所用木通、防己、晚蚕沙、牛膝等祛风通络药物，无辛热之癖，可防温燥耗血动风。后用天仙藤、木瓜二味为助，前者疏气活血，后者除湿利筋骨。

方源　上海中医学院.程门雪医案［M］.上海：上海科学技术出版社，1982.

6. 产后祛风汤 *（血虚受风证）

组成：酒洗白归身6克，酒炒大白芍4.5克，炒川芎2.4克，蔓荆子3克，川断肉6克，炒杜仲6克，桑寄生9克，川独活3克，龙眼肉9克，荷叶边1圈。用法：水煎服，早晚各一次。功效：养血温肾，祛风止痛。主治：产后头痛、腰痛（血虚受风证）。

病例：赵某，女，27 岁，1955 年 3 月 1 日就诊。头痛腰痛，病起产后，迄今经岁。此血虚而风乘之也。用东垣法，祛风必先养血。取用产后祛风汤治之。

二诊：养血祛风，和营通络，诸恙均减。仍原方出入，续进以治。酒洗白归身 6 克，酒炒大白芍 4.5 克，龙眼肉 9 克，广陈皮 4.5 克，左秦艽 4.5 克，酒炒陈木瓜 4.5 克，川牛膝 6 克，炒川断 6 克，炒杜仲 6 克，川独活 3 克，桑寄生 9 克，酒炒丝瓜络 6 克。

赏析　本方以独活寄生汤加减，补肝肾、养气血、祛风湿、止痹痛，治产后血虚风乘之头痛、腰痛。蔓荆子、川芎上行止头痛，独活、桑寄生、杜仲、川断入腰府止痛。方用白芍、当归、川芎、龙眼肉等养血活血之品，乃"治风先治血，血行风自灭"之义。

方源　上海中医学院.程门雪医案［M］.上海：上海科学技术出版社，1982.

十一、更年期综合征

1. 瓜蒌薤白桂枝汤加味 *（肝郁血瘀证）

组成：桂枝 1.5 克，薤白 10 克，酒川芎 5 克，柴胡 5 克，全瓜蒌 20 克，酒当归 10 克，杭白芍 6 克，生鹿角 12 克，炮甲珠 10 克，片姜黄 6 克，白蒺藜 12 克，白僵蚕 5 克，山慈菇 10 克，制乳香、制没药各 6 克，炙甘草 3 克，蔓荆子 6 克。用法：水煎服，早晚各一次。功效：活血通络，疏肝理气。主治：更年期综合征（肝郁血瘀证）。

病例：邢某，49 岁。症见月经断后，周身酸楚，倦怠不适，头痛，乳房痛，且有硬核，大便燥，食睡尚佳，舌苔正常，脉弦涩。证属营血不调。先用活血通络法，疗效不显，后改用瓜蒌薤白桂枝汤治之。

二诊：服药颇效，连服 8 剂，头已不痛，全身感觉舒畅，乳房痛减，硬核尚未见消。用前方加 5 倍量配制丸剂，早晚各服 10 克，冀其全可。

赏析　绝经后头痛、乳房痛，加之脉象弦涩，显系脉络不通，营卫不和，故宜活血、通络、调和营卫；而营卫不和又与心肺气血不畅有关，故方选瓜蒌薤白桂枝汤加味治之。是方加重应用活血通络之品，如乳香、没药、川芎、当归、姜黄、炮甲珠、白僵蚕、山慈菇等；柴胡、白蒺藜、蔓荆子是疏肝之品。这样经络通了，气血活了，诸症自然消退。

方源　祝谌予，翟济生，施如瑜，等 . 施今墨临床经验集［M］. 北京：人民卫生出版社，1982.

2. 更年期综合征方 *（肝肾不足证）

组成：全当归 6 克，杭白芍 12 克，明天麻 9 克，稽豆衣 12 克，山萸肉 9 克，潼沙苑 9 克，炙甘草 2.4 克，生麦芽 12 克，大枣 5 枚。用法：水煎服，早晚各一次。功效：养肝肾，调冲任。主治：更年期综合征（肝肾不足证）。

病例：赵某，女。已届更年期，精神上起变化，有时血压偏高；气候转变，则腰臀酸痛。取用更年期综合征方治之。

赏析　此为更年期综合征之——高血压。女性更年期综合征多为肝肾不足证候。章老用山萸肉、沙苑子、稽豆衣补肾阴；当归、白芍养肝血，调冲任；炙甘草、生麦芽（生用兼有疏肝解郁之意）、大枣健脾和中，以滋生化之源；稍加天麻以平熄肝风。药以调养肝肾之阴为主，辅以疏肝健脾熄风为助，组方简练，其效自如所期。

方源　朱良春 . 章次公医案［M］. 南京：江苏科学技术出版社，1980.

第五章　男科常见病

一、遗精

1. 寄生止遗汤 *（肾精不固证）

组成：生牡蛎 15 克（先煎），盐炒芡实 9 克，盐橘核 12 克，盐知母 9 克，旋覆花 9 克，生赭石 9 克，石决明 24 克（先煎），朱莲心 6 克，焦酸枣仁 9 克，盐菟丝子 9 克，合欢花 12 克，桑寄生 18 克，赤茯苓 9 克，朱茯神 9 克，砂仁米 9 克（盐水炒），郁金 6 克（生白矾水浸），盐黄柏 9 克，藕 30 克。用法：水煎服，早晚各一次。功效：固肾涩精。主治：遗精（肾精不固证）。

病例：于某，男，八月初九日诊。肝肾俱热，又兼气郁，每遇激怒，遂致少腹脘次发热，精关不固，时作滑精，昼犯亦不自禁，脉左关尺大。治以清平滋摄。取用寄生止遗汤治之。

二诊（八月十二日）：加盐水炒胡桃仁 1 枚，黑芝麻 10 克。

三诊（八月十六日）：药后遗精渐少，头目眩晕，前方牡蛎改为 18 克，石决明改为 30 克，加磁朱丸 12 克，杭滁菊 10 克。

四诊（八月十九日）：服前方后，遗精止，脘闷纳差，时有恶心，前方再加厚朴花 10 克、青竹茹 12 克。

赏析　遗精、滑精，或起于相火妄动之情思，或因于肾关滑脱而不固，三才封髓、六味、八味皆可对证施治。对此，孔老用生牡蛎、菟丝子加盐水炒，量至多时为 50 克，并于固涩肾窍同时注重清制相火。方中兼有固涩的药物如生牡蛎、芡实、知母、黄柏、酸枣仁等；茯苓、茯神、莲子心、酸枣仁联用，也有利于宁心安神，固摄精气；方中还含有封髓丹成分，即黄柏、砂仁等。综合来看，收摄高于补肾，寓有平肝作用，有利于肾精之闭藏。

方源　北京中医学会《孔伯华医集》整理小组.孔伯华医集［M］.北京：北京出版社，1988.

2. 填精丸 *（肾气失摄证）

组成：菟丝子60克，覆盆子30克，上肉桂15克，盐沉香15克，沙苑子30克，鹿角胶30克，生龙骨60克，炙黄芪60克，金樱子60克，春砂仁15克，巴戟天30克，酒川芎15克，白术30克，酒杭芍30克，炒远志30克，牡蛎60克，野台参30克，枸杞子60克，白莲须30克，刺猬皮60克，益智仁15克，紫河车30克，广陈皮15克，山萸肉30克。用法：共研细末，怀山药500克打糊为小丸，每日早晚各服10克。功效：补肾填精。主治：遗精（肾气失摄证）。

病例：费某，男，22岁。六年前曾染手淫恶习，年幼无知，斫伤过甚。此后时感头晕目眩，记忆力逐渐减退，体力日衰，去年毅然戒除恶习，又现遗精，每周一次。症见遗精日久，头晕目眩，腰膝酸软，记忆力衰退，体力虚弱，舌偏红苔白，脉细弱。辨证立法为：肾精亏损，固摄无力，汤药难补，丸剂图治疗。先拟紫贝齿、生龙骨、刺猬皮、金樱子、益智仁、生地黄、熟地黄等，制丸服用，早晚各服。六十日后，头晕、目眩好转，但遗精几乎每周皆有，体力虚弱。改用填精丸服用。经用三个月，仅遗精两次，精神体力旺盛。

赏析 本方多为补肾填精之品，平人亦常用。方中刺猬皮当重视。刺猬皮治遗精，《本草纲目》无记载，书中只云疗腰痛疝积，肠风下血。后世将其用于滑精、梦遗，多有疗效，沿传至今。还要指出的是，沉香配肉桂有益精壮阳的作用，此乃施老经验，不可忘记。

方源 祝谌予，翟济生，施如瑜，等.施今墨临床经验集［M］.北京：人民卫生出版社，1982.

3. 固肾泻火汤 *（阴虚火旺证）

组成：桑寄生25克，砂仁5克，金毛狗脊15克，盐知母6克，白蒺藜10克，炒丹参10克，盐黄柏6克，沙蒺藜10克，炒丹皮10克，石莲肉20克，五味子10克，生地黄、熟地黄各6克，芡实米15克，五倍子10克，金樱子10克。用法：水煎服。功效：固肾精，泻相火。主治：滑精，梦遗（阴虚火旺证）。

病例：马某，男，20岁。病将一年，初起时自感情欲易动，见异性即阴茎勃起，深以为苦，后逐渐出现尿道流黏性物，努力排便时亦有黏液从尿道滴出，腰酸无力，势成漏精，迫切求治。舌苔正常，六脉细数。辨证立法为：相火妄动，欲念时起，见色即遗，无力固摄，拟抑相火、固肾精为治。取用固肾泻火汤治之。

二诊：服药 4 剂，腰酸见轻，漏精也少，近来心情稳定，欲念减少，非如前时心猿意马之状。前方加莲须 10 克、益智仁 10 克，再服数剂。

三诊：服药 6 剂，自觉心神安稳，杂念全消，漏精间或有之。拟用丸方巩固。二诊方加 3 倍量，共研细末，金樱子膏 600 克，合药为丸，如小梧桐子大，早晚各服 10 克，白开水送。

赏析 情窦初开，欲念时起，实因相火妄动，肾气不固所致。抑相火、固肾精是一治法。病人初来时，深感苦恼，但常不能自止。施老嘱其稍安勿躁，心静无杂念为本，耐心服药，自能取效。二诊时病人即笑逐颜开，认为治愈有望。三诊时病人自云心情与前大不相同，遂与丸药常服。可见遗精与心底情绪有关。

方源 祝谌予，翟济生，施如瑜，等．施今墨临床经验集［M］．北京：人民卫生出版社，1982．

4. 猪肚丸加味 *（湿热下注证）

组成：猪肚丸 10 克（包煎），肥知母 3 克，川黄柏 2.4 克，藿香梗、佩兰梗各 5 克，旋覆花 5 克（包煎），煅瓦楞子 12 克，广陈皮 5 克，春砂壳 3 克。用法：水煎服。功效：补肾固精，泻火止遗。主治：遗精（湿热下注证）。

病例：张某，男，20 岁。1958 年 4 月 7 日就诊。有梦遗泄，口气较重，牙痛，胃脘不舒，苔腻，脉弦滑。湿热下注而复上冲。取用猪肚丸加味治之。5 剂。

二诊：遗泄止，牙痛除，脘中不舒，胃纳不香。转方疏肝和胃。紫苏梗 5 克，焦白芍 6 克，川楝子 6 克，煅瓦楞子 15 克，煅白螺丝壳 12 克，广陈皮 5 克，春砂壳 2.4 克，佛手干 5 克，左金丸 1.5 克（吞）。4 剂。

赏析 猪肚丸系刘松石方，方中猪肚甘温补胃泄湿，白术甘温健脾而胜湿，牡蛎咸寒清下焦，苦参苦寒清热而坚阴，全方不用固涩，治湿热遗精，颇能见效。病人兼有牙痛、口气较重等胃热征象，故程老用猪肚丸和知母、黄柏等治之。因清热（知母、黄柏、苦参）与化湿浊（藿香、佩兰、白术、陈皮）同用，配合很好，所以有效。

方源 上海中医学院．程门雪医案［M］．上海：上海科学技术出版社，1982．

5. 固肾止遗方 *（肾气不固证）

组成：金樱子30克，龙骨30克，金毛狗脊60克，杜仲60克，煅牡蛎30克，罂粟壳60克，黄狗肾10条（焙）。用法：共研末，加猪脊髓10条，和蜜为丸，如梧子大，早晚各服6克。功效：温肾固摄涩精。主治：遗精（肾气不固证）。

病例：丁某，男。性神经与脑神经俱高度衰弱，经常遗泄，腰痛足软，十指麻木，行动则欲跌仆。取用固肾止遗汤治之。

赏析　腰为肾之府，经常遗精，肾府不固则腰痛；十指麻木，行动欲仆，为精血不足，体质虚弱之表现。故取温肾法、固精法，使肾精封藏，则病可向愈。

黄狗肾，为黄狗的阴茎与睾丸，具有壮阳益精的功效，常用于肾虚精亏之阳痿宫冷、健忘耳鸣、神思恍惚、腰膝酸软等。

方源　朱良春.章次公医案［M］.南京：江苏科学技术出版社，1980.

二、精子减少症

龙牡术附填精汤 *（阳虚精亏证）

组成：附子12克，白术18克，肉桂6克，生龙骨、生牡蛎各18克，韭菜子15克，当归12克，肉苁蓉18克，枸杞子9克，巴戟天12克，党参30克，淫羊藿18克，冬虫夏草6克。用法：水煎服，早晚各服一次。功效：温阳填精，益气补髓。主治：阳痿，早泄，精子成活率低下（阳虚精亏证）。

病例：孙某，男。结婚4年无嗣。精子为1600万/毫升至2100万/毫升，活动度为30%~50%，用过甲基睾丸素无效。症见头晕疲乏，腰痛怕冷，阳痿，早泄，脉象沉细，两尺无力，苔薄。乃肾阳不足，精关失固，拟温阳填精益气之法。取用龙牡术附填精汤治之。服上方30剂后，阳痿、早泄已愈，腰痛、头晕悉减，余症消。精子检查10880万/毫升，活动度80%，其妻生育一胎。

赏析　此方既有温阳益气的功效，又有填精补肾的作用。温阳而不燥，填精而不腻，仅30剂即见效，实属罕见。故告之，冀愈更多病人。

方源　中医研究院西苑医院.赵锡武医疗经验［M］.北京：人民卫生出版社，1980.

第六章　儿科常见病

一、咳嗽

清热定惊汤＊（痰热生风证）

组成：黄芩9克，炙紫菀9克，连翘12克，白前6克，桔梗5克，地龙9克，蚤休3克，苏子15克（包）。用法：水煎服。功效：清热定惊。主治：惊风（痰热生风证）。

病例：莫某。凡稚孩平卧则咳剧者，总是痰之作祟。夫痰多而见高热，则痰热交作，肺失清肃，咳、喘、惊乃意中事也。取用清热定惊汤治之。

赏析　痰壅易于内闭致喘，热盛易于风动致惊。方用白前、桔梗、紫菀、苏子以宣肺化痰平喘；连翘、黄芩、地龙、蚤休以清热熄风定惊。从药物组成上看，该患儿或有痰热壅肺而致惊风之虞。蚤休，即七叶一枝花，又名重楼，具有比较强的清热解毒药力，是治疗热毒证的良药。

方源　朱良春．章次公医案［M］．南京：江苏科学技术出版社，1980．

二、小儿惊风

1. 镇肝汤＊（肝风内动证）

组成：生石膏18克（先煎），全蝎2枚，代赭石9克，金银花15克，桑寄生18克，旋覆花9克，辛夷6克，全瓜蒌15克，白芷3克，天竺黄9克，僵蚕6克，威灵仙9克，钩藤9克（后下），蝉蜕9克，知母9克，乌药9克，石决明18克，荷叶1张，杏仁9克，黄柏9克，紫雪丹1.5克。用法：水煎服，早晚各一次。功效：镇肝熄风。主治：惊风（肝风内动证）。

病例：包某，女幼，四月二十六日。内热极盛，啼哭不止，项强，角弓反张，将发刚痉，便结四五日，指纹紫伏，亟宜镇肝熄风。取用镇肝汤治之。

二诊：四月二十九日。病已较前轻，痉挛已舒而尚呻吟，手纹紫长，便秘，加酒川大黄 1.2 克，莱菔子 10 克，玄明粉 1.8 克。

赏析 证属内热极盛，热极生风，肝风内动，故宜镇肝熄风。镇肝熄风药有代赭石、生石膏、石决明、紫雪丹等，其他熄风药有钩藤、蝉蜕、僵蚕等；由于肝风多由热极而生，故取金银花、知母、黄柏、天竺黄等清热熄风；后来又加入川大黄、玄明粉泻热熄风。可见热不除则风不熄，热不退则风不止。

方源 北京中医学会《孔伯华医集》整理小组．孔伯华医集［M］．北京：北京出版社，1988.

2. 温潜方 *（阳虚失摄证）

组成：淡附片 5 克，杭白芍 9 克（炒），云苓 9 克，煅牡蛎 18 克（先煎），灵磁石 12 克（先煎），生白术 9 克，山萸肉 6 克，浮小麦 9 克，细辛 1.8 克，淡干姜 2.4 克，炙甘草 3 克，肉豆蔻 5 克。用法：水煎服，早晚各一次。功效：温潜法。主治：小儿惊风（阳虚失摄证）。

病例：唐某，幼。受惊，入寐惊惕，因汗多而小溲少，手足不温，予温潜法。此徐小圃先生法也。

赏析 温潜法为上海儿科名中医徐小圃先生所创用。他从大量的实践中认识到在儿科领域中，不少患儿由于禀赋不足或久病伤正，以致既具真阴不足之象，又有亡阳虚惫之证，出现脉软、肢冷、溺长或便溏、烦躁不宁，甚至彻夜不寐等现象。他认为温潜法可使水火阴阳复其常态，因此将此法广泛应用于小儿内伤、温热及夏季热等病。此案因受惊后入夜惊惕，又出现手足不温等阳虚症状，故正合温潜之法。温潜法的主要药物为附子配磁石、牡蛎等。

温潜法的应用，可以追溯到清代郑钦安。郑氏在其所著《医理真传》里，载经方桂枝甘草龙骨牡蛎汤可以"调和阴阳，交通上下"。他用该方加附子治疗怔忡，说"取龙牡有情之物，龙禀阳之灵，牡禀阴之灵，二物合二为一，取阴阳互根之意；加附子者，取其助真火以壮君火。君火壮则阴邪立消，怔忡自然不作矣"。徐小圃取其意，而变用其方，这在当时众多医家中引起很大反响，至今用此法者，已不多见。这值得后人加以研究。

方源 朱良春．章次公医案［M］．南京：江苏科学技术出版社，1980.

3. 理中地黄汤*（阳虚血亏，失于养护证）

组成：熟地黄 15 克，土炒白术 9 克，炒党参 6 克，全当归 6 克，炙黄芪 6 克，补骨脂 6 克，炒枣仁 6 克，枸杞子 6 克，炮姜炭 3 克，山萸肉 3 克，炙甘草 3 克，上官桂 3 克，生姜 3 片，红枣 3 枚，胡桃肉 6 克，灶心黄土 6 克（煎汤代水），附子 1.5 克（另煎汁和入）。用法：水煎服，早晚各一次。功效：益气养血，回阳救逆。主治：慢惊风（阳虚血亏，失于养护证）。

病例：张某，男，12 岁，1932 年 8 月就诊。神识昏迷，目精外露，角弓反张（背后可垫三个枕头），口、目焦裂出血。苔腻，舌尖红，脉细沉迟、微弱欲绝。前医用生地黄、石斛等养阴药，则大泻不止；用温补药则角弓反张更剧。险象叠生，危在旦夕。此病西医诊断为"结核性脑膜炎"。今用《福幼编》理中地黄汤试进。

二诊：危象大减，见效甚显，角弓反张已平，背后已撤去两个枕头。原方照服，不须更改。

以后原方续服十余剂而缓解。

赏析　慢惊风多从虚论治。理中地黄汤集益气、养血、补肾、温阳于一体，适用于身形体衰至极者，为阴阳双补之剂。方中附子为回阳救逆要药，阳虚欲脱非此药不能，《本草汇言》云："附子，回阳气，散阴寒。……凡属阳虚阴极之候，肺肾无热证者，服之有起死之殊功。"

方源　上海中医学院.程门雪医案［M］.上海：上海科学技术出版社，1982.

三、疳积

1. 加味葛根芩连汤*（伤风加食积证）

组成：煨葛根 3 克，酒黄芩 3 克，酒黄连 1.5 克，干芦根 5 克，干茅根 5 克，赤芍 3 克，赤茯苓 5 克，蝉蜕 3 克，苍术炭 3 克，川厚朴 1.5 克，炒建曲 3 克，炒香豉 5 克，白通草 1.5 克，赤小豆 6 克，炙草梢 1.5 克。用法：水煎服，日一剂，分温再服。功效：清热解表，消食助运。主治：食积下利（伤风加食积证）。

病例：郑某，女，7 个月。发热两日，体温 38℃左右，手足心甚热，时有汗出，啼哭烦躁，大便泻绿色沫，日行六七次，食乳正常。舌苔白，指纹色紫达于风关之上，脉滑数。拟清热解表兼助消化为治。取用加味葛根芩连汤治之。

二诊：服2剂，其父来云，热退泻止，是否尚需服药？施老嘱曰，病已痊愈，可不必服药，今后注意饮食调养。

赏析　本方为葛根芩连汤加味，加香豉、蝉蜕加强发散之力，加芦根、茅根清肺胃热而除烦，并加和胃消食之品。乳儿胃肠力弱，喂乳不当即见食积，食积化热，则易感受风寒，俗谓之"停食著凉"即此类病。热泻用葛根芩连汤最宜。

方源　祝谌予，翟济生，施如瑜，等.施今墨临床经验集［M］.北京：人民卫生出版社，1982.

2. 疳积方 *（脾虚伤食证）

组成：麸炒枳壳9克，莱菔子9克，蓬莪术5克，花槟榔9克，制黑丑6克，干蟾皮2.4克，焦山楂9克，焦六曲9克，皂角9克，蚕沙12克（同捣）。用法：水煎服，或研末服。功效：攻坚化积，强脾助运。主治：疳积（脾虚伤食证）。

病例：葛某，幼。主要症状：青筋暴露，一也；精神萎靡不振，二也；便不整调，溲有米泔状，三也；嗜食不为肌肉，四也。此伤于食，脾不健，酿成疳积者是也。取用疳积方治之。

赏析　案中所列四点，为疳积常见主症。其治疗常法，以攻坚化积，强脾助运在先，以补益扶正固本善后。方中莪术与皂角配伍，行气活血，消胀化积，且对肠内致病菌有抑制作用。二者同用，是治疳积的妙品，但是两者行气活血的药力比较大，不宜大剂量应用，应从小剂量开始，逐渐加大，以求稳妥。

方源　朱良春.章次公医案［M］.南京：江苏科学技术出版社，1980.

四、其他病症

1. 紫雪丹加味 *（热毒伤神证）

组成：连翘12克，天竺黄2.4克，黄芩9克，蚤休6克，石菖蒲12克，带心川贝6克，青蒿9克，大地龙9克，陈胆星5克。另：紫雪丹1.2克。用法：汤剂煎服，紫雪丹用葡萄酒送服。功效：清热解毒，开窍醒神。主治：小儿温病

（热毒伤神证）。

病例：丁弟。热病延长二候以外，而神志迷蒙者，其病灶多半在肠。仲景则以为白虎证、承气证。清代则以为伏气温病，其有湿重、温重之分。苔腻者湿重。病者其苔并不垢腻，而神志时明时昧，温重也。凡时病后期，凭脉而不凭舌，今两脉细数，阳证而见阴脉，危候也。取用紫雪丹加味治之。

二诊：仍予前方加减。石菖蒲12克，黄芩9克，干地黄15克，天花粉12克，连翘12克，陈胆星6克，升麻5克，肥知母12克，紫雪丹0.9克（吞）。

三诊：病者服之，谵语神蒙立止。紫雪丹原出《本事方》，尝用而大行于世者为叶天士，此可补仲景之强心方法之不足。此药兼有解毒、镇静能力。如是重症，非大量不能见效。今是轻者耳！青蒿9克，白薇9克，金银花9克，连翘12克，石菖蒲9克，带心川贝6克，天花粉15克，绿豆衣12克，白茅根1扎。

四诊：两脉沉细不鼓指。壮年人见此脉，便难挽救；未冠者之心脏浑朴，侵害易衰弱，亦易恢复。故见此脉，未必定是绝症。病历十八日，清凉苦寒，自难再进。当归9克，附子6克，潞党参9克，仙鹤草15克，大枣4枚，煨草果5克，茯苓9克，白芍9克，炙甘草3克，谷芽、麦芽各9克，酒淋黑大豆12克。

病人服上方两贴后，热退至常温，而趋痊愈。

赏析 原文按语云：紫雪丹，近代方书多谓出自《局方》，其实本方原名紫雪，出于《千金翼方》，方中药味与《局方》的相同，只是少滑石一味而已。本方原可治"曾服金石、火药，毒发猛热"等证，宋以后始逐渐应用于热病神昏、小儿惊痫。《阎氏小儿方论》中的紫雪丹，药味与《局方》相同，而剂量仅为十分之一，主治小儿惊厥，烦热涎厥，伤寒发斑，一切热毒，喉痹肿痛及疮疹毒气上攻咽喉，水浆不止等证。《本事方》所载紫雪丹较《局方》少黄金、犀角、沉香三味。吴鞠通《温病条辨》所载紫雪丹，与《局方》之方相比，仅少黄金一味，主治相同，并说来自《本事方》。先生在按语中说紫雪丹出自《本事方》，即是本吴氏之说。

紫雪丹为治疗温病之"三宝"之一，具有清热解毒、醒脑开窍之效。对于温热之毒明显者，应为首选之品。本例四诊改用温补剂，说明温热焰势退，而正气欲绝，故曰"清凉苦寒，自难再进"。所用药为参附汤加味，以温补心阳、脾阳、肾阳为主，果如所料，两剂而安。

本例之所以以紫雪丹加味为方名，是因为原文按语用一大段文字说明紫雪丹的来由，这也说明章老非常重视紫雪丹在温病中的应用。热在营血，高热不退，用了此药，如汤沃雪，故曰紫雪丹。本例的治疗，正说明此药的功效之捷。

方源 朱良春.章次公医案［M］.南京：江苏科学技术出版社，1980.

2. 葛根黄芩黄连汤加味 *（热毒下迫证）

组成：粉葛根9克，川黄连1克，白槿花6克，黄芩3克，杭白芍5克，樗白皮6克，扁豆衣9克，金银花炭9克，百草霜12克（包），干荷叶一角。用法：水煎服。功效：清热止泻，顾护阴津。主治：婴幼儿腹泻（热毒下迫证）。

病例：黄某，幼。泄泻次数太繁，水分丧失，容易中毒昏沉，呕吐惊厥。取用葛根黄芩黄连汤加味治之。

二诊：水分缺乏太甚，小便滴沥，可虑之至，改予葛根黄芩黄连加芍药汤合五苓散，此变法也。粉葛根9克，黄连1.5克，桂枝2.4克（后下），黄芩5克，杭白芍6克，生白术9克，泽泻9克，赤茯苓、猪苓各9克，甘草2.4克，干荷叶一角。

赏析 此案为中毒性消化不良。初诊用葛根黄芩黄连汤、白槿花清肠止泻，白芍、扁豆养阴和脾，金银花炭、百草霜吸附肠内毒素，辅以荷叶升清。二诊小便滴沥，为泄泻失水太多，这在幼儿最为可虑，治疗应以补液固脱为首要。章老对此复杂病情，一方面用葛根芩连汤清肠止泻，并以葛根与芍药相伍生津，顾护阴液；一方面用五苓散通阳化气，渗利小便，可称两相兼顾之法。

白槿花，又名木槿花，为木槿未开放的干燥花；味甘淡性凉，归脾、肺经；具有清热、利湿、解毒的功效；用于肠风下血，赤白下痢，痔疮出血，肺热咳嗽，咳血，白带，疮疖痈肿，烫伤等。一般用量为3~9克。

方源 朱良春.章次公医案［M］.南京：江苏科学技术出版社，1980.

第七章　五官科常见病

一、眼部疾病

1. 木贼草汤 *（肝热夹风证）

组成：木贼草10克，龙胆草4.5克，鲜生地10克，密蒙花10克，酒川芎4.5克，鲜芦根15克，赤茯苓6克，冬桑叶6克，黄菊花10克，赤芍6克，蝉蜕4.5克，白蒺藜10克，白薇6克。用法：水煎服，早晚各一次。功效：清解肝热，疏散风邪。主治：急性眼结膜炎（肝热夹风证）。

病例：赵某，男，46岁。病起急骤，症见两目赤肿而痛，时已两日，畏光，怕风，流泪，头晕，口燥，舌苔薄白，脉弦数。施老认为是外风引动肝热所致。治以清肝热，散风邪。取用木贼草汤治之。服药3剂，两目赤肿均消。

按语　本方适用于外邪引动肝热的急性眼结膜炎。急性眼结膜炎，中医称为天行赤眼，俗称"红眼病"或"火眼"，多在春、夏温暖季节流行，其余季节里也可以发生。此病来势凶猛，传染性强，常累及双眼，如治疗不及时，可变成慢性结膜炎或并发其他眼病，引起视力减退等不良后果。本方在清肝散风药中加用清热凉血药，寓有"治风先治血，血行风自灭"与"凉血以清热"的含义。

方源　祝谌予，翟济生，施如瑜，等.施今墨临床经验集［M］.北京：人民卫生出版社，1982.

2. 杞芍汤 *（肝阴虚亏证）

组成：草决明15克，石决明15克，木贼草6克，白芍15克，生地黄12克，甘草3克，玄参9克，蚕沙9克，白蒺藜9克，枸杞子12克，夜明砂9克，连翘心0.9克。用法：水煎服，早晚各一次。功效：滋水明目。主治：目花（肝阴虚亏证）。

病例：李某，女童，七月初八日诊。右眼蒙蔽，不能远视，视则发花，肝虚水不能涵之故，脉弦滑不匀，治宜养肝肾，从本主治。取用杞芍汤治之。

赏析 本方适用于肾水不足、肝木失养的目花之证。目花即眼花，视物不清。本方之养肝肾药有白芍、生地黄、玄参、枸杞子等，清肝明目药有草决明、石决明、木贼草、白蒺藜、夜明砂等；又用连翘心清心，蚕沙祛风，甘草和中。肾水足、肝气平，则眼疾自愈。

方源 北京中医学会《孔伯华医集》整理小组.孔伯华医集［M］.北京：北京出版社，1988.

3. 九子地黄丸（肝肾阴亏证）

组成：熟地黄60克，山萸肉、山药、茯苓、泽泻、牡丹皮、五味子、枸杞子、沙苑子、决明子、青葙子、茺蔚子、菟丝子、覆盆子、车前子各15克。用法：上药共研为细末；醋制龟甲30克，另研细；灵磁石30克，火煅醋淬3次，另研细；沉香粉3克，不见火，诸药炼蜜为丸，早晚各服9克，淡盐汤送下。功效：滋阴补肾，清肝明目。主治：内眼病及白内障等（肝肾阴亏证）。

赏析 本方为蒲老青年时期学医时，从县里一位眼科名中医龚老那里得到的，蒲老为了向他学习，帮助龚老做了几年丸药。龚老对蒲老说：九子地黄丸能治疗或控制一些内眼病及白内障等。在去世前几个月，龚老把方子传给了蒲老。蒲老又传给了后人，后人特将此方记载在《蒲辅周医疗经验》这本书里。

此方由六味地黄丸与五子衍宗丸加减而成。所加决明子、青葙子、茺蔚子，为清肝明目之药，有滋阴补肾、清肝明目之效。笔者之所以将此方记载于此，是由于笔者常用此方治疗内眼病以及白内障等眼科疾患，确有良效。故记于此，以冀传于更多人。使用本方时要注意忌辛辣、酒、大蒜，不过用目力。

方源 中医研究院.蒲辅周医疗经验［M］.北京：人民卫生出版社，1976.

4. 木贼汤 *（心肝灼热证）

组成：生石膏24克，木贼草9克，连翘9克，知母9克，莲子心6克，蝉蜕9克，白芷3克，龙胆草6克，薄荷叶4.5克，蛇蜕9克，辛夷4.5克，桑叶6克，杭菊花9克，郁李仁9克，石决明18克，荷叶1张，犀角0.45克（另煎兑）。用法：水煎服，早晚各一次。功效：降热退翳。主治：目翳（心肝灼热证）。

病例：童某，男童，九月二十七日诊。心肝热邪上灼，目生赤翳，牵及额角作痛，口渴，便燥，脉大而数，宜降热退翳。取用木贼汤治之。

赏析　本方以清热药为主，如生石膏、连翘、知母、莲子心、石决明、龙胆草、桑叶、薄荷、荷叶、菊花、犀角等；还用了除风药，如木贼草、白芷、蝉蜕、蛇蜕等。孔老喜用木贼草、蝉蜕、蛇蜕退翳，白芷、辛夷引药上行而止头痛。

方源　北京中医学会《孔伯华医集》整理小组．孔伯华医集［M］．北京：北京出版社，1988.

5. 明目方 *（肝肾阴虚证）

组成：白芍9克，潼蒺藜9克，枸杞子9克，稽豆衣12克，山萸肉9克，炒酸枣仁9克，冬青子9克，桑椹12克，黑芝麻9克。用法：水煎服，早晚各一次。功效：养肝明目，补肾明目。主治：头眩、目光少神（肝肾阴虚证）。

病例：黄某，男。头眩由来已久，目光少神。此肝肾不足之象。取用明目汤治之。

二诊：药后头眩不再作，目视模糊。肾寄窍于目，明目药其实皆柔润之补肾药。干地黄18克，潼蒺藜9克，菟丝饼9克，白芍9克，枸杞子9克，五味子4.5克，冬青子9克，冬桑叶4.5克，青葙子9克，黑大豆18克，黑芝麻9克。

赏析　五脏六腑之精气皆上注于目，独肝开窍于目，而肾藏精，故谓"肾寄窍于目"。此病人头眩，目光少神，视物模糊，为肝肾精气不足之征，故用药侧重柔润肝肾之阴。此方以补养肝肾之阴为主，虽无清火之药，但阴足则火降，火降而目明，不降火而火自清也。

方源　朱良春．章次公医案［M］．南京：江苏科学技术出版社，1980.

二、耳部疾病

1. 胆草石膏汤 *（肝胃热盛证）

组成：生石膏15克，地骨皮9克，忍冬藤6克，龙胆草3克，石决明18克，竹茹12克，甘草4.5克，枳实3克，薄荷3克，栀子6克，知母6克，瓜蒌9克，太极丸 1 粒（分 2 次吞）。用法：水煎服，早晚各一次。功效：清热泻火。主治：耳溃疡（肝胃热盛证）。

病例：谢某，男童，三月十八日诊。肝胃实热太盛，耳底溃烂不敛，两颧赤色极重，易怒喜食，脉数实，治当清泻。取用胆草石膏汤治之。

赏析　小儿耳部溃疡多为热性疾患，故取清热泻火药多。本例证候为肝胃实热太盛，所以治疗非清热解毒药不解。

方源　北京中医学会《孔伯华医集》整理小组.孔伯华医集［M］.北京：北京出版社，1988.

2. 补肾止鸣汤 *（肾虚阳浮证）

组成：煅牡蛎 12 克（先煎），煅龙骨 12 克（先煎），灵磁石 12 克（先煎），怀山药 6 克，益智仁 3 克，台乌药 3 克，酒炒菟丝子 4.5 克，炙内金 4.5 克，炒杜仲 6 克，桑螵蛸 9 克，胡桃肉 4 枚（打），金匮肾气丸 12 克（包煎）。用法：水煎服。功效：补肾纳气。主治：耳鸣（肾虚阳浮证）。

病例：方某，男，成年。1955 年 6 月 29 日就诊。小溲频数，耳鸣。肾亏、虚气走窍之故。法当兼顾。取用补肾止鸣汤治之。

赏析　肾精无阳气之鼓舞，则不能温阳于耳，虚气走窍，则耳官为之虚鸣；肾气不能温煦膀胱，州都摄纳无权，则小便因而频数。二者虽然有上下之别，但其原由均为肾气不足。故方取附桂八味丸、缩泉丸、青娥丸等，阴阳并补，涩关纳气。所加龙骨、牡蛎、磁石均有重镇潜降之义，又是耳聋左慈丸的方义。

《医宗金鉴》有鸡内金丸，又有鸡膍胵，二者均治遗尿、尿多症。胡桃肉能纳上冲于耳之虚气，又涩小便频多之肾气，是上下兼顾之药。

方源　上海中医学院.程门雪医案［M］.上海：上海科学技术出版社，1982.

3. 平肝止鸣汤 *（肝旺湿闭证）

组成：煅石决明 12 克（先煎），煅牡蛎 12 克（先煎），灵磁石 12 克（先煎），抱茯神 9 克，炙远志 3 克，干菖蒲 1.5 克，大白芍 4.5 克，炒杭菊 6 克，稆豆衣 9 克，嫩钩藤 4.5 克（后下），荷叶边 1 圈。用法：水煎服，早晚各一次。功效：平肝潜阳，化湿通窍。主治：耳鸣（肝旺湿闭证）。

病例：王某，女，68岁。耳鸣失聪，头眩不清。高年肾亏早虚，虚阳上扰之故，姑以育阴和阳，而通窍闭法。取用平肝止鸣汤治之。

赏析 此方以石决明、牡蛎、磁石重镇平肝；杭菊、钩藤清热平肝；白芍、稽豆衣养血平肝；远志、菖蒲、荷叶、茯神化湿安神，使浮越之肝阳回敛，清窍得开。热重者加黄芩、栀子、夏枯草、龙胆草等清热平肝；阴血不足明显者加生地黄、当归、龟甲、枸杞子、女贞子、桑椹等。

方源 上海中医学院．程门雪医案［M］．上海：上海科学技术出版社，1982.

4. 大柴胡汤加味 *（热毒内结证）

组成：柴胡6克，黄芩4.5克，白芍9克，生枳实9克，半夏9克，生锦纹2.5克（研末冲），草决明12克，粉甘草4.5克，生姜2片，大枣5枚。用法：水煎服，早晚各一次。功效：和解少阳，内泻热结。主治：耳聋（热毒内结证）。

病例：陈某，女，骤然耳聋，属于实证。不更衣五日，苔垢腻，尖红。取用大柴胡汤加味治之。

赏析 本方用于耳聋之明确属于实证者。案中生锦纹即大黄。方中柴胡为君，配臣药黄芩和解清热，以除少阳之邪；轻用大黄配枳实以内泻阳明热结，行气消痞；白芍柔肝缓急止痛；半夏配生姜和胃降逆。

方源 朱良春．章次公医案［M］．南京：江苏科学技术出版社，1980.

三、鼻部疾病

1. 辛夷散（汤）*（热邪伤肺证）

组成：辛夷6克，白芷5克，南薄荷5克，杭白菊10克，酒川芎5克，明藁本5克，北细辛3克，酒生地10克，青连翘10克，九节菖蒲5克，酒条芩10克，炒防风5克。用法：水煎服，早晚各一次。功效：辛通清热，宣肺利窍。主治：慢性鼻窦炎（热邪伤肺证）。

病例：游某，男，45岁。症见头常晕痛，鼻塞不通，涕多浓稠有异味，嗅觉不敏，舌苔薄白，脉浮数。分析：肺胃积热，郁蒸上腾于鼻，以致浊涕如渊，窒塞不通，嗅觉不敏，治以辛通清热为主。取用辛夷花汤治之。

二诊：服药 5 剂，浊涕渐减，异味亦轻，鼻塞基本通畅，嗅觉稍好。效不更方，嘱将原方多服至愈为度。

赏析　辛夷散为施老的经验方。是方取川芎、防风、辛夷、细辛、藁本、白芷、石菖蒲，以辛通为法；以黄芩、菊花、连翘、酒生地清热。肺胃清和，鼻窍通畅，浊涕自止，嗅觉亦会好转。

方源　祝谌予，翟济生，施如瑜，等.施今墨临床经验集 ［M］.北京：人民卫生出版社，1982.

2. 辛夷清肺法 *（肺热上涌证）

组成：生石膏 15 克，炒甜葶苈 9 克，生桑白皮 9 克，滑石 12 克，苏梗 3 克，辛夷 9 克，酒黄芩 9 克，地骨皮 9 克，杏仁 9 克，槐花 9 克，炒栀子 9 克，全瓜蒌 18 克，川牛膝 4.5 克，薄荷 9 克，知母 9 克，荷叶 1 张，犀黄丸 1.8 克（分 2 次吞下）。外用葛根 10 克研细末，和膏常搽鼻孔中。用法：水煎服。功效：清肺泻热。主治：鼻痔（肺热上涌证）。

病例：贺某，九月十一日诊。肺经为湿热所郁而成鼻痔，业经破溃，涕中带血，耳窍亦塞，病在上焦，脉象滑数兼弦，辛夷清肺法加味治之。

赏析　此例后有一段文字，叙述了孔老用药的经验。原文谓：此案以辛夷、薄荷芳开其上焦，苏梗亦通上焦之阳气，栀子、黄芩、知母、石膏是方中偏苦偏寒者，滑石利六腑之涩结，配槐花、牛膝而走下，荷叶而清上，杏仁利肺气，瓜蒌润大肠，尤是桑白皮、地骨皮和葶苈子泻肺引入深处，些许犀黄丸皆作内服，外用葛根。综观全方，标本同求，鼻痔愈矣。肺络清，不使邪害于其中，学者当究其中之意。

孔老善于用"分消走泄"法治疗湿邪所致的疾患，从本例即可看出。这些药物多是植物类的，很少有金石类的。通过走泄，可使湿邪从大小便排出，若用滋腻之品，很可能使湿邪阻隔，难于解散。

方源　北京中医学会《孔伯华医集》整理小组.孔伯华医集 ［M］.北京：北京出版社，1988.

四、咽喉疾病

1. 宣透汤 *（风热犯肺证）

组成：僵蚕 4.5 克，升麻 2.5 克，荆芥 2.5 克，桔梗 3 克，连翘 3 克，豆豉 15 克，射干 2.5 克，薄荷 2 克，竹叶 3 克，芦苇 12 克，甘草 2.5 克，葱白 3 寸（后下）。用法：水煎服，早晚各一次。功效：疏风透表，宣肺利咽。主治：急性扁桃体炎（风热犯肺证）。

病例：霍某，男，8 个月，1964 年 1 月 30 日就诊。发热两日，咽喉红，无汗，四肢时凉时热。今日体温 40.1℃，呛咳，口干欲饮，腹微满，大便两日未解，小便多，舌红，苔薄白，脉浮数。证属上焦风热闭结，治宜清宣法。取用清透汤治之。1 剂。

二诊：高热未减，症状同前。舌正红，苔黄腻，脉浮数。仍主以清宣。前方甘草减为 1 克，加生石膏 10 克，炒莱菔子 3 克。1 剂。

三诊：热退，神安，咽喉红肿消退，饮食增加。舌正红，苔秽腻，脉浮缓。外感已解，肺胃未和，以调和肺胃为治。茯苓 3 克，法半夏 3 克，陈皮 5 克，神曲 3 克，炒麦芽 3 克，焦山楂 3 克，炒莱菔子 3 克，炒枳壳 2.4 克，黄连 0.6 克，炒苏子 3 克，杏仁 3 克，前胡 2.4 克，生姜 2 片。服 1 剂病去康复。

赏析 此方清热解表，祛风利咽。葱白辛温，轻宣助热邪向外透达，芦苇清热又生津。

从治疗经过来看，初拟方与证符合，只是透泄不够，所以在二诊时加入生石膏清透里热，炒莱菔子清泄腑气，这样一清一泄，果然见效。可见一二味药的更动，就可撬开关口。认证不误方是加减药物的关键，此例即可佐证。

方源 中医研究院 . 蒲辅周医疗经验 [M] . 北京：人民卫生出版社，1976.

2. 鲜石斛汤 *（火毒伤咽证）

组成：鲜石斛 24 克，龙胆草 4.5 克，黄芩 9 克，牛膝 9 克，桑叶 9 克，板蓝根 12 克，知母 9 克，郁李仁 6 克，鲜薄荷 4.5 克，焦栀子 9 克，瓜蒌 24 克，黄柏 6 克，六神丸 30 粒（分吞）。用法：水煎服，早晚各一次。功效：清热泻火，解表润肠。主治：咽喉痛（火毒伤咽证）。

病例：金某，女童，九月十九日诊。肝肺热郁上灼，咽喉肿痛，已有溃意，幸外邪不重，微有寒热，但便秘思凉，脉大而数，当凉化之。取用鲜石斛汤治之。

赏析 本方适用于肝肺热邪上灼，津液被伤之咽喉痛。口齿咽喉痛，多因燥邪所生。秋令燥气化火，清窍不利，应治其外；而胃家湿热所致者，宜清燥润化。清燥宜苦寒，如黄芩、龙胆草、栀子、板蓝根等；润化宜滋润，如石斛、知母、瓜蒌等；可能是疼痛太甚，故取六神丸解毒止痛。药物组合，层次分明，互不干扰，各建其功。

方源 北京中医学会《孔伯华医集》整理小组.孔伯华医集［M］.北京：北京出版社，1988.

3. 半夏厚朴汤加味 *（肝郁痰阻证）

组成：苏梗3克，厚朴3克，半夏6克，陈皮3克，茯苓6克，大腹皮3克，白芥子3克，炒莱菔子3克，薤白6克，降香1.5克，路路通3克，白通草3克，竹茹3克。用法：水煎服，早晚各一次。功效：开胸降逆，理气豁痰。主治：梅核气（肝郁痰阻证）。

病例：杨某，男，65岁，1965年10月28日就诊。历时十余年，自觉咽中梗阻，胸闷不畅，晨起痰多，舌淡，苔黄腻，脉沉滑。证属肝郁气滞，痰湿阻滞。予开胸降逆，理气豁痰法。取用半夏厚朴汤加味治之。

二诊：服药后，自觉咽间堵塞减轻，食纳无味，晨起痰多灰白，失眠，夜间尿量增多，有低热。湿痰见消，仍宜降气、和胃、化痰。原方去薤白、陈皮，加黄连1.5克，香橼皮3克，白芥子加1.5克。10剂。

三诊：症状消失，不再服药，食纳、睡眠、二便均正常。

赏析 梅核气属神经症，今置于此，供读者参考。半夏厚朴汤源自《金匮要略·妇人杂病脉证并治》篇："妇人咽中如有炙脔，半夏厚朴汤主之"。方中辛以散结，苦以降逆，利饮化痰，芳香宣气，合而用之则气顺痰消，咽中炙脔之感可除。

方源 中医研究院.蒲辅周医疗经验［M］.北京：人民卫生出版社，1976.

4. 梅核气方 *（痰火伤阴证）

组成：米炒麦冬6克，竹沥半夏6克，炙甘草2.4克，旋覆花6克（包煎），煅代赭石 12 克（先煎），炙乌梅 0.9 克，左金丸 2.1 克（吞），煅瓦楞子 12 克，枳壳 3 克，炒竹茹 4.5 克，绿萼梅 3 克，姜汁枇杷叶 12 克（去毛包煎）。用法：水煎服，早晚各一次。功效：养阴清热、化痰理气。主治：梅核气（痰火伤阴证）。

病例：李某，女，32 岁，1958 年 5 月 19 日就诊。咽梗如梅核气，"火逆上气，咽喉不利，麦门冬汤主之"。取用梅核气方 7 剂。

二诊：咽梗已见轻减，咽干鼻燥，溲热，再从前方加味。北沙参 9 克，米炒麦冬 9 克，竹沥半夏 6 克，炙甘草 2.4 克，旋覆花 6 克（包煎），煅代赭石 12 克（先煎），炙乌梅 0.9 克，左金丸 2.1 克（吞），煅瓦楞子 12 克，枳壳 3 克，炒竹茹 4.5 克，绿萼梅 3 克，姜汁枇杷叶 9 克（去毛包煎），福泽泻 4.5 克。7 剂。

三诊：精神疲乏，心烦胸闷，咽梗又发，饮食不香，运化失常，苔腻，脉弦。再拟平肝调胃。旋覆花 6 克（包煎），煅代赭石 12 克（先煎），姜半夏 6 克，左金丸 1.8 克（吞），煅瓦楞子 12 克，广陈皮 4.5 克，紫苏梗 3 克，焦白芍 4.5 克，绿萼梅 3 克，姜汁枇杷叶 9 克（去毛包煎），煅白螺丝壳 12 克。6 剂。

四诊：咽梗又减，咽干少津，噫气不舒。再拟麦门冬汤加味。北沙参 9 克，米炒麦冬 6 克，竹沥半夏 6 克，炙甘草 2.4 克，煅瓦楞子 12 克，旋覆花 6 克（包煎），左金丸 2.1 克（吞），辰茯神 9 克，煅白螺丝壳 12 克。5 剂。

赏析 本方中含有麦门冬汤、旋覆代赭汤、左金丸、黄连温胆汤等。因阴虚有热，去人参、茯苓、陈皮、生姜、大枣等益气温热之品，加乌梅、绿萼梅、煅瓦楞子以养阴理气和胃。可见程老治疗梅核气以养阴清热、化痰降逆、理气平肝为法，只是临床根据阴亏、热盛、痰阻、气滞的不同而用药有所侧重。

方源 上海中医学院.程门雪医案［M］.上海：上海科学技术出版社，1982.

5. 银翘清喉汤 *（热毒伤喉证）

组成：连翘 9 克，金银花 9 克，山豆根 6 克，生地黄 15 克，薄荷 6 克，黄芩 6 克，射干 3 克，菊花 6 克，粉甘草 3 克。用法：水煎服。功效：清上泻下。主治：乳蛾（热毒伤喉证）。

病例：谢某，幼。喉头焮红，上罩白腐，身热，此不可忍。取用银翘清喉汤治之。

二诊：喉头之白腐虽未尽去，其热则降至常温，此非真性白喉。连翘9克，金银花9克，山豆根6克，赤芍9克，桔梗6克，浙贝母6克，玄参6克，白茅根30克。

赏析　章老治疗咽喉科疾病，如急性扁桃体炎，方药多从散风、解毒、清热、消肿入手。其中甘桔汤为治疗咽痛之效方；山豆根、板蓝根、射干、僵蚕等均为治疗咽痛的常用药。

治疗乳蛾，初期用牛蒡子、薄荷、僵蚕辛以散风；大青叶、板蓝根、玄参、射干等清热解毒；盛期里热炽盛，大便难，用凉膈散清热泻下。尝见此类病人，咽红肿痛，汤水难咽，下之则痛去大半。此为上病下取，釜底抽薪之法。此病当与白喉鉴别：白喉之伪膜不易拭去，易出血；乳蛾则易于拭去，且不易出血。初诊用清热解毒、凉血利咽法，身热遂降，于此亦可断定并非真性白喉。

方源　朱良春.章次公医案［M］.南京：江苏科学技术出版社，1980.

五、口腔疾病

1. 玉竹封髓丹 *（阴火上浮证）

组成：玉竹9克，天冬9克，干地黄9克，盐水炒黄柏4.5克，砂仁3克，炙甘草3克，蜂蜜适量。用法：水煎服，早晚各一次。功效：益阴增液，补土伏火。主治：口腔溃疡（阴火上浮证）。

病例：叶某，女，25岁，1962年10月10日就诊。症见口腔溃烂，舌痛，有时咽部溃疡，头、面、牙、耳均有阵发性疼痛，头部发热，头晕、耳鸣、疲劳，两脚酸软，口干思饮，饮水不多，时有恶心，胃疼，食纳尚可，大便正常，小便黄，月经周期不定，血量或多或少，色黑红有血块，腹痛，舌红无苔，脉沉细数无力。证属阴虚脾热，虚火上犯。治宜益阴增液，补土伏火。取用玉竹封髓丹治之。

后经三诊，基本方仍以封髓丹为主，随证加减，如腰酸痛加杜仲5克，狗脊5克，桑寄生6克；头晕加天麻6克，霜桑叶6克，木瓜3克。四诊予封髓丹原方：盐水炒黄柏60克，砂仁18克，炙甘草42克。共研细末，炼蜜为丸，小豆大，每服10丸，一日2次，温开水送服。感冒停服。五诊，原发头痛、头晕均减，口腔溃疡未发作。精神、食纳均见好转，腹胀痛消失。继服上方丸剂，以资巩固。

赏析 封髓丹原方用于肾精不固滑精者。蒲老认为土虚则水中之阴火无所抑制，上炎则发为口疮。封髓丹乃补土伏火之剂，方中黄柏泻相火而除湿热；砂仁醒脾化湿，除口中浮热；甘草清热解毒，补益脾胃；天冬、干地黄、玉竹益阴增液，补土伏火。

方源 中医研究院．蒲辅周医疗经验［M］．北京：人民卫生出版社，1976.

2. 二至丸加味 *（热伤阴血证）

组成：女贞子12克，墨旱莲12克，生阿胶30克（烊化），干地黄18克，藕节15克，小蓟15克，仙鹤草18克。用法：水煎服，早晚各一次。功效：清热滋阴，凉血止血。主治：舌衄（热伤阴血证）。

病例：欧某，男。舌衄时发时止，古人以为心火上炎，现代谓血液缺乏凝固物质。取用二至丸加味治之。

赏析 本方适用于阴虚火旺，迫血妄行之舌衄。舌属于心，心开窍于舌。但此为虚火上炎，故取滋阴降火法，用二至丸、干地黄、阿胶等，其他药为凉血止血药。方简而至明。章老不愧为临床大家。

方源 朱良春．章次公医案［M］．南京：江苏科学技术出版社，1980.

3. 降火汤 *（火毒伤唇证）

组成：生石膏24克，苏子4.5克，莱菔子9克，全瓜蒌24克，知母9克，连翘9克，生甘草1.5克，大青叶9克，栀子炭9克，薄荷叶4.5克，酒大黄1.2克，鲜茅根30克。用法：水煎服，早晚各一次。功效：清热泻火解毒。主治：口唇肿（火毒伤唇证）。

病例：王某，男，四月二十八日诊。肝胃并热，上下唇皆破裂，气腐舌糙，烦躁易怒，脉大而数，亟宜凉化兼肃降。取用上方治之。

赏析 此例肝胃之热偏重，上下唇裂就是明证，非凉化不能清热，非通腑不能保阴。故用药偏于苦寒，且兼肃降，如苏子、莱菔子、酒大黄、全瓜蒌等，这样热邪有出路，阴津自得保存。

方源 北京中医学会《孔伯华医集》整理小组．孔伯华医集［M］．北京：北京出版社，1988．

4. 板连汤 *（热毒炽盛证）

组成：板蓝根9克，川黄连2.4克，连翘12克，金银花12克，大青叶9克，桑叶9克，玄参9克，白茅根1扎。用法：水煎服，早晚各一次。功效：清热解毒，滋阴凉血。主治：败血症（热毒炽盛证）。

病例：龚某，男。左牙龈浮肿、腐烂，波及颊部黏膜均肿，此虽轻症，处置不当，可以引起败血症。取用板连汤治之。另：六神丸，每次服10粒，日2次。

赏析 板连汤是章老经验方，方中板蓝根、黄连、连翘、金银花、大青叶清热解毒；桑叶疏风散毒；玄参、白茅根滋阴凉血；六神丸清凉解毒，消炎止痛。本方可用于烂喉丹痧，咽喉肿痛，喉风喉痈，单双乳蛾，小儿热疖，痈疡疔疮，乳痈发背，无名肿毒。

方源 朱良春．章次公医案［M］．南京：江苏科学技术出版社，1980．

六、牙部疾病

1. 石膏汤 *（热毒伤阴证）

组成：生石膏18克（先煎），鲜生地12克，全瓜蒌15克，玉竹9克，鲜石斛9克，玄参心9克，龙胆草6克，知母9克，金银花12克，川牛膝9克，地骨皮9克，黄柏6克，蒲公英12克，荷叶1张，薄荷2.4克，紫雪丹0.9克（含化）。用法：水煎服，早晚各一次。功效：清热泻火，滋阴凉血。主治：牙痛（热毒伤阴证）。

病例：冷某，妇，九月二十六日诊。肝胃热邪上犯，牙龈肿痛，牵及面部，口渴烦热，脉大而数，两关并盛，亟宜凉化降热兼养阴分。取用上方治之。

赏析 所谓"凉化降热"，乃清凉解热的代名词。这个方子可以说是集中用了清热泻火、滋阴凉血的药物，还用了紫雪丹，服后如汤沃雪。从用药上看，此证应当是热毒炽盛，阴虚为次，所以选用了多味清热解毒药，其次才是滋阴药。"火气之下，水气承之"，有了水气，火气自然消退。

方源 北京中医学会《孔伯华医集》整理小组．孔伯华医集［M］．北京：北京出版社，1988.

2. 清疏渗化汤 *（火毒袭肺证）

组成：石决明 15 克，莲子心 4.5 克，焦栀子 6 克，知母 6 克，黄柏 6 克，鲜芦根 30 克，龙胆草 6 克，嫩桑枝 15 克，牛膝 9 克，苏子 3 克，杏仁 9 克，金银花 12 克，地骨皮 9 克，六曲 9 克，辛夷 9 克，鲜荷叶 1 张，紫雪丹 0.9 克（冲服）。用法：水煎服，早晚各一次。功效：清热泻火，宣肺解表。主治：牙痛（火毒袭肺证）。

病例：倪某，男童，六月二十日诊。肝胃热重，兼有外感，牙龈作痛，鼻塞，纳谷较差，大便秘，脉滑数。宜清疏渗化。取用上方治之。

赏析 "清疏渗化"，包括清热疏解，渗湿化浊。方中清热疏解药有莲子心、栀子、知母、黄柏、金银花、龙胆草、地骨皮等；渗湿化浊药有芦根、辛夷、荷叶、杏仁、六曲等。但从配服紫雪丹来看，此例还是热证比较多，热壅于上，上见牙龈作痛，下见大便秘结。从所用石决明与牛膝可知，医者欲从上引热下行，以冀热壅得解，上下分消。

方源 北京中医学会《孔伯华医集》整理小组.孔伯华医集［M］.北京：北京出版社，1988.